图书情报与档案管理

无尽的前沿 *之四*

开卷有益

马海群 等◎著

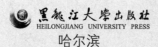

黑龙江大学出版社
HEILONGJIANG UNIVERSITY PRESS
哈尔滨

图书在版编目（CIP）数据

图书情报与档案管理：无尽的前沿．之四，开卷有
益 / 马海群等著． —— 哈尔滨：黑龙江大学出版社，
2023.9
ISBN 978-7-5686-0946-3

Ⅰ．①图… Ⅱ．①马… Ⅲ．①图书情报学－文集②档
案管理－文集 Ⅳ．① G250-53 ② G271-53

中国国家版本馆 CIP 数据核字（2023）第 038178 号

图书情报与档案管理　无尽的前沿　之四　开卷有益
TUSHU QINGBAO YU DANG'AN GUANLI WUJIN DE QIANYAN ZHISI KAIJUAN YOUYI
马海群　等◎著

责任编辑　陈连生　张琳琳
出版发行　黑龙江大学出版社
地　　址　哈尔滨市南岗区学府三道街 36 号
印　　刷　三河市铭诚印务有限公司
开　　本　720 毫米 ×1000 毫米　1/16
印　　张　23
字　　数　309 千
版　　次　2023 年 9 月第 1 版
印　　次　2023 年 9 月第 1 次印刷
书　　号　ISBN 978-7-5686-0946-3
定　　价　86.00 元

学术生涯
（代自序）

（一）

41 年前的 1982 年夏天，我在安徽省淮南第二中学参加高考，考入了华东师范大学物理学系（现为物理与电子科学学院）物理学专业，从此离开家乡；在整理父亲专门奖励我而新买的行李箱时，我特意放入了一套《物理学基本原理》中译本，立志好好学习，不负韶华，将来向父母报恩。

但在大学报到体检后不久，我被告知眼睛色弱必须转专业。年少气盛的我负气地对抗好心的辅导员杨先芬老师（感谢大学同学王玲帮我确认该老师的姓名），可她还是热情地向我推荐了可以转入的图书馆学专业，并耐心地解释说该专业为新兴新办且高分录取的，按我的高考成绩很可能不被录取。于是，在大学新生军训和短暂的物理学系学习之后，我带着复杂而略有沉重且不安的心情，转入图书馆学专业学习，当时没有想到的是，从此我与图书情报行业教育教学和科学研究结缘一生。

（二）

我的学术生涯起步并非工作之后，而是在读研期间。我至今仍然清晰地记得，研究生的班主任王世伟老师（后调至上海科学技术情报研究所工作，再后调至上海社会科学院信息研究所工作）对我们学术研究的鼓励。他曾举例说，俄国著名作家契诃夫关于作家写作有一个比喻：大狗叫，小狗也要叫；不能因为大作家有巨作在前，小作家就卑微得不能写作了。从此我对大狗叫小狗叫有了深刻的认知，开始蹒跚学步，投身科学研究，其中饱含老师的殷殷期望。王世伟老师还专门订购了两种杂志，赠送给我们，一本是《新华文摘》，一本是《读书》，鼓励我们多读书，多读高水平文献。

我的学术研究理念萌芽于对近代图书馆学家的关注和对相关科研资料的收集。转入图书馆学专业学习之后，我就经常到学校图书馆搜集一些近代图书馆学家如沈祖荣、杜定友、刘国钧等的资料；随着学习陈誉、孙云畴、宓浩等老师的课程，我开始关注国外的一些近代图书馆学家如阮冈纳赞、杜威、施莱廷格、谢拉等，还专门做了一些笔记，通过相关知识的课外学习让专业基础更加扎实。

读研期间，我有幸发表了第一篇学术论文《图书馆事业中"人就是效益"的提倡》（《黑龙江图书馆》1987年第6期），"作为'万物之灵'的人，是创造所有财富最关键的因素""人……才是事业前进的一种活跃的、内在的、有创造性的促动力量"，这个理念一直在影响着我对于事业的价值判断和执着追求。只不过当时学识浅薄，所谓理念仅是自己的一点朴素的学术见解。后来阅读文献才发现，早在1945年行为科学的奠基人乔治·埃尔顿·梅奥（George Elton Mayo）就已经出版了代表作《工业文明的社会问题》，"以人为本"是梅奥人际关系理论的核心思想，从梅奥开始，在管理中，人的因素超越了设备的因素。在该书的中译本中清晰地表述道：在管理的发展史上，没有人能够忘记霍桑实验，也没有人能够忘记梅奥这个名字，当我们今天本着"以人为本"的视角看待管理问题的时候，重温梅奥的《工业文明的社会问题》，仍能给我们以新的启示。

可以看作是我的第二篇学术论文的是《政策学的兴起和发

展》。(《社科信息》1988 年第 1 期。这里需要特别说明一下，编辑本着认真负责、严谨审慎的态度，认真核查文献出处，但因原文章发表时间稍微久远，发文刊物目前可能已不复存在，难以从现有数据库中获取原刊确切信息，甚至在网上也难觅踪迹，因此编辑即以可查证现有数据库的刊载信息为依据，注解"《新兴学科》1988 年第 2 期"无可厚非。幸得博士后邹纯龙副教授努力查源，通过文献传递服务获知并确认该文章在发表之后被人大复印报刊资料《新兴学科》全文转载，才揭示了两个出处的关联。对我来说，则是意外且惊喜地获知，我的第一篇被人大复印报刊资料全文转载的文章，竟然可以追溯到 1988 年，距今已近 35 年。）之所以写作这篇论文，是因为在文献阅读过程中捕捉到相关信息。当时政策科学在发达国家尤其是美国得以快速发展，被誉为当代西方社会科学发展过程中的一次"科学革命"（德洛尔、里夫林）、当代西方政治学的一次"最重大的突破"（冯贝米）以及"当代公共行政学的最重要的发展"（罗迪），被认为是在人类实践中将日益成为左右社会发展进程的科学基础，在人类社会研究中将逐步发展成未来阶段的多彩科学。于是，结合政策科学产生发展的时代背景分析，尤其是对哈罗德·拉斯韦尔（Harold Lasswell）、叶海卡·德洛尔（Yehezkel Dror）、罗伯特·M. 克朗（Robert M. Krone）等政策科学奠基人的著述进行认真学习和粗浅的解读之后，完成了这一篇论文，并提出政策科学有可能在不久的将来发挥更大的功能而成为一门学术地位显著、成果丰富的"当采"科学。当时肯定是未曾预料到未来我的主要研究方向是"信息政策与法律"，早期成果的后期影响着实是巧合。

隐隐地发现了"书山有路，学海无涯"的成长密码。

随着学科交叉的不断演化，文献计量、社会网络分析、系统动力学等图书情报学科方法渗入到文本文献的研究中，现在的政策科学、法学、政治学等已经衍生出了政策文本计算、政策信息学、法律信息学等前沿研究领域，彰显了传统文献信息学的新时代学科张力，重构文献信息学的时刻或许已经到来。

（三）

1989 年夏天，我从华东师范大学图书馆学系图书馆学专业（科技情报方向）硕士毕业来到黑龙江大学工作，一个陌生的城市，一个陌生的工作环境，前途未卜，前景未知。

但研究生毕业时风华正茂，我有"学一行爱一行、干一行钻一行"的意识，有"书山有路勤为径"的认知，更有对大学教师岗位的朴素认识，即大学教师不仅要教学，还应当搞科研，也就是大家常说的科教融合。因而参加工作之后，我在努力完成教学任务的同时还进行相关的科学研究与学术探索，并将自己的科研心得融入教学，在授课过程中，我对知识点的把控更加有底气，传递的知识也更加前沿。

1990 年 8 月 22 日，我第一次以教师身份赴北戴河参加中国兵工学会军民结合情报工作学术研讨会，并宣读论文《专利情报工作如何为外向型经济中的技术转移活动服务》，参会期间，我结识了一批业内专家学者，深切体会到了学海无涯、学无止境，此后，我不断争取参加学术会议的机会并积极地组织学术会议，不断拓展我的学术成长空间。

天道酬勤。由于丰富的科研积累及当时黑龙江省出台的鼓励青年教师成长的政策，我于 1991 年晋升为讲师，1994 年 11 月被授予黑龙江大学首届"十佳青年教师"称号，1995 年破格晋升为副教授，1997 年破格晋升为教授，并于 1999 年到位于珞珈山的武汉大学攻读博士学位。读博期间，我获得中国图书馆学会韦棣华奖学金，博士毕业后我被授予"优秀毕业生"称号，后来成了武汉大学优秀校友。

由于对科教融合理念的贯彻执行和对专业的执着追求，我逐步被业界所认可。2004年8月3日，我被教育部高等教育司增补为高等学校图书馆学学科教学指导委员会委员；2007年11月22日，我成功入选2007年度教育部新世纪优秀人才支持计划；2008年6月17日入选第五批黑龙江省优秀中青年专家。

得益于黄长著、马费成等老师的提携与支持，2009年我被选为国家社科基金图书馆、情报与文献学评审组成员，进一步提升了我在学界和业界的影响。2013年，我获得"黑龙江文化名家暨'六个一批'人才"称号。2013年9月12日，经学校专家组评审，黑龙江大学推荐全省专业技术二级岗位评选聘用人选结果公示，学校中符合黑龙江省人力资源和社会保障厅规定的资格条件的人共25人，我名列其中。2014年5月8日—14日，黑龙江省人力资源和社会保障厅公示专业技术二级岗位聘用名单，当年7月我成功晋升为黑龙江省首批二级教授。2014年7月11日，我参加国务院政府特殊津贴申报答辩并通过评审，2015年成为国务院政府特殊津贴获得者。2017年6月27日，在黑龙江大学举行的黑龙江省社会科学成果鉴评研究会第二次代表大会暨换届大会上，我当选理事长。2018年获批成为黑龙江省级领军人才梯队（情报学梯队）学术带头人。2018年获批成为黑龙江省建设国内一流学科图书情报与档案管理学科带头人。2021年获批成为国家级一流本科专业建设点图书馆学专业负责人。

2022年1月，通过申报、单位推荐、换届选拔，我成为新一届全国图书情报专业学位研究生教育指导委员会委员，是本次黑龙江大学获得的两个专业学位研究生教育指导委员之一。

30多年努力取得的一点成绩，更激励我行远自迩，笃行不息。

（四）

感谢每一位对我进行科研学术引导的指导教师。

我的本科论文指导教师是一位姓俞的男老师，当时是在华东师范大学科技处工作的校内兼职导师，主要负责科技成果转化工作（感谢周德明老师兼师兄帮忙查询得以确定他叫俞允超，在华东师范大学当时的科技处科技情报室工作，主要做的是专利代理检索），在俞老师的指导下，我的本科毕业论文选题是围绕科技成果转化中的情报工作确定的，虽然我读的是图书馆学专业，但是偏向科技情报方向。

我的硕士导师是华东师范大学图书馆学系的校外兼职教授（也是兼职导师），上海专利事务所所长须一平先生（毕业于复旦大学，专业是电子物理，在上海科技情报研究所长期从事电子科学情报研究工作，1979 年受国家委托到美国进修专利审查和专利代理业务，1980 年回国后即参与组建中国专利局上海分局，曾任中华全国专利代理人协会会长），他于 1984 年一手创办了上海专利事务所（后改名上海专利商标事务所），并在美国弗吉尼亚州设立了分所，他是中国第一代专利事务专家，中国专利代理领域的学术带头人，也是知识产权代理界的领军人物。作为一名研究生，当时我每次跟事业有成的导师见面时都有莫大的压力，但须老师总是那么稳重谦和、温文儒雅。由于导师是研究专利及专利情报的专家［是我国在联合国世界知识产权组织（WIPO）主办的《世界专利情报》（*World Patent Information*）这一国际知识产权学术刊物上发表专利学术论文的第一位学者］，所以在他的指导下，我的硕士毕业论文的选题也偏向专利情报、科技情报方向。华东师范大学的许多学术老前辈是我的偶像、学习的楷模，工作之后，在给研究生讲课中，我曾专门讲到了"胡焕庸线"，以彰显数据的魅力，后来才知道胡焕庸先生是中国现代人文地理学和自然地理学的重要奠基人，曾任教华东师范大学地理系 40 余年，我为母校华东师范大学感到骄傲。

尤其令我记忆深刻的是我的博士生导师邱均平先生（毕业于武汉大学，专业是化学，1978 年考入武汉大学科技情报专业师资班学习，1981 年毕业后留校任教至 2018 年 4 月退休，武汉大学珞珈杰出学者。现任杭州电子科技大学资深教授、博士生导师，中国科教评价研究院院长，浙江高等教育研究院院长，《评价与管理》杂志主编），他是在我工作近 10 年后有缘结识的师长。

邱均平教授是我国著名的文献计量学专家，湖北省人文社会科学重点研究基地"武汉大学中国科学评价研究中心"创始人、首届主任、首席专家，金平果"四大评价报告"品牌创立者和负责人，在文献计量学、科学计量学与网络计量学、科学评价与大学评价、信息管理与知识管理、经济信息与竞争情报等方面有精深研究；中国科技信息研究所统计和发布，其著作被引次数和学术影响力在"图书馆、情报与档案管理"和"科研管理"（含情报学）学科领域均名列第一或前三名，并被收入英国剑桥《世界名人录》、美国《世界名人录》等十多种大型辞书中。①

邱均平先生被学界公认为中国文献计量学、信息计量学、网络计量学、科学计量学、知识计量学等"五计学"的主要奠基人，其创立的"金平果"和编著的《世界一流大学和一流学科评价研究报告》、《中国大学及学科专业评价报告》、《中国研究生教育及学科专业评价报告》、《中国学术期刊评价研究报告》

① 《中国大学知名评价品牌"中评榜"创始人邱均平》，https://www.thepaper.cn/newsDetail_ forward_ 4659760.

（两年一次）在高等教育界广为人知。

机缘巧合之下，我拜师于邱均平教授，对于我攻读博士学位，邱老师做的"三个亲自"让我感动：第一，为了招我读博，亲自设置了适合我的研究方向；第二，考博外语分数出来时，亲自到相关部门帮我查分并第一时间告知我；第三，我第一次到武汉大学报到，他亲自到武汉火车站接我。

更令人钦佩的是，邱均平教授和夫人颜金莲教授拿出毕生积蓄，设立"邱均平颜金莲教育基金"，回报母校湖南涟源四中，重奖涟源四中优秀师生，滋兰树蕙，还奖励杭州电子科技大学在研究生教育发展中做出杰出贡献的优秀研究生导师、优秀研究生教育管理工作者和优秀研究生。

以事业为怀、以培养人才为己任，2021 年开始，经邱均平先生协调，中国科技情报学会，同全国情报学博士生学术论坛组委会和杭州电子科技大学邱均平颜金莲教育发展基金（简称"邱均平基金"），共同发起评选和奖励全国情报学优秀博士学位论文活动。

2022 年 1 月 23 日，杭州电子科技大学邱均平颜金莲教育发展基金和 *Data Science and Informetrics* 编辑部又共同发起设立"邱均平计量学奖"，由全国评审委员会负责在国际范围内开展评审工作，奖励杰出计量学家、著名计量学家、优秀青年计量学家。

2022 年 11 月 8 日，根据国务院学位办文件，图书情报与档案管理一级学科名称调整为信息资源管理，邱均平先生又及时响应，在国内发起设立"信息资源管理西湖论坛"，搭建更丰富的新型学术交流平台，并计划继续出版由其担任总主编的《现代信息资源管理丛书》第二版。

邱均平先生深厚的学术修养、学术造诣，对学科发展的孜孜追求、踔厉奋发，以及崇高的人格品行、奉献精神，是我一生的学习榜样。

（五）

我对外语的重要性的认识，既因为与生俱来的理性，还因为繁重的学习过程中的现实压力。

我还在物理学系物理学专业学习的时候，大学英语第一课上，年轻帅气的男老师不仅写了满黑板的我不认识的英文单词，还用满口流畅的英文快速地讲解，让我这个从外地到上海读书、英语（尤其是口语）基础相对上海同学差距较大的大一新生倍感压力；更让人喘不过气的是，课堂上这位老师不讲英语的时候又大多数讲上海话，一节课下来我几乎什么也没听懂，挫败感极强，彻底傻眼了。

于是在转系后，我努力提高外语水平，经常在丽娃河畔、夏雨亭旁的图书馆学系教学楼的英语教室里学习英语。功夫不负有心人，后来我的英语成绩虽然不如女同学，但与男同学的英语成绩相比还是名列前茅的，因此，我获得在校生选拔报考 GRE 的机会，依稀记得我是班级中获得这个机会的少数男生之一，那时的自豪感和获得感油然而生。

然而，生活有时又是无情的，1985 年春节前夕，我永失父爱，这对我是一个巨大的打击，当时远在他乡，束手无策。永远难忘上海歌手张行的歌曲《不要向失败低头》唱段：哦，爸爸，为何你走得匆匆，来不及告诉我你就走……为何在我最需要你的时候，牵不到你的手。

彼时彼景永不能忘，刻骨铭心，并由此埋下了抑郁的种子。

因家中变故，我被迫放弃 GRE 考试，也放弃了出国深造的机会，印象中，工作之后再也没有参加过 GRE、TOEFL 之类的考试，从此彻底放弃了出国梦。

当然，努力的汗水不会白流，我的考博英语成绩还是比较理想的，以至考博能够一举中的。当时面对的竞争对手十分强大，有的是留学回国后不久要考博士生的，有的是计划出国并准备各种外语考试但暂时选择考博的，还有的是一直没有中断外语学习的硕士研究生毕业当年直接考博的。相对来说，我当时已工作10年，英语几乎早已荒废。现在回想起来仍心有余悸而暗自庆幸。

当邱均平教授亲自查询我的考博英语成绩并告知我结果时，我真是感谢自己付出的努力，我的英语成绩在70分以上，绝对值不高但相对值还可以，远超当年武汉大学博士生考试英语录取分数线。

关于英语学习和运用还有一个小插曲。依稀记得我参加工作后曾经尝试投稿国际图联（IFLA）大会征文，但因当时通信条件受限，我没有接到论文录取信息和参会信息。大会结束之后，我才间接知道（记得是一个刊物的报道中提到了我）自己的论文被录取，但已错失了出国参加学术会议的大好机会。

因撰写自序的需要，我在网上百般搜索这篇文章，但都无果（看来我的信息检索技能还有待提高），于是，我在微信群里发布求助信息，终于在吴建中馆长（师兄）那里获得了当年我入选IFLA大会论文集的英文文献的信息，范并思教授（师兄）也很快给我发来了论文全文和会议目录。感谢两位老师，我终于找回了这篇一直"流浪在外"的英文论文。

2011年5月6日至8日，我还曾到上海参加 The 2nd International Conference on E-Business and E-Government（ICEE 2011），但终因环境和条件的局限，压力不大，动力不足，我没能坚持向外文专业期刊进行论文投稿。从后期看，专业的外文文章不足成为我的短板，限制了我的国际学术交流能力和学术影响力。

（六）

自发自由研究是难能可贵的，自由研究与兴趣相关，从上大学开始我便形成开卷有益的朴素意识，因而会根据兴趣广泛阅读。而且我一直认为他山之石可以助力学术论文创作。在后期获得一些高层次研究项目后，我仍然认为自由探索的研究成果质量更高并且更有特色。因而，广泛涉猎中外学科专业文献，在阅读之中捕捉思想的灵感，翻译国外专业文献并学以致用，一直伴随着我的学术成长之路，仅以下面几篇文章为例。

《黑龙江图书馆》1987年第6期发表的我的第一篇学术论文《图书馆事业中"人就是效益"的提倡》，表明了我对人作为事业发展决定因素的一贯认知，《中国图书馆学报》1994年第5期发表的我的学术论文《学术争鸣与社科情报的真善美》，是我对社科情报领域的学术探索，也是我对学术争鸣良好学风的反思和认知。

1997年我写作并发表的学术论文《论信息素质教育》（《中国图书馆学报》1997年第2期，据中国知网2022年3月15日检索结果，超过400次被引，超过1380次下载），被《中国图书馆学报》评选为纪念创刊六十周年发表于该刊的130篇重要文章之一，并被选入《中国图书馆学报》编辑部编，国家图书馆出版社2018年出版的《〈中国图书馆学报〉创刊六十周年文选（1957—2017）》中。

在这之后，这一研究主题成为我完成系列论文的逻辑起点，促成了我申报并获得黑龙江省高等教育教学改革工程项目，申报黑龙江省级教学成果奖评审。自认为具有开拓性的论文如《信息素质链：信息素质内涵的多维度延伸与工具介入》（《情报资料工作》2019年第3期），被人大复印报刊资料全文转载（《图书馆学情报学》2019 年第 8 期），根据中国知网检索结果，发表不到 3 年，该文被引 13 次，下载超过 750 次。

2007 年发表的《信息政策研究的学科化进程及基本问题分析》（《情报学报》2007 年第 1 期）中提出，"随着学科门类之间、学科之间的交叉、渗透、融合日益加强，在知识体系、学科不断增多的大背景下，以多元、多层次、多途径的形式进行交汇、融合、渗透已成为创建新学科的一种主导方式"。文章试图对信息政策的学科化及基本问题进行探讨，以期呼唤信息政策学的产生。这是我继"信息法学"学科体系构建研究之后，对"信息政策学"学科的倡导和探索。

2012 年发表的《发达国家图书档案事业结盟与合作战略规划综述》（《中国图书馆学报》2012 年第 4 期）中提出，"从国外图书档案事业发展现状看，战略规划已成为图书档案机构确定发展目标、探索发展途径的重要顶层设计与管理工具"，发达国家在图书馆战略规划和档案战略规划中，"呈现出结盟与合作的态势，这不仅对我国目前正在发展中的图书馆战略规划、档案战略规划的理论研究与实践运作具有重要启示，更值得我们深化研究以推动我国图书档案管理的机制变革与体制改革"。根据 2022 年 3 月中国知网检索结果，此篇论文被引约 40 次，下载 1200 多次。

在新型信息技术推动的新一轮技术革命浪潮下，社会信用、科学研究信用遭遇新的危机，在对信息素质（按照我的理解，信息伦理和信息道德是信息素质的重要组成部分）研究积累的基础上，我认为信息信用及数据信用是信息伦理道德的一种社会化表现形式。在大数据、云计算、人工智能等新一代信息技术日益深化应用的环境下，包括数字伦理、数据伦理等在内的技术伦理、机器伦理、计算伦理、算法伦理、人工智能伦理等，已经引起多学科专家的关注与探索；但是，到底什么是"数据信用"（不同于信用数据），面对数据失信的危害如何进行综合治理，国内外尚未出现有针对性的学术阐述、理论总结和实现路径探索。我认为这是一个十分重要的理论和现实命题，也是我目前倾力进行自由探索的新领域。

（七）

自从教以来，我指导本科生的研究方向一直是知识产权与信息管理，招收研究生后，指导的研究领域开始从"信息法学"逐步扩展并稳定在"信息政策与法律"，涉及知识产权管理、数据治理等。2010年11月组建了"黑龙江大学高水平创新团队"（信息政策与法律），出版了《信息法学》（被首届中国信息化法制论坛暨中国法学会信息法学研究会2005年年会指定为唯一会议交流材料），奠定了我在国内信息法学研究领域学术领军人物的地位，由此我被推选为中国法学会信息法学研究会新一届理事，并延续至现在的中国法学会网络与信息法学研究会理事，还出版了《信息资源管理政策与法规》[2013年3月获得第六届高等学校科学研究优秀成果奖（人文社会科学）三等奖]、《现代知识产权管理》（将知识产权问题从法律视角拓展到政策、标准、经济、技术、行政管理、信息管理等领域，其中的观点一定程度上传承了由科学出版社出版的我的博士论文《网络时代的知识产权信息管理》）等。研究方向的延续性和稳定性成为我后期获得高层次科研项目的奠基石。

相对于自由探索，项目研究就是规范引导，项目主题一定程度上左右着研究领域及研究成果的数量和质量。我所获得的科研项目几乎都是围绕"信息政策与法律"的，体现了科研项目的关联性。经过多轮申报后，2005年，我终于获得第一个国家社科基金一般项目"以效率为导向的网络信息资源建设的政策法规调控与配置问题研究"(项目编号：05BTQ028)；2016年获得了第一个教育部人文社会科学规划项目"数字信息资源的国家宏观规划基金项目与管理"(项目编号：06JA870003)；入选2007年教育部"新世纪优秀人才支持计划"的项目"数字图书馆信息资源开发利用与高效率著作权法律制度的构建"(编号：NCET-07-0260)，鉴定为优，并出版了结项著作《面向数字图书馆的著作权制度创新》；2011年获得第二个国家社科基金一般项目"高校信息公开制度的构建与绩效评价"(项目编号：11BTQ028)，之后出版了结项著作《高校信息公开制度与评价研究》；2015年获得第一个国家社科基金重点项目"开放数据与数据安全的政策协同研究"(项目编号：15ATQ008)，该项目结项著作《开放数据与数据安全的政策协同研究》正在计划出版中；2020年获得第二个国家社科基金重点项目"总体国家安全观下的国家情报工作制度创新研究"(项目编号：20ATQ004，在研)。

2021年11月26日傍晚，2021年度国家社科基金重大项目立项公示，我作为首席专家领衔的"面向数字化发展的公共数据开放利用体系与能力建设研究"成功上榜，编号为339号。我当时即在微信朋友圈里发了一条感想："寻常的日子，不一样的今天！"12月6日，该项目正式获批，编号为21&ZD336，成为我学术生涯的一个重要里程碑，也是黑龙江省本学科领域第一个国家社科基金重大项目。

领衔国家社科基金重大项目，让我更加深刻地体会了这篇自序的初衷：以梦为马，只争朝夕；科学，无尽的前沿。

(八)

有机会参与国内的重要学术工程、重大项目，是拓宽视野、提升学术层次的十分宝贵的机会，也是敦促我踔厉奋发的力量源泉。基于学术积累和国内专家的认可，我有幸参与了新一轮的情报学大百科全书的编撰工作。《中国大百科全书》第三版是国务院持续支持的国家级大型出版项目，2014年9月启动（召开了第一次编委会会议）的《中国大百科全书》第三版（情报学卷）共有13个分支（马费成教授任主编），我是其中一个分支"情报事业管理"的副主编（乔晓东研究员任主编）。2014年9月20日—22日，我被邀请到武汉大学参加了中国大百科全书出版社情报学卷编委会工作会议，之后带领学院相关教师参与到相关词条的编撰工作中。

学术成长的道路上，我还有幸参加了相关专家的重大科研项目，对我的个人学术发展具有积极的促进作用。例如：马费成教授的2005年度教育部哲学社会科学研究重大课题攻关项目"数字信息资源的规划、管理和利用研究"（项目批准号：05JZD00024），我是项目组六位武汉大学校外成员之一、子课题"数字信息资源的国家宏观规划与管理"负责人，并孵化出次年获得的2006年度教育部人文社会科学研究规划项目；陈传夫教授国家社科基金重大项目（项目编号：09&ZD039，我是子课题负责人）；苏新宁教授国家社科基金重大项目（项目编号：17ZDA291，我是子课题负责人），在完成该子课题过程中所著《大数据观下的国家情报工作制度研究》（待定名）正在出版中。

另外，我还有幸被邀请参加了相关专家重大项目的专家论证会，例如，2011年12月25日，到武汉大学信息管理学院参加邱均平教授作为首席专家领衔的2011年度国家社科基金重大项目"基于语义的馆藏资源深度聚合与可视化展示研究"（项目编号：11&ZD152）的开题专家论证会。2014年12月9日—10日，到上海社科院参加王世伟研究员作为首席专家领衔的2013年度国家社科基金重大项目"大数据与云环境下国家信息安全管理范式及政策路径研究"（项目编号：13&ZD185）开题专家论证会。2017 年 10 月，到南京大学信息管理学院参加苏新宁教授作为首席专家领衔的国家社科基金重大项目"情报学学科建设与情报工作未来发展路径研究"（项目编号：17ZDA291）课题开题会议。

参与这些重要的科研学术项目，促进了我学术研究的精进，也扩大了我的学术影响力。

（九）

我对学术交流的重视不仅体现为积极参加相关学术会议，还体现为利用自身条件，积极参与、组织和主持相关学科专业会议。2002 年全国高校信息素质教育学术研讨会在黑龙江大学召开，会前根据我的建议，将沿用多年的名称"全国高校文献检索课学术研讨会"更名为"全国高校信息素质教育学术研讨会"，得到了教育部高教司及教育部高等学校图书情报工作指导委员会领导的认可并予以采纳，由此开启了全国高校信息素质教育会议的新篇章。时任教育部高教司教学条件处李晓明处长致开幕词时说道："我们首次将文献检索课学术研讨会改名为信息素质教育学术研讨会召开，表明图书馆用户教育又向前迈进了一大步。"①由黑龙江人民出版社出版的论文集《21 世纪创新信息素质教育研究》（马海群主编）和《信息素质教育专题学术论文题录》（崔世勋主编）作为会议资料被分发给近 200 名来自全国各地的代表。此次会议大大提升了黑龙江大学在学界和业界的社会影响，有力促进了全国高校信息素质教育发展。

2004 年 7 月 9 日至 12 日，由黑龙江大学信息管理学院承办，中国科技情报学会牵头并组织国内情报学主要教学、科研机构相

---

① 王波：《全国高校信息素质教育学术研讨会综述》，载《大学图书馆学报》2002 年第 2 期，第 89 页。

关专家参与的《中国情报学百科全书》第二次编委会会议在哈尔滨召开。来自中国科技情报学会、中国国防科技信息学会、武汉大学、北京大学、南京大学、吉林大学、中国大百科全书出版社的20余位专家学者汇集黑龙江大学，共同商讨《中国情报学百科全书》的类目设置、词条规范、编撰体例、分工协作等事宜。此次编委会会议代表了中国情报学的最高学术水平，同时也是情报学高等教育机构与研究院所进行沟通和互动的高层次会议。

当然，对于黑龙江大学和其信息管理学院来说，此次会议的承办还有一个特殊的重要成果，即通过专家建言献策，促成校方终下决心，计划将原隶属于历史学院的档案学专业合并到信息管理学院，实现图书情报与档案管理一级学科的整合。经过一段时间的准备和筹划工作，2007年1月15日，时任副校长张政文教授到信息管理学院宣布档案学专业整建制并入信息管理学院的决定，这一行动在国内产生了积极的学术影响。

2005年1月8日，在我的组织与积极推动下，黑龙江大学与黑龙江省图书馆学会共同承办了由中国图书馆学会主办的"中国图书馆学会2005年峰会"，会前通过我与中国图书馆学会秘书处及相关领导的沟通，将原计划的名称"高端论坛"改为"峰会"，由此开启了年会系列之外的峰会制度。

2006年12月27日—29日，中国科技情报学会主办的中国科协第126次中国青年科学家论坛在哈尔滨召开，此次论坛由郑彦宁研究员搭建平台，中国科技情报学会主办，黑龙江大学信息管理学院承办。时任武汉大学信息管理学院副院长李纲教授、时任中国科学技术信息研究所情报方法中心副主任张新民博士和我共同担任论坛的执行主席。来自北京大学、武汉大学、南京大学、南开大学、中国科学技术信息研究所等高校和研究所的青年专家作为青年科学家代表参加了此次研讨会并做报告。论坛以

"面向自主创新的情报学创新与发展"为主题，围绕情报学理论与方法创新、情报学前沿研究领域、创新性情报学人才培养与情报学教育创新等议题进行了深入的学术交流讨论并达成相关共识。

2013 年 9 月 26 日—28 日，由中国科学技术情报学会主办，黑龙江大学信息管理学院、黑龙江大学信息资源管理研究中心、黑龙江大学高水平创新团队（信息政策与法律）共同承办的"公平、公开、共享：我们需要的信息社会"学术研讨会在哈尔滨成功召开。时任吉林大学管理学院信息管理系主任、博士生导师李贺教授以"面向智慧城市的社会信息化服务"为题做主旨报告，提出智慧城市、智慧社会建设都是在保障信息公平基础上实现更大范围的信息共享，会议代表们围绕信息公平、信息公开与信息共享几个主题，分别进行了论文成果的展示和讨论。图书情报学界的智慧化研究，彼时已现端倪。由我担任负责人的"黑龙江大学高水平创新团队"（信息政策与法律）的成员，积极向大会提交了相关学术论文，提升了该团队在国内的学术影响。

2017 年 10 月我应邀参加南京大学信息管理学院苏新宁教授作为首席专家领衔的国家社科基金重大项目"情报学学科建设与情报工作未来发展路径研究"课题开题会议，随着参加会议的单位和人员范围的不断扩大，开题会议最后演变成由中国科学技术情报学会与中国社会科学情报学会共同主办的"情报学与情报工作发展论坛（2017）"。

此次论坛不仅开创了中国科学技术情报学会和中国社会科学情报学会联手的先河，也搭建了年度性的全国情报学学术会议平台，开创了中国情报学领域的新的会议制度，之后由武汉大学信息管理学院（2018 年）、华中师范大学信息管理学院（2019 年）、中山大学信息管理学院（2020 年，并入第十届全国情报学博士生学术论坛）、吉林大学管理学院（2021 年，并入第十一届全国情报学博士生学术论坛，线上举办）、中国人民大学信息资源管理学院（2022 年，并入第十二届全国情报学博士生学术论坛，以线上线下相结合的方式举办）承办的"中国情报学年会暨情报学与情报工作发展论坛"、湖南省科学技术信息研究所和湘潭大学公共管理学院联合（2023 年，并入第十三届全国情报学博士生学术论坛，线下举办）承办的"中国情报学年会暨情报学与情报工作发展论坛"，均得以隆重召开并在业界产生较大影响。

我认为情报学与情报工作发展论坛（2017）的更重要的成果是发布了《情报学与情报工作发展定位南京共识》（以下简称《南京共识》），按照我的理解，它是将情报之"魂"与国家创新、发展和安全相关联，在国家安全观框架内、在国家创新与发展进程中，更有效地发挥情报"耳目尖兵参谋"甚至"引领"的作用，将科技情报、社科情报、军事情报、安全情报等连为一体，形成"大情报科学"，实现军（军事情报、安全情报等）民（科技情报、社科情报等）情报学的融合，并努力将情报学发展成为具有智库功能的学科，彰显了积极拥抱大数据、人工智能等现代信息技术的具有中国特色的数智情报学体系的新时代转型。

因而，对于中国的情报学和情报事业来说，情报学与情报工作发展论坛（2017）及《南京共识》具有重要的里程碑作用和划时代意义，这也是我的 2020 年国家社科基金重点项目的前因。

2021 年 11 月 12 日—13 日，在中国人民大学举办的"中国信息分析论坛暨中国科学技术情报学会情报理论方法与教育培训专业委员会成立大会"上，我提出了构建新时代环境下数智情报学体系的初步想法，试图把数智情报学描绘成我国情报学的当代图景，会议中，我还被推选为理论方法与教育培训专业委员会副主任委员。

2022 年 1 月，我接到中国图书馆学会秘书处指示，重新组建中国图书馆学会学术委员会图书馆法律与知识产权研究专业组（原称专业委员会），2 月顺利完成团队组建。这既是对我之前的图书馆法学和知识产权法学（我认为跟信息法学也密切相关）研究成果的肯定，也提升了黑龙江大学信息管理学院图书馆学学术研究在国内的声誉。而且，根据中国图书馆学会要求，我提交了 2022 年中国图书馆年会的论文征集选题及指南："数智时代图书馆法律引领事业高质量发展"。题解：基于大数据、人工智能、互联网+、云计算、区块链等现代信息技术驱动。研究主题包括：《中华人民共和国公共图书馆法》的理论研究与实施效果分析，如大数据环境下的图书馆法制到法治、面向发展与安全的图书馆法律体系建设等；面向国家战略需求，如科技自立自强、国家科研论文和科技信息高端交流平台建设等的知识产权情报信息服务研究；图书馆资源建设与社会服务中的法律问题研究，如志愿者服务、智库服务、公共数据开放等；"十四五"规划与图书馆法治建设研究，如图书馆法律基本理论研究、行业与机构"十四五"规划中法律问题研究等；图书馆高质量发展，如非物质文化遗产开发利用、文献资源深度挖掘利用等涉及的知识产权法律相关问题研究。

　　在我的组织与积极推动下，两场重要学术会议于 2023 年 8 月在黑龙江大学成功举办。2023 年 8 月 8 日—10 日，由中国图书馆学会学术研究委员会和黑龙江大学信息管理学院共同主办，黑龙江大学信息资源管理研究中心和国家社会科学基金重大项目组（项目编号：21&ZD336）协办的 2023 年数智时代信息资源法治学术研讨会胜利召开。受邀来自国内 20 多所知名高校、科研院所的专家学者、图书馆工作者以及在读研究生 100 多人出席会议，参会人员来自图书馆学、档案学、情报学、法学、公共管理等多个学科领域。此次会议的成功举办推动了黑龙江大学信息资源管理学科的发展，同时会议的成果将为数智时代信息资源合理利用与规范治理提供强有力的理论支撑和实践指导。

2023年8月11日—13日，由"华山情报论坛"组委会主办，黑龙江大学信息管理学院、黑龙江大学信息资源管理研究中心、《情报杂志》编辑部共同承办的第八届华山情报论坛顺利召开。受邀来自国内80多所知名高校、科研院所的专家学者、行业从业者、研究生260多人出席会议。"华山情报论坛"以推动中国情报事业发展为宗旨，以"促进学科建设，提升情报能力"为目标，以"多系统融合"为特征，为中国情报业界和情报学界搭建了一个"学科交融、理论交流、观点交锋、业务切磋、共谋发展"的交流平台。成功举办此次论坛，推动了黑龙江大学情报学学科发展，同时论坛成果为服务国家安全提供理论支撑和实践指导。

（十）

大学的根本任务是人才培养，作为大学教师，我的天然职责就是教书育人。高等学校人才培养的基点是本科生教育，高层次人才培养的平台则是研究生教育。1998年10月，黑龙江大学情报学硕士点通过国家学位办公室审查并获得批准。该学位点的成立具有一定的历史意义：其一，黑龙江大学是当年从国务院学位办获得情报学学科领域学位点的唯一一个地方高校；其二，该学位点是东北地区第一个从国务院学位办获得的情报学学位点；其三，该学位点将黑龙江大学情报学学科办学层次从本科教育提升到了研究生教育，进一步夯实了黑龙江大学在黑龙江省内作为情报学学科领域教育教学与科学研究排头兵的地位。

1999年情报学硕士点开始招生，虽然只招收到两名研究生，其中一名为保送研究生乔立春（后改名为乔丽春），但却开创了黑龙江省情报学学科的研究生教育。我指导了乔立春，还协助李景正教授指导了另外一名研究生罗春水。至今还清晰地记得，乔立春因研究生阶段的科研训练及自身丰富的知识积累，工作后不久就考取了北京大学民商法专业、知识产权方向博士研究生，师从我国著名法学家郑胜利教授，并赴美国做高级访问学者。

1999 年也正是我进入武汉大学攻读博士学位的一年，既要远赴武汉大学读博，还要不时地赶回哈尔滨指导研究生，更不能耽误作为教授的本职工作的本科教学任务，另外还有一些管理工作在身，回过头来看，我在职读博的三年真可以称为一段难得的锻炼意志品质的激情岁月。

2007 年 5 月 8 日，由于我在法学院民商法学二级学科申报并获得博士授予权中的贡献，根据黑龙江大学校发〔2007〕77 号文件"关于增列 17 名教师为黑龙江大学博士生指导教师（校内）的决定"，我被增列为民商法学博士研究生导师（暂不招生）。虽然因环境所限有名无实，但却是一种精神鼓励，也获得了学界的相应认可。后期法学院申报并获得法学一级学科博士点，也有我的功劳。我相信，努力是不会白白付出的。

2013 年 9 月 27 日，在学校领导及文学院一级学科博士点"中国语言文学"的大力支持下，目录外自设二级学科博士点"文献信息学"的申报材料在国务院学位办网站公示，并于 10 月 27 日结束公示而正式设立。2014 年 6 月 17 日，我被学校遴选为文献信息学学科博士生导师，并于 2015 年开始正式招收博士研究生。2020 年底，文献信息学专业第一个博士生姜鑫顺利通过博士论文答辩并获得文学博士学位，后来又成功晋升 2020 年度正高级职称。2021 年底，第二个博士洪伟达顺利通过博士论文答辩并获得文学博士学位，而且很快在 2022 年初晋升了正高级职称。2022年底，我有两名博士生蔡庆平、刘兴丽（在读期间晋升正高级职称，已任黑龙江科技大学计算机与信息工程学院副院长）顺利通过博士论文答辩并获得文学博士学位。2023年6月，我又有一名博士生张涛顺利通过博士论文答辩并获得文学博士学位。在读博士生王德庄、韩娜、王本刚、陈秀宁、廉龙颖、邓舒音等，都逐步进入中期检查、开题、选题等阶段。

另外，依托"文献信息学"二级学科博士点所在的一级学科中国语言文学博士后流动站，2019年我开始招收博士后，陆续已有迟玉琢、邹纯龙、孙钦莹三名博士后进站进行合作研究，成为我的学术研究与科研团队的中坚力量。博士后邹纯龙现已顺利出站，博士后迟玉琢和孙钦莹顺利完成中期检查。自2010年始，我的科研团队组建已有十余年，一直群策群力，勤奋耕耘。

英国哲学家弗朗西斯·培根有一句大家熟知的名言：知识就是力量。千百年来脍炙人口，广为流传。近几十年人类生产的知识数量几乎是过去几千年的总和，学会如何掌握知识以及运用知识，才获得了释放知识力量的密码。

我的理解是，研究生不仅要重视文献阅读，吸收和储备学科专业业已积累起来的浩瀚知识，不断革新自己的知识结构，更要不断学习和借鉴他人的思维方式和思考问题的角度，扎实地掌握数据驱动的科学研究范式及愈加重要的现代科学方法，把形成自己的学术思想作为努力的方向。如果能够插上想象的翅膀，不断追求创新，定能触摸和感受科学研究的真谛，也能够真正体会科学研究的魅力。

当然，对于研究生等人才的培养，我也在不断地反思：教书育人的真谛是什么？教书就必然能育人吗？是育"才"重要，还是育"人"重要？我认为，应当是先立德，然后才能树人。因此，不断加强信息素质教育，引导学生恪守学术伦理，打造数智时代数据信用品质，是培养高水平人才的必要而先决的条件。

合作、拓展、创新、努力、勤奋、守德，不仅是我对学生的要求，也是我对信息管理学院教师们的勉励，因此，我提出的院训口号是：协作发展、创新求实、德美勤勉。这也一直是科研团队及培养研究生过程中的座右铭。

（十一）

大学是国之重器，与传统的大学截然不同的是，现代大学的社会功能已经不再局限于人才培养、科学研究，而是延伸到服务社会、传承文明。

站在原点，擘画学术生涯的未来时间表和新路线图也许是困难的，但是笃行不息、发挥学科专业平台优势推动产学研合作、努力服务社会，或是可以希冀的。基于我的诸多学术造诣和专兼职工作职务，未来为之躬身践行的目标包括以下几点。一是学统化：完成国家社科基金重点项目和重大项目，借助于情报学省级领军人才梯队平台，打造有影响力的高质量科研团队，培养高水平实用型研究人才，当然，从学统走向道统也许是遥不可及的事情。二是平台化：在黑龙江大学中俄全面战略协作省部共建协同创新中心（教育部认定的首批省部共建协同创新中心）建设中，与团队更好地承担起数据服务平台的作用，打造有特色的俄罗斯问题研究数据平台。三是智库化：进一步与中国知网探讨合作方式及合作攻关领域，切实履行我作为黑龙江省社会科学成果鉴评研究会会长的职责，更好地彰显社会科学评价的社会价值及智库决策功能。四是产业化：积极思考探索黑龙江省档案学会的价值定位，与各类公司密切合作，共同探索产学研合作途径，挖掘与黑龙江省档案相关产业的潜力与生长空间，促进学校产业学院的建设和发展。

守正笃实，久久为功。30 余年的成长道路上，并非没有外界的诱惑，相对东北人来说，我是一个外乡人、南方人，在"雁南飞"人群中我选择了逆流而上，扎根龙江，争取建功立业，释放自己的人生价值。相信一方水土养育一方人，一方山水有一方风情，我也在专家和导师的引导下，不断慎思尽物，问学问道。

"无尽的前沿"是我对图书情报与档案管理学科研究探寻的一种态度，《图书情报与档案管理 无尽的前沿》收录的是我 30 余年从事专业学习和科学研究的一些论文成果（部分文章由我和我的师长、同事及学生合作完成）。30 多年的学术生涯只是转瞬之间，但也承载了一些历史记忆。其间很多事物已经时过境迁，甚至发生了翻天覆地的变化，但为了体现文章的原貌和笔者研究的发展脉络，依照原文收录，仅对不符合现行出版行业标准之处略作修改，部分文章存在时效性问题，文章中出现的部门名称、法律法规及时间限定词等仅就文章发表时而言。从今天来看，当时对一些涉及国外研究成果的借鉴，期望的是达到师夷制夷的目标，期盼的是中国哲学社会科学学术体系、学科体系、话语体系的逐步形成。

当然，早期文章中若确有不合时宜的地方，请各位同人指正。

虽然之前我的一些著作已经在科学出版社、知识产权出版社等出版社出版，然而还未在黑龙江大学出版社有任何著作出版。实际上，我对黑龙江大学出版社的成立与发展过程并不陌生。2007 年，黑龙江大学出版社正式成立之际，正是我在 2003 年 4 月走上信息管理学院院长岗位之后即刻着手准备并得以促成的黑龙江大学编辑出版学专业正式建立（2003 年，当时盛邀黑龙江省新闻出版局相关领导及国内著名专家，诸如全国编辑出版学科专业第一位博士生导师、武汉大学教授罗紫初等人进行了系统论证）并在当年秋季全国招生后顺利迎来首届毕业生、圆满完成首个办学周期的专业建设开启新程之时，我不仅参加了黑龙江大学出版社的正式挂牌仪式，而且一直关注着其经营发展过程。因此，本套丛书的出版得益于学校给予出版经费大力支持基础之上的我的有意为之，希望在黑龙江大学出版社留下我的学术成长印迹。

（十二）

时光荏苒，我在黑龙江大学工作、在哈尔滨生活已过 33 年。娇妻爱儿，阖家承欢。丈母米寿，相期以茶。温馨的家庭港湾，成为我坚强的后盾和不竭的动力源泉。纵有百炼钢，愿化绕指柔。

人有悲欢离合，月有阴晴圆缺。2013 年 8 月 11 日，对我来说又是一个终生难忘之日，我永失母爱，身心再受打击，每每想起，都会泪流满面。永远难忘歌手陈明的歌曲《梨花又开放》唱段："一切都依然，树下空荡荡……纺车不再响……花雨满天飞扬，两行滚滚泪水流在树下。"常年学习工作在外，忽略了对父母的照顾，虽有书信、电话的问候，但终不及身边的尽孝，这是我此生的遗憾。即使现在有了报恩的条件，也终是子欲养而亲不在。忠孝未能两全，抱憾终生。

2023 年 9 月 15 日
于黑龙江大学汇文楼

感谢博士后邹纯龙副教授和部分硕士研究生协助我完成整套书的筹划、组稿、校正，以及协调出版、印刷等工作。

目　录

构建高校竞争情报系统的关键
成功因素分析

加入 WTO 后，我国教育市场将逐步对外开放，这将使我国高校的办学主体呈现多元化，使师资力量、生源、学校品牌等方面的竞争越来越激烈。20 世纪 90 年代中期开始，"211 工程"和"985 工程"的启动，高等教育大众化的推进，使国内各大学面临生源和优秀师资的争夺、就业局势紧张、教育质量和效益的比较、学生对教学内容和方法的要求增多等挑战，加剧了国内大学之间的竞争。高校要想适应市场发展和规律的要求，即优胜劣汰，就必须制定科学的竞争策略、完善的竞争机制，并最终做出最优决策。以上这些都离不开竞争情报。众所周知，情报是服务于竞争和决策的，竞争情报的最大作用是帮助人们做出正确决策，减少在决策过程中对事物认识或判断的不确定性和获得信息的不对称性。高校竞争情报系统是为高校制定关键战略决策提供信息和智力支持的系统，是竞争情报得以发挥作用的有效保障，高校只有建设好竞争情报系统，才能更好地参与竞争和获得竞争优势，迎接新挑战。

一、建立高校竞争情报工作新机制

（一）结构转变

在规模较大的高校中应当设立综合性的情报工作机构，这一机构可以直接处于高校高层管理者的领导之下，起参谋中心的作用，但并非一定要独立出来，它可以设在某一职能部门下，只不过独立办公，直接为高校高层领导战略决策提供有价值的报告。另外，在高校内部建立情报网络，形成由大学的教学、科研、产业、财务、人事等部门与情报机构共同编制的情报工作网络格局。通过这个网络来保证高校自身信息及内部教职员工掌握的其他竞争情报的传递渠道的畅通，改变情报部门孤军奋战的局面，提高情报部门的综合加工能力。在情报网络工作体系中，情报机构处于核心地位，对分管领导直接负责，是情报网络的组织者，也是为保障情报网络正常运行的一系列制度的制定者和监督执行者。

（二）功能转变

高校竞争情报机构应把工作中心放在为学校的决策者提供服务上来，一改以前只停留在资料的收集与整理，最新外文资料的翻译，高校内部信息刊物的编辑，简单调查报告的写作，编辑并散发各种情况通报、文献目录、文摘、期刊题录等方面的工作的情况，将竞争情报工作放在支持战略决策的功能方面。针对高校自身素质与形象、竞争对手、竞争环境等，强化信息需求调查，精心组织信息的收集和处理，在建好自身数据库的基础上，建立竞争对手资料库和行业形势分析库，提高情报分析应用能力，做出更多有建议、可操作的对策报告，并随时向有关人员发布可能出现的市场变化和对手威胁，提高高校的反应能力。

（三）人员结构调整

1. 知识结构

无论是高等院校本专业培养的，还是非情报专业出身的合格的竞争情报人员，都应该拥有三大模块的知识结构。

基础知识模块，包括马克思主义哲学、外语（一般应懂得两门以上外语）、数学（数理统计、概率论、矩阵论）、计算机及其应用。

管理知识模块，包括管理科学与管理工程、市场营销学、预测学与预测技术、仿真技术、决策科学。

专业知识模块，包括情报学、情报技术。

所以，最合格的竞争情报人才应该是融通技术、管理、情报三者的复合型人才。

2. 人员配置结构

竞争情报人员主要包括分析员、竞争情报官（整合者）、图书或数据库管理员（收集者）。可采取专兼职结合的方式，一般来说，整合者就是协调组织研究工作，并解决同各类用户发生的问题，由情报部门负责人担当。收集者可由兼职人员完成，但应有一个专职人员从事日常工作。分析员的任务是进行访谈、收集其他未发表的资料，并通过分析增加所收集信息的价值。在人员配置中最重要的是分析员，好的分析员应善于倾听意见，有创造性和锲而不舍的精神、较宽的知识面、一定的思维能力、丰富的经验等，所以分析员应是专职人员。总之，应建立由高水平的专业分析人员带领的各部门兼职人员共同组成的遍及高校的竞争情报体系。

3. 年龄结构

竞争情报队伍要年轻化，保证竞争情报人员有旺盛的精力、灵活的头脑、充足的干劲，并能很快地接受各类新知识和经验，拓宽自身的知识体系，进而高效率地完成任务。

（四）工作方法改进

加强情报的实地收集，重视竞争情报的特殊收集方法，如充分利用人际网络收集情报。

重视定量的分析判断，这样才能得出比较准确的变化趋势，如时间序列分析、回归分析、线性规划、模糊综合评价等。

善于运用综合分析和逻辑推理的方法，从大量分散的、公开的情报出发，逐渐向目标靠拢，最终得出准确的结论。如比较法、情景分析法、德尔菲法、层次分析法、引文分析法等。

积极应用计算机技术和现代通信技术，这些先进技术的应用将极大地提高情报工作的效率。

二、加强决策制定者的参与和支持

竞争情报系统收集和生产情报的主要目的，是将这些情报真正用于决策过程中。如果决策者认为竞争情报没有起到辅助决策的作用，或者采用其他的信息来做决策，那么竞争情报系统就没有存在的意义了。因此，在战略决策的制定环节中，决策者是否真正使用了这些情报做决策，是判断一个竞争情报系统成功与否的关键因素。判断这一过程是否实现有两个指标：情报人员是否与高层决策者坐在一起进行情报分析；高层领导是否找情报人员做有关竞争情报的项目。

如何加强决策者的参与和支持？

情报人员只有提供分析性的情报，即具有建设性意见和可付诸实施的方案，才能有助于决策者进行决策。

在采集竞争情报时，应该避免出现下列情况：一是很多情报人员只采集信息，既不对决策者的需求进行分析，也不对采集到的信息进行分析；二是情报人员不提供建议和可供实施的方案。

情报人员要经常与管理人员进行沟通，了解他们到底需要和使用什么情报，并应就情报人员与决策者的沟通方式和方法进行研究培训。

应该以专门的方法培训情报人员，使他们学会从管理者的角度收集情报，避免情报人员只从采集信息的角度从事情报工作而使情报分析报告偏离用户的真正需要，最终导致决策者不采用情报分析报告。

情报人员在接受情报查询请求时，应向管理人员明确收集情报的目的和作用，这既可以节省管理人员的时间，也可以节省自己的时间。

三、建立信息反馈激励机制

高校竞争情报系统的成功，少不了愿意分享和帮助发展情报的教职员工队伍。要有效地动员教职员工，就需要增强教职员工把握关键信息的意识和建立为系统提供信息的激励机制。因此，采取一种适合本校的激励手段是非常重要的。合理的激励手段可以使教职员工提升对竞争情报的关注度，让他们非常乐意地提供自己所得的情报，相反一个不合理的激励手段或是根本没有激励作用的手段，往往是造成一个虎头蛇尾的情报系统的原因。

（一）精神激励

精神激励，如表扬、感谢信、授予荣誉称号等方式是在高校比较合理的激励手段。在高校简报或大会上公开表扬具体的个人，即使为了保密而省掉了一些细节，但这也会增加教职员工对情报项目的支持。另外，学校高级管理人员可以向提供信息的教职员工表达感谢，这将极大提高他们提供信息的积极性。还有授予荣誉称号，这对教职员工评先进、晋级、个人提升等有一定促进作用，也是较受欢迎的一种激励形式。

（二）物质激励

高校可以制定规定，鼓励教职员工为本校提供有价值的各类信息、情报，一旦某些信息发挥了巨大的效用，学校视具体情况给予信息提供者相应的奖励，以此来鼓励教职员工。

增强情报意识和提供激励机制是一个经常性的工作，是整个竞争情报系统运作过程中必不可少的内容。了解人们对情报工作产生积极性的条件，是开展竞争情报工作的重要前提。

四、建立反竞争情报机制

随着竞争的加剧，开展竞争情报活动的高校将迅速增多，高校自身的活动逐渐成为对手竞争活动的焦点。如何在获取竞争对手情报的同时保护自己的核心信息，便成为高校在竞争中获胜的关键，反竞争情报便应运而生。反竞争情报是针对竞争情报而言的，其主要任务是研究如何在获取对手的竞争情报的活动中保护自己的核心信息，它可以抵御竞争对手针对自己合乎法律的竞争情报活动。

（一）加强对高校核心信息的管理

高校应对本校校园网建立有效的防火墙，并对校园网的用户系统采取监察措施，同时在电脑内设置密码以防泄密。

对于本校 Web 站点上的信息，发布前应由专门机构审查，并用 Web 检查技术分析访问者的 IP 地址、客户端所属域、信息访问途径，统计访问本校网站和敏感信息的频率等，实现对竞争对手的防范。

对高校专有技术信息进行保密，如对科研成果加强管理，明确职务技术成果的范围及具体操作方法，每项成果完成后，应召集研制人员进行技术分析，尽量将技术难度小、近期内可能为他人突破的发明创造申请专利，取得专利保护，近期内不易被人仿制的部分留作技术诀窍。

建立废品处理制度，对所有无用的信息、报废产品、实验废品和产品的边角料进行集中粉碎或销毁，加强对废品的管理，不让竞争对手有可乘之机。

（二）加强对高校教职员工的管理

高校要健全规章制度，从制度上防止泄密、窃密现象的发生，如制定保密制度，将掌握高校核心信息和技术秘密的相关人员（研制人员、生产操作人员、档案和资料管理人员等）限定在合理的数量范围内，明确每个环节人员的保密责任与义务。

对于学校高级管理人员或接近过核心信息和技术秘密的教职员工，在其退休、辞职、工作调动、业余兼职前，与其签订保密合同，明确保密义务，以规范其保密行为，同时，也要与本校有业务往来的第三方签订保密协议，要求第三方在合同履行期间对所知道的本校信息尽到保密义务，不可以随意泄露给他人。

还要对教职员工进行保密常识和保密方法的培训。

（三）加强高校核心信息的法律防范

高校应熟悉有关法律法规，并学会用法律武器保护自己。具体表现为：

对他人利用盗窃、利诱、胁迫或其他非法手段套取、窃取、泄露高校核心信息，使高校因此而降低竞争力，甚至失去可得利益的，应依法追究其侵权的民事责任，也可申请行政处理，对情节恶劣、后果严重、构成犯罪的，应提交司法部门依法追究其刑事责任。

在对外签订技术合同时，要将保密作为一项条款加入，把保守技术秘密变成当事人之间的一项义务，对于违反保密条款的一方，要依法追究其违约行为。

高校要组织科技管理人员随时了解、捕捉最新科技信息，一旦发现他人独立研究开发与本单位相同的先进技术，应抓紧时间在其公开前提出专利申请，假如该项技术秘密不慎外泄，应在其公开后 6 个月之内申请专利，以做补救。

五、建立高校竞争情报系统的外部环境

（一）市场竞争使高校对竞争情报的需求日益强烈

我国高校对竞争情报的需求主要表现在以下几方面。

政治、经济、法律等宏观环境信息。主要指与大学发展相关的国家政策方针、经济政策、法律法规等重要信息，尤其是 WTO 规则及其对我国高等教育的影响。这些都是大学制定竞争战略的指南。

市场环境信息。大学的招生、毕业生就业、办学经费的筹集、横向科研经费（指企业提供的）的获取、科研成果转化、教师的招聘等都离不开市场，因此，需要生源市场供给信息、毕业生就业市场信息、科技市场信息、资本市场信息、师资市场信息等。这是大学竞争情报体系中最基本的情报。

各级教育、科技主管部门对高等教育发展的引导性情报。随着高等教育体制改革的深入发展，各级教育和科技主管部门对高校的无条件拨款渐调整为依照一定的规则鼓励各高校通过竞争获取各类政府资助的办学经费和科研经费。多渠道获取这类政府引导下的纵向竞争情报，并组织参与竞争是各高校长期以来的工作重点。

竞争对手情报。包括现实的、潜在的、替代的竞争对手的各类情报。这是大学竞争情报体系中最重要的情报。

无形资产方面的信息。高校拥有品牌依赖程度、声誉地位、品牌效应等信息。正因为高校对竞争情报的需求十分广泛，促使他们建立科学的竞争情报系统，有计划、有步骤地完成对各类情报的收集、加工、分析等，最后形成情报产品为决策者服务。

（二）由于高校竞争情报系统外部信息来源的拓宽而奠定了竞争情报研究的业务基础

竞争情报是关于竞争环境、竞争对手和竞争策略的信息和研究。高校必须掌握竞争环境和竞争对手的大量信息，才能制定科学的策略，为战略决策服务。现在高校有广阔的渠道收集外部信息，主要表现为政府信息服务功能的不断完善。近年来，政府职能逐渐转向服务化。在人类步入以知识为基础的经济时代以后，向公民提供信息服务便成为政府的职能之一。在当今社会，政府部门是基础性信息的最大来源，这不仅因为政府部门具有最为庞大严密的信息采集网络，在搜集信息时具有国家强制力，还因为政府治理的过程便是信息的收集、加工与处理的过程。目前，我国各级政府部门掌握的社会信息资源和数据库是全社会的80%，而且这些信息资源比一般的信息资源更有价值，质量和可信度也较高。我国把1999年定为"政府上网年"，目前各级政府申请的gov. cn域名已发展到接近3 000个。[①] 政府信息服务功能主要有政务公开功能、政策法规指导功能、开放与宣传功能、经济建设服务功能、为民服务功能、社会管理功能等。此外，各类国外和国内数据库及信息网络的互联也为高校获取外部信息提供了便利条件。仅就我国而言，Internet已覆盖200多个城市，并有3 000多个政府数据库和10 000多个企业数据库与之连接，发展极快。

---

① 《"政府上网年"成绩显著，政府网站域名接近3000》，https://www.xinnet. com/xinzhi/65/130510. html.

（三）网络技术和计算机技术的不断发展也为高校进行竞争情报业务提供了良好的方法和手段

随着现代信息技术的发展和电脑、网络应用的推广，网络技术不断丰富，仅以网络调查所涉及的网络技术而言，常用的有模糊归类技术、网上用户身份检验技术、公共网关接口技术、横幅广告轮换和点击统计技术、邮件列表技术、用户投票技术、网络数据库技术，另外还有如超文本、电子邮件、网上视频会议等许多专业技术。情报分析不同于传统的情报检索，它的基础是对量的情报进行整理、综合，这就对数据的管理技术提出了更高的要求。采用20世纪90年代国际上刚刚兴起的数据管理与决策支持新技术——数据仓库技术，在已建立的各类数据库的基础上构造数据仓库，按不同的决策主题对数据库进行分类、综合与存储，并采用数据挖掘（Data Mining，DM）技术和联机分析处理（Online Analytical Processing，OLAP）技术对决策中所需数据进行深层的挖掘与分析，提供对决策有用的信息，可以更好地满足决策情报分析的要求。

高校竞争情报与高校生存息息相关。在加入世界贸易组织后市场竞争愈演愈烈，高校要生存，要发展，要想成为赢家就离不开竞争情报。高校只有充分认识、正确把握和有效利用竞争情报，建立科学的竞争情报系统，才能找到解决有关发展现存问题和提高高校竞争能力的方法与对策，进而促进本校的综合实力快速、健康、持续的发展。

参考文献

［1］张树娟，高健，牛振喜. 高校战略信息支持系统研究［J］. 西北工业大学学报（社会科学版），1999（4）：77-81.

［2］胡鹏山. 竞争战略与竞争优势［M］. 北京：华夏出版社，2002.

［3］赵燕如，曹新燕. 高校对专有技术的保护亟待加强

［J］. 科技·人才·市场，1996（3）：15-16.

［4］蒋石梅，战英民，曾珍香. 中国大学竞争情报的实践与理论思考［J］. 情报杂志，2002（7）：10-11.

［5］郎诵真，王曰芬，朱晓峰. 竞争情报与企业竞争力［M］. 北京：华夏出版社，2001.

［6］卢宏. 网上政府信息服务功能透视［J］. 情报理论与实践，2001（5）：348-350.

［7］李光. 信息网络化给我国带来的机遇与挑战［J］. 科技进步与对策，2001（4）：38-40.

［8］刘东，苏兰军，高玉峰. 基于数据仓库的联机决策情报分析技术研究［J］. 情报学报，1998（1）：51-55.

原载《现代情报》2006 年第 1 期，

作者刘春艳，马海群。

强化图书馆的法律功能，大力推进图书馆的立法进程

　　作为一种社会利益与个人利益的均衡力量，图书馆需要依靠一种制度来保证正常运转，图书馆法律制度即是其中的核心。图书馆法不能也不应该是图书馆行业保护法，那些试图借助图书馆法抵消著作权法对图书馆的影响的做法是错误的。我们可以积极介入著作权法的修订活动，扩大图书馆在相关立法中的影响，最终维护读者权利。

　　首先，从社会定位看，公共图书馆是公众获取信息之门。图书馆的作用是帮助使用者确定、获得和使用他们需要的信息，在尊重著作权的基础上，更多地满足社会需要，确保读者依法实现由国家赋予的图书馆使用权，即读者权利。图书馆的这种关键作用如果不能被以法律条文的形式所明确承认，图书馆制度的社会功能必将萎缩，社会文化与生产力也将受到影响。笔者早在几年前就曾撰文提出，在确保公民学习、研究的基本社会权利方面，图书馆应当成为"准政治权利"的"操作者"，如今看来，这已成为图书馆立法研究中的一项核心内容。2002年8月，第68届国际图书馆协会联合会（IFLA）大会第一次理事会通过了由国际图书馆协会联合会信息存取和言论自由委员会起草、制订的《图书馆、信息服务机构与信息自由格拉斯哥宣言》，强调促进信息自由是全世界图书馆和信息服务机构的主要职责，号召图书馆和信息服务机构及其工作人员为支持和促进获取知识自由原则的落实，提供无障碍的信息检索服务。所谓"维护获取知识自由"的"无障碍信息检索服务"的内涵主要是：图书馆和信息服务机构基于社会的多样性采集、保存各种资料，并使这些资料

充分发挥作用；图书馆和信息服务机构一视同仁地为用户提供资料、设施和服务；图书馆和信息服务机构尊重每位用户的个人隐私。当然，从更广泛的范围看，图书馆法制的意义并不仅是保障公众的信息获取权，正如李国新先生所言，目前阶段中国图书馆事业立法的重要任务之一，就是要以法律的权威和力量向社会传播现代图书馆观念。通过普及现代图书馆观念，来提高图书馆的社会认知程度，最终促进图书馆事业的发展。①②

其次，从国内图书馆发展现实看，馆藏的数量和质量是读者评价图书馆的一个重要标准。我国图书馆购书经费因为没有立法保障，所以图书购买量较少，人均占有图书馆量和人均占有图书量处于相对较低的水平。而联合国教科文组织早在 20 世纪 50 年代就曾发表声明：只有立法才能授权地方当局提供图书馆服务，使其按照国家标准保证足够的金融资助及有效管理。就图书馆实际运作情况看，我国图书馆经费的落实更需要立法的保障，可采取的立法路径正如专家们所建议的，如经费投入预算化、经费项目法定化、经费数量"间接规范"等，如此才能实现为图书馆事业发展提供法律保障，为公众从图书馆获取知识享受文化服务提供法律依据和保障。

再者，从国外立法进程看，例如美国的《数字千年版权法》（DMCA）的制定实施过程中，美国图书馆界人士自始至终给予关注并积极参与，为保障数字信息的合理使用进行了不懈的抗争。美国图书馆协会、美国研究图书馆协会、美国法律图书馆协会等组织的代表从 1994 年起就参加了由美国专利商标局主持的，由著作权持有人、图书馆、教育机构和学术界等多方代表参与的合理使用会议。DMCA 中许多对图书馆有利的条款就是长期不懈努力的结果。鉴于此，我国图书馆界应当不

① 李国新：《中国图书馆法治建设的成就与问题（上）》，载《图书馆建设》2004 年第 1 期。

② 李国新：《中国图书馆法治建设的成就与问题（下）》，载《图书馆建设》2004 年第 2 期。

断以积极姿态介入立法进程、融入社会进程，强化法律功能，体现图书馆的价值。

此外，从著作权法内容的修改看，由于图书馆是介于权利人与社会用户之间的第三方，是维护社会公众利益的代表，是公民权利的体现途径之一，同时，图书馆又是作品的重要传播渠道与交流场所，是权利人利益实现的中介与桥梁，是权利人社会利益的保障手段，因而，图书馆既要通过积极的信息服务手段，维护与保障读者权利，又要通过合理的信息传播方式，尊重作者著作权并促进其作品的广泛传播。在著作权法的进一步修改中，建议明确规定图书馆的特殊法律地位，充分体现图书馆的影响因素，从而，促进其成为著作权制度的均衡器。当这个问题解决之后，在任何技术条件下，图书馆的合理使用都有了稳定而坚实的法律基础。

我国《著作权集体管理条例》业已实施，图书馆还应当借此契机扩大行业版权问题研究机构的社会影响，提高图书馆在我国著作权法中的地位，从更高层面关注图书馆法与著作权法的协调统一关系，并切实承担起沟通信息用户和信息产权者中间人的重任。

参考文献

［1］马海群. 论公共图书馆的发展与著作权法的修改 ［J］. 国家图书馆学刊，2000（4）：24-30.

［2］肖燕. 美国《数字千年著作权法》及其对图书馆的影响 ［J］. 大学图书馆学报，2001（1）：24-30.

［3］李国新. 中国图书馆法治建设的成就与问题（上）［J］. 图书馆建设，2004（1）：1-4，9.

［4］李国新. 中国图书馆法治建设的成就与问题（下）［J］. 图书馆建设，2004（2）：1-6.

［5］胡秋玲. 自由获取知识与信息——《格拉斯哥宣言》、

《国际图联因特网声明》和《图书馆与可持续发展声明》发表 [J]. 图书馆建设，2003（2）：101-102.

原载《图书与情报》2006 年第 1 期，
作者马海群。

现行网络信息资源建设法规的适用性分析

——以数字图书馆为例

网络信息资源是指通过计算机网络可以利用的各种信息资源的总和，其内容丰富、形式多样，包括域名、网站、网页、在线数据库、馆藏目录、网络参考工具书、数字图书馆等。其中，数字图书馆以其对网络信息资源的有效整合利用，系统性和计划性开发，以及自身内容的稳定性和准确性、社会地位与价值的特殊性，在网络信息资源中占有显著地位，成为网络信息资源的重要表现形式和网络信息资源建设的核心内容。因此，以数字图书馆为例，来分析现有相关法规对网络信息资源建设的适用性，具有一定代表性。

数字图书馆建设基本上可以概括为两方面：一是基础设施建设——数字图书馆服务与运行的网络管理、网络信息安全、域名管理等；二是核心内容建设——信息资源建设。本文将基于这两方面来分析现行网络信息资源建设法规对数字图书馆的适用性。

一、现行网络法规内容及其对数字图书馆建设的适用性

（一）现行网络法规内容

据中国电子商务协会统计，截至 2002 年 10 月，我国网络立法有：法律 1 部、行政法规 16 部、部门规章 89 部、司法解释 10 部、地方性法规和规章 28 部。依其规范的内容与对象，网络法规大体可分为以下三类：

1. 网络管理监管与市场准入法规

包括《中国公用计算机互联网国际联网管理办法》（1996年）、《中华人民共和国计算机信息网络国际联网管理暂行规定》（1997年）、《中华人民共和国计算机信息网络国际联网管理暂行规定实施办法》（1998年）、《互联网站从事登载新闻业务管理暂行规定》（2000年）、《互联网电子公告服务管理规定》（2000年）、《互联网信息服务管理办法》（2000年）、《互联网上网服务营业场所管理办法》（2001年）、《互联网出版管理暂行规定》（2002年）、《互联网文化管理暂行规定》（2003年）、《互联网等信息网络传播视听节目管理办法》（2004年）等。

2. 网络信息安全法规

包括《中华人民共和国计算机信息系统安全保护条例》（1994年）、《计算机信息网络国际联网安全保护管理办法》（1997年）、《计算机信息系统国际联网保密管理规定》（1999年）、《全国人民代表大会常务委员会关于维护互联网安全的决定》（2000年）、《计算机病毒防治管理办法》（2000年）、《电子认证服务管理办法》（2009年）等。

3. 域名管理法规

包括《中国互联网络域名注册实施细则》（1997年）、《中国互联网络域名注册暂行管理办法》（1997年）、《中文域名注册管理办法（试行）》（2000年）、《中文域名争议解决办法（试行）》（2000年）、《信息产业部关于互联网中文域名管理的通告》（2000年）、《关于审理因域名注册、使用而引起的知识产权民事纠纷案件的若干指导意见》（2000年）、《最高人民法院关于审理涉及计算机网络域名民事纠纷案件适用法律若干问题的解释》（2001年）、《中国互联网络域名管理办法》（2004年）等。

由此可见，数量众多，法律位阶低，管理性和规范性的行政规章文件较多，立法主体多，协调性、权威性、系统性不高等是我国现行网络法规的特点。

（二）网络法规对数字图书馆建设的适用性分析

1. 数字图书馆信息服务运行管理

按《互联网信息服务管理办法》规定，数字图书馆信息服务属于互联网信息服务，即通过互联网向上网用户提供信息的服务活动。《互联网信息服务管理办法》将互联网信息服务分为经营性互联网信息服务和非经营性互联网信息服务两类，并规定："对经营性互联网信息服务实行许可制度；对非经营性互联网信息服务实行备案制度。未取得许可或者未履行备案手续的，不得从事互联网信息服务。""互联网信息服务提供者应当按照经许可或者备案的项目提供服务，不得超出经许可或者备案的项目提供服务。非经营性互联网信息服务提供者不得从事有偿服务。互联网信息服务提供者变更服务项目、网站网址等事项的，应当提前30日向原审核、发证或者备案机关办理变更手续。"数字图书馆应据此定位服务性质和内容，办理网站设立手续与服务管理事项。

2. 数字图书馆的域名问题

域名已成为知识产权体系中的一种全新权利。数字图书馆同其他网站一样，也会面临域名抢注问题，因此，数字图书馆需要按域名管理的有关规定进行域名注册、解决域名纠纷，保护自身利益。自从我国出台有关域名的管理法规后，域名抢注和纠纷明显减少，这表明域名法规的实施取得了一定的效果。

3. 数字图书馆的网络信息安全问题

病毒传播、非法侵入、盗用密码等问题时刻威胁着数字图书馆，影响数字图书馆正常服务。超星数字图书馆曾被非法破解密码，并公之于网上，给超星数字图书馆造成重大损失。《全国人民代表大会常务委员会关于维护互联网安全的决定》等有关网络安全法规为数字图书馆的安全运行提供了一定的法律保障。数字图书馆也可结合相关技术措施来保护自身网络信息的安全。

4. 数字图书馆的信息资源内容

《互联网信息服务管理办法》等法规都要求互联网信息服务提供者应保证所提供信息内容的合法性。《互联网信息服务管理办法》规定，互联网信息服务提供者不得制作、复制、发布、传播含有下列内容的信息：（1）反对宪法所确定的基本原则的；（2）危害国家安全，泄露国家秘密，颠覆国家政权，破坏国家统一的；（3）损害国家荣誉和利益的；（4）煽动民族仇恨、民族歧视，破坏民族团结的；（5）破坏国家宗教政策，宣扬邪教和封建迷信的；（6）散布谣言，扰乱社会秩序，破坏社会稳定的；（7）散布淫秽、色情、赌博、暴力、凶杀、恐怖或者教唆犯罪的；（8）侮辱或者诽谤他人，侵害他人合法权益的；（9）含有法律、行政法规禁止的其他内容的。违者将按有关规定予以处罚直至依法追究刑事责任。

由上述可见，现有网络立法在网络信息服务的运行管理、信息安全、信息技术保障等方面取得了实质性进展，为数字图书馆基础设施建设提供了一定的法律法规保障。但对数字图书馆的核心内容建设——信息资源建设没有专门性立法，只对有害信息做了限定，对一般性的信息资源及其利用行为没有做出准确界定。因此说，现行网络法规在立法上存在着失衡现象，对现实问题的覆盖面不足，使得在实际操作中只能援引现行知识产权法等法律的有关规定进行延伸解释和处理。为此，我们有必要进一步着重分析著作权制度对数字图书馆信息资源建设的适用性问题。

二、著作权制度对数字图书馆信息资源建设适用性分析

数字图书馆的核心是信息资源，其内容源于使用大量拥有著作权的作品。按现行著作权制度，数字图书馆使用作品主要表现为对作品的数字化处理和网络化传播，行使作品权利人的数字复

制权和信息网络传播权，因此，数字图书馆与著作权制度有着紧密的联系。著作权法立法初衷是通过赋予权利人一定的垄断权利来促进科学文化的繁荣，鼓励知识信息的社会传播与利用。数字图书馆作为全新的知识组织与传播方式，目的是利用最先进技术与方法对知识信息进行传播与普及，因此说，两者追求的最终目标是高度一致的，即知识信息的广泛传播与高效利用。实践证明，著作权问题已超过技术等其他因素，在很大程度上成为决定数字图书馆建设与发展成败的关键。2002年北京大学陈教授诉中国数字某有限公司侵权案（简称陈案）和2004年中国社科院郑某诉北京某数字技术有限公司侵权案，充分体现出现行著作权制度与数字图书馆建设之间的不协调性。这两起数字图书馆侵权案案情相同，原告诉称数字图书馆未经作者授权与同意，擅自将其著作在网上提供给付费读者有偿使用，侵犯了作者的信息网络传播权，法院审理认定两家数字图书馆侵犯了原告信息网络传播权，责令被告停止侵权并依法承担侵权责任，赔偿原告经济损失。

由此，数字图书馆的著作权问题被推到了风口浪尖，著作权问题一时间成了数字图书馆的死穴，"四面楚歌""举步维艰""版权围剿"等形象地反映出目前数字图书馆在著作权问题上遭遇的艰难境地。

我们在谴责数字图书馆侵权行径的同时，完全有必要转换思维模式与认识视角，从网络信息资源建设的角度出发，反思一下现行著作权制度对以数字图书馆为主要表现形式的网络信息资源建设所起的作用。笔者认为，现行著作权制度在内容规定上存在着一定问题，其所表现出来的强化保护著作权权利人利益的趋势，使得著作权制度在一定程度上对数字图书馆建设不仅没有起到积极有效的促进作用，相反却起到了束缚作用，致使一些数字图书馆或徒有其名而无丰富的实质资源内容，或有放弃建设的打算。

（一）对数字图书馆和网络传播的认识存在缺失

1. 缺乏对数字图书馆的认识及其法律性质与地位的合理定位

我国数字图书馆建设与发展已有几年光景，但由于法律规范的限制和社会形象定位的不准确，数字图书馆仍处于一种进退维谷的境地，具体体现为角色尴尬、权利缺失、行为受缚。这种状况势必造成对数字图书馆认识上的误区，如郑成思教授就认为数字图书馆应该是公益性的，并提出"公益数字图书馆"与"营利数字公司"概念。更有学者认为，最近几年频频出现的数字图书馆实际上是少数从事数字化信息网络传播的网络经营商"炒作"的结果，所谓数字图书馆，说穿了就是"数字化信息网络传播商"，数字图书馆与网络出版企业的实质近似，等等。种种片面性认识对数字图书馆发展极为不利，为此有必要对数字图书馆的社会性质有一个多视角、全方位的认识，以此明确其法律地位和性质。从图书馆角度来说，数字图书馆是传统图书馆业务和信息服务工作在网络空间的拓展，属于非营利的社会公益性服务；从国家角度来看，数字图书馆是立足于大文化范围的跨部门、跨行业、具有战略性的国家信息资源建设基础工程和知识创新工程，是对民族文化财富与文明的保存与传播，具有一定公益性，但由于资金、技术、效率等因素需要进行某种商业性的管理与运作；从商家角度来看，数字图书馆是具有极大经济利益和商业价值的新领域，商家纷纷斥资开发建设以获取经济回报，具有明显的商业营利性质，它们的存在有其合理性，在一定程度上满足了社会对数字资源的需求。由此，形成了不同类型的数字图书馆经营模式，它们主体的法律性质不同，在法律规定上权利与义务方面应予以区别对待。同时还应注意到，我国数字图书馆目前尽管按商业模式运作，但应当说还带有一定的公益性，而且就数字图书馆而言，不管以何种模式经营运作，它们都是超大规模的知识中心，从本质上讲是一场革命，其有组织地搜集和传递机制将从根本上改变目前互联网上信息资源分散和不便利用的状况，使网络信息资源显示出勃勃生机。

2. 忽视信息网络传播的社会价值和个人价值

网络传播时代是利用先进的网络技术进行信息传播的新时代，突破了大众传播时代的大众化、非目标性、单向、区域传播的障碍，使传播走向个人化、目标性、双向和全球网络传播。网络传播提供全新的交流模式，在更深的层面上改变了人们的生存状态、思维方式和社会文化，负有比传统传播更深远、更广泛的社会功能、作用与责任。对个人而言作品没有传播就得不到社会承认，作者权利亦无法实现，即著作权学界所说的"无传播也就无权利"。一般而言，作品被使用的范围越广、人数越多，给作者带来潜在利益的机会就越大，两者关系是成正比的，这也是弱化著作权保护的理由和依据。正如杨沛超教授所言，作品的广泛传播也是著作权人追求的目标，过度的版权保护，既损害了公众的利益，也损害了著作权人的利益，即使从商业利益上来说，借阅同样能帮助商业性的信息拓展市场，促进销售。这就要求人们首先考虑的不再是个人自由和对权利的绝对无条件的维护，而是以社会整体利益和谐为指针。但网络传播所表现出的社会价值和个人价值仍未被现有法规和司法实践所认可与接纳，以至于法院在审理陈案时，认定中国数字某有限公司侵权的原因是将陈教授的作品上载到国际互联网上，扩大了作品传播时间、空间和增加了接触作品的人数，改变了接触作品的方式。信息网络传播是信息化的产物，更是当今和未来社会信息传播的基本形态，这种不可逆的发展趋势要求相应的社会与法律思维做及时调整，方可避免或减少法律规定对网络信息传播的阻滞性。法律不应成为技术发展的桎梏。

(二) 著作权制度体现出强化保护权利人的趋势

1. 信息网络传播权是一项没有限制的权利

我国 2001 年修订的《著作权法》为权利人增加了信息网络传播权，这意味着作品权利人有通过网络传播自己作品的权利，其他人有不能通过网络侵犯著作权人著作权的义务。信息网络传播权体现了信息技术发展所带来的著作权的扩张，当作品以数字化形式在网络上使用、传播时，著作权人的权利延伸到网络空间是必然和合理的。但从版权制度中利益平衡的角度出发，每赋予版权人一种新的权利，就应设置相应的权利限制，使权利人在行使该项权利时受到"度"的控制。2000 年 12 月 19 日发布的《最高人民法院关于审理涉及计算机网络著作权纠纷案件适用法律若干问题的解释》的第三条规定实际上赋予了网站与报刊一样的法定转载摘编权限，将传统媒体的这种权利扩展到网络中，对于信息网络传播权无疑是一种限制，这一扩张是著作权法体系应对网络的挑战所进行的一次微调，但这个解释是在《著作权法》修订前颁布的，而《著作权法》修订后，并未将对信息网络传播权的这种限制纳入进去。

著作权人权利保护的强化，意味着对公众自由接近知识和信息限制的强化，可能导致一种事实上的信息垄断，加重使用受著作权保护作品的代价和风险。著作权作为一种私权，在网络环境下的任何膨胀，都会带来巨大的负面效果，如果赋予了信息权利人过大的专有权，就有可能导致信息垄断。绝对的信息网络传播权如不受限制就会"显失公平"，对公众利益的损害则体现为阻碍作品的传播和公众的获取。对数字图书馆来说，著作权立法中对信息网络传播权的一刀切规定，没有给数字图书馆的法律地位留下可供讨论的余地，导致我们无法通过与传统图书馆服务的对比发现数字图书馆可能存在的合理使用情形。正如国际图书馆协会联合会（IFLA）版权顾问所言，新的向公众传播权对图书馆服务构成一种威胁，它客观上阻碍了数字图书馆的发展，影响了信息资源的广泛传播，妨碍了公众获取信息的权利和空间。前述两起侵权案的起因就是信息网络传播权。

2005 年 5 月 30 日，国家版权局和信息产业部（2008 年已撤销）联合制定并实施了《互联网著作权行政保护办法》（简称

《办法》），规定了信息网络传播权的行政保护，旨在规范网络环境下作品使用传播的秩序。《办法》适用范围相对较小，未全面覆盖信息网络传播权，创制的"通知与反通知"制度，平衡的是互联网服务提供商、互联网内容提供者和著作权人之间的权益，明确了互联网服务提供商行为准则及网络侵权时承担的行政责任。《办法》中互联网内容提供者是指在互联网上发布相关内容的上网用户。数字图书馆本身兼有互联网内容提供者和互联网服务提供商双重身份，其对网络信息资源的发布与传播具有稳定性、系统性与计划性，不似个别网络用户随意性的信息行为，故《办法》有关信息网络传播的规定基本上不能适用于数字图书馆对作品的使用。2005 年 6 月 27 日，在上海举行了由国家版权局主办、上海大学知识产权学院承办的"信息网络传播权立法研讨会"，另悉"信息网络传播权保护条例"也在研究制定中，我们期待这些活动都能对网络信息资源建设有所帮助。

2. 网络环境下合理使用和法定许可的空间被压缩

《著作权法》中的合理使用制度和法定许可制度是对信息网络传播权利限制的主要措施，作用是实现著作权制度的内在平衡。权利限制（limitation of right）就其本质讲，是指有的行为本来应属于侵犯了版权人的权利，但由于法律把这部分行为作为侵权的"例外"，从而不再属于侵权。著作权是具有很强公共性的私权，法律在保护权利人权利的同时，还划出了一块"公共领域"，即合理使用的情形，公众可在此范围内自由使用智力成果，权利人不得以任何理由加以干涉。权利受法律的限制是权利必须付出的代价，这样才能确保建构一种和平共处的权利秩序，化解多种利益之间的冲突和确保社会责任的承担。但我国修订的《著作权法》内容还不够完善，无法解决信息网络传播权的失衡问题。

现行著作权制度没有赋予数字图书馆合理使用或法定许可的权利，数字图书馆使用作品面临的侵权风险陡然增大。在陈案中，尽管中国数字某有限公司声称自己基本属于公益性事业，并拿出相关证据，言外之意是可享有合理使用的权利，希望法院依据公司的实际情况，结合中国国情做出裁判，但法院没有予以采信。正如吴慰慈教授在 2004 年末召开的"合理使用与数字图书馆建设发展研讨会"上所言，现在合理使用的声音，却正在被一些法学家维护数字版权、不允许图书馆使用某种图书电子文本的声音淹没。[①] 有学者提出图书馆权利的适度扩张、侵权豁免，以及"数字化维权"应放图书馆一马等主张，实质上是希望给数字图书馆以合理使用的权利或法定许可使用主体资格，因为从有助于公众利益和数字图书馆事业发展的角度来讲，没有公共传播权方面的责任豁免权利，就没有真正意义上的数字图书馆。此外，数字图书馆建设所需的全新、低成本、高效率的作品网络使用授权方式与渠道也没有建立起来。综上所述，现行著作权制度给公众这样一种印象和认识：保护著作权人的利益就是数字化环境下著作权立法的趋势和追求的目标。这在一定程度上背离了著作权立法宗旨，与网络时代发展也极不相称。

三、以效率为导向，加强著作权法制建设对数字图书馆发展的适用性

美国斯坦福大学法学院劳伦斯·莱格斯教授提出了对网络知识产权限制的见解，他认为现行知识产权法律在网络时代已经沦为特定利益集团的牟利工具，必须对之加以改革以恢复其本来面目。作为知识领域中社会关系的权威调整机制，著作权制度的本来面目是对利益的平衡，实质是对效率与公平的兼顾，既要讲求权利人个人效率，还应讲求社会效率，兼顾社会公平，惠及公众利益。著作权制度运行于社会的理想状态便是效率与公平的最佳平衡。因此，著作权制度责无旁贷地担负着有利于知识资源的保

---

① 傅宇凡：《数字时代更应坚持合理使用原则——"合理使用与数字图书馆建设发展研讨会"在京召开》，载《大学图书馆学报》2005 年第 2 期。

护、合理配置及高效利用的社会责任，使"效率"问题成为著作权法关注的核心问题。正如美国学者波斯纳所言，法律应该在任何领域引导人们从事有效率的活动。"效率"本身有较高的抽象程度，它超越了具体的行为的收益，上升到行为和制度等不同层面，可作为行为和制度的一般性评价尺度，更能反映人类的价值追求和理想。效率价值比较全面地表现了人类追求效益、效用和功利的理智特征。由此我们认为，效率应当是当前和未来著作权法制建设的导向。此处的"效率"是含义广泛的概念：（1）既包括权利人的个人效率，又包括涵盖公平正义的社会系统效率，因为效率价值的基本内涵是实现社会整体效率的最大化；（2）就法理学而论，既包括著作权法的外在效率（指按照法律规则体系所构成的基本制度框架下人们所从事的经济活动的效率），又包括著作权法的自身效率（指法律机制动作中的简便、快捷、省时、省力，具体的是在立法、执法、守法、司法等方面）。著作权法的效率价值最主要体现在著作权法调节社会生活与经济活动过程中，是否给社会成员以明确的导向作用，是否引导整个社会生活及经济活动产生效率。

根据上述法律效率价值取向，笔者认为在著作权法制建设中要考虑：（1）在设定法制模式和创造法律体系时，以提高著作权法律运行的实际效率和保证信息资源优化配置为主要目标；（2）在具体的著作权立法过程中，当需要对某一权利义务加以界定时，充分考虑立法的选择是否有利于提高相关行为的综合效率；（3）在著作权司法实践中，当需要在法律规范的既定框架中对某种法律措施做出选择或在法律规范不够明确，而又必须对某一行为做出法律评价时，以效率作为选择或评价的依据。

正是基于以上分析，笔者提出以效率为导向的著作权法制建设的观点，目的是增强著作权法律制度对网络信息资源建设的适用性。在数字图书馆建设中，综合运用合理使用、法定许可、授权要约等利益协调模式，把保护著作权人的利益和促进知识的生产、繁荣、传播及社会利用等几方面兼容起来，是著作权法律制度具有效率性的具体体现，也是著作权法律制度对网络信息资源建设的适用性的体现。

（一）坚持和重构合理使用制度，促进公益数字图书馆发展

知识产权制度虽然是一种合法的"垄断制度"，但只有当这种制度同时也是一种符合情理的"垄断制度"时，它才能为人们所接受并自觉地去遵循。兼顾社会效率的法律制度才是合乎情理的，合理使用制度在保证著作权人的创作激情和公众利用信息之间维持了恰如其分的平衡，协调了著作权人与社会公共利益的冲突，是著作权制度兼顾社会效率的最直接和重要的体现。美国Spoor 教授曾谈道："技术进步对合理使用的影响远甚于对权利的影响……权利通常是以一种公开的方式作概括性的阐述，较易适用于新技术，而合理使用往往更加特定化，具体化……简而言之，权利具有自我适应性可自我调整，而合理使用则并非如此，必须被动地被调整。也就是说，即使法律创造了一种平衡的解决办法，而随之而来的变化却极易打破这种平衡，除非存在某些能调整对合理使用的解释的内部机制。"[①] 因此，合理使用制度不能成为技术的牺牲品，必须动态地坚持，为此有必要将合理使用的原则适当延伸到网络环境下的数字化作品，并根据网络时代的需要进行必要的调整和重构，包括理论基础、标准和规则的整体审视，以维护公众合理使用数字化作品的权利。比如，我国《著作权法》对合理使用的原则性没有规定，只有限列举了合理使用的具体情形，相关内容需进一步完善。在判定合理使用与否时可以参考四个因素，即使用作品的目的及其性质、作品的性质、使用的数量和对作品市场的经济影响等版权法的相关规定，确立合理使用制度基本原则。这一原则不仅已成为国际上评判版权合理

---

① 何敏、周纯：《电子屏障：版权的技术保护措施的法律保护》，载《中国科技论坛》2000 年第 2 期。

使用的基本准则，还具有较强的弹性，对时代的变迁和技术的革新有较强的适应性，今后即使技术再次飞跃发展，这一原则仍具有适用的空间。从交易费用理论角度来认识合理使用制度。若任由著作权人独占全部权利，将会导致过高的交易成本，使用者可能无从联系著作权人，著作权人可能拒绝使用者使用，或者著作权人的索费可能过高。比如对著作权作品的讽刺模仿、批评、评论等活动，著作权人在任何价格下可能也不会授权；而教学、研究等活动是造福于社会的有价值的活动，过高的交易成本将阻碍这种有益的活动，从而造成一种无效益的法律选择。于是著作权法合理使用制度应运而生，它是一种成本较低的权利配置形式和实施程序，同时也闪现着公平、平等等正义性理性观念。从这个角度来讲，合理使用是具有较高效率的著作权作品使用方式。

（二）推行法定许可制度，解决数字图书馆海量授权问题

由于互联网络的特点，缺乏法定许可将可能导致更多的侵权问题，为此，我国法律界有识之士多年前就提出数字图书馆应被赋予法定权限的观点。如北京大学饶戈平教授指出，数字图书馆开发的知识产权问题主要是法定许可问题，即大量权利许可或集体许可问题，应给予图书馆类似授权主体的法定许可。上海大学陶鑫良教授认为应对数字图书馆使用数字化作品的行为赋予法定许可的属性。中国社会科学院张平研究员坦言，图书馆应有更多的接受法定许可的权利。但至今仍没有任何的法律规章对数字图书馆法定许可的问题做任何规定。2005年3月1日实施的《著作权集体管理条例》（中华人民共和国国务院令第429号）为数字图书馆法定许可使用作品提供了可能。该条例明确了著作权集体管理组织的组织形式、设立程序、运行机制、监督与法律责任，针对目前著作权人维权和产业界发展所面临的一系列著作权难题，把著作权法规定的信息网络传播权等著作权人难以有效行使的权利，明确为集体管理组织的管理职能。由著作权权利人授

权集体管理组织代表权利人集中行使有关权利,向使用者发放许可证,并将收取的作品使用费分配给权利人,这既解决了权利人无暇行使其权利之忧,又为使用者和权利人搭起了顺畅便利的桥梁,可解决数字图书馆因权利人分散而无法为海量使用作品一一签约取得授权之苦。法定许可对作品的权利人和使用者双方来说都是有益的,它既不损害著作权人的经济利益,又节约了建立数字图书馆的社会经济成本,一些有一定经济收入的数字图书馆,有支付权利人相应报酬的能力。因此,法定许可是高效率的著作权授权方式,推行法定许可制度体现了网络时代的精神。

(三) 采取授权要约方式解决数字图书馆授权问题

授权要约是指著作权人在符合著作权所有理念、公约、法律的前提下,在图书出版的同时以要约的方式,声明著作权人的权利和作品使用条件,并通过代理机构向著作权人支付报酬,使用者只需符合(履行)授权要约确定的条款就可直接使用著作。北京出版社出版的《最后 1 根稻草——企业营销之公共传播故事》采用授权要约模式进行数字版权授权,该书在版权授权声明页上刊登 "权利人版权声明",即任何个人或机构均可在满足以下条件的情况下使用本书。(1) 授权范围:数字形式的复制权、发行权和信息网络传播权。(2) 授权费用:收入的5%。(3) 支付方式:在收入产生 6 个月内支付给中华版权代理总公司收转。(4) 使用方式:保持作品完整性,必须注明作者和来源。(5) 保留其他权利。某公司曾做的一项调查显示,半数以上的被调查人认为授权要约方式更有利于数字内容产业发展,近1/3的人选择了与版权代理机构集中签约,选择与出版社签约的占 19.5%,而选择与作者直接签约的人最少,只有 9.8%。授权要约是符合数字时代的、高效率的著作权授权新模式。因为,第一,它将实现 "多赢" 的局面。授权要约把版权维护委托给专业的版权机构,既解决了权利人难以有效行使信息网络传播权或权利人自己行使成本过高的问题，使著作权人可更容易、有效地维护和行使权益，也为数字图书馆提供了便捷、低成本的著作权获得渠道，使数字内容传播者获得数字化图书著作权的门槛大幅度降低，有机会获得更多作品的授权，公众由此也获得更多的知识。第二，它将降低版权交易成本。授权要约直接刊登于图书的扉页，为希望作品在某种条件下被传播使用的权利人提供了最方便的机会来表达意愿，著作权人的授权成本得以最小化。授权要约保证了作品使用者能找到对应的要约，清楚地了解授权条件，节约了通过其他途径寻找获得数字传播权条件的成本，保证了发出要约者一定是权利人，免除验证权利人身份的成本以及可能产生的误差。对于数字图书馆建设来说，授权要约既提高了时间效率，又因减少了成本而增加了经济效率，使我们看到了解决数字图书馆著作权交易问题的曙光。

四、结语

2004 年 12 月 13 日公布的《中共中央办公厅、国务院办公厅关于加强信息资源开发利用工作的若干意见》，把对信息资源开发利用提高到了前所未有的高度，明确要求加强公益性信息资源开发与利用，指出要建立和完善配套设施，创造良好环境促进公益性信息资源建设。为了贯彻这次会议的精神，国务院信息办和有关部门正在研究制定一系列关于信息资源开发利用的法律、法规和政策文件。2005 年 5 月，国家知识产权局局长王景川在北京《财富》全球论坛上，做了题为《知识产权：需要更多的相互理解与合作》的报告，其中的态度和观点，对我国现阶段社会各方面关于网络信息资源建设的知识产权问题有更多的启迪作用。

参考文献

[1] 黄纯元. 图书馆与网络信息资源 [J]. 中国图书馆学

报，1997（6）：13-19.

[2] 饶传平. 网络法律制度 [M]. 北京：人民法院出版社，2005.

[3] 马海群，李晓燕. 我国网络信息资源建设立法研究 [J]. 情报科学，2001（10）：1037-1041.

[4] 庄琦，马海群. 著作权适度保护与数字图书馆行为的适度扩张 [J]. 中国图书馆学报，2003（5）：86-89.

[5] 马费成，查先进. 网络信息资源管理 [M]. 太原：山西经济出版社，2003.

[6] 吴风. 网络传播学：一种形而上的透视 [M]. 北京：中国广播电视出版社，2004.

[7] 陈传夫，肖冬梅，冉从敬. 图书馆合理使用制度的实然与应然 [J]. 图书馆建设，2005（3）：1-5.

[8] 张平. 网络法律评论（第1卷）[M]. 北京：法律出版社，2001.

[9] 张平. 网络法律评论（第3卷）[M]. 北京：法律出版社，2003.

[10] 乔生. 信息网络传播权研究 [M]. 北京：法律出版社，2004.

[11] 张平. 网络知识产权及相关法律问题透析 [M]. 广州：广州出版社，2000.

[12] 郑成思. 知识产权法 [M]. 北京：法律出版社，1997.

[13] 汪太贤. 权利的代价——权利限制的根据、方式、宗旨和原则 [J]. 学习与探索，2000（4）：82-87.

[14] 李顺德，周详. 中华人民共和国著作权法修改导读 [M]. 北京：知识产权出版社，2002.

[15] 秦珂，李静. 网络传播权和图书馆数字信息服务中的

版权问题［J］．平原大学学报，2002（1）：50-52．

［16］费兰芳．劳伦斯·莱格斯网络知识产权思想述评［J］．电子知识产权，2003（1）：62-64．

［17］冉从敬，黄海瑛．著作权合理使用制度的挑战与重构规则初探［J］．知识产权，2003（6）：43-45．

［18］王利．网络时代我国版权合理使用制度的构建［J］．安徽警官职业学院学报，2004（3）：49-52．

［19］章英．网络著作权合理使用制度研究［D］．上海：上海对外贸易学院，2001．

［20］张平．数字图书馆建设中的问题及对策研究——兼论著作权制度的改革［J］．著作权，2001（5）：11-13．

原载《图书情报知识》2006年第1期，
作者马海群，贺延辉。

现行网络信息资源建设法规的适用性分析——以数字图书馆为例

高校创业教育的内涵拓展及保障条件分析

从 1999 年高校扩招以来，越来越多的学生走进了高校，国民的整体素质得到了提高，我国的高等教育模式从精英型开始向普及型转变。纵观世界上三次成功的经济追赶（美国追赶英国，日本追赶欧美，韩国追赶欧美）都是以重视教育、科技为主。而高等教育培养出来的人才正是科技领域的先锋，这些科技人才是推动社会发展的主要力量，其素质的高低是由高等教育发展的好坏直接决定的。然而随着高等教育在我国的快速发展，学生素质参差不齐，师资力量相对薄弱，教学设备相对滞后，就业压力日渐增大等问题已经凸显出来。如何培养为祖国经济发展做贡献的高素质人才，已经成为高等教育发展的重要问题。

2002 年教育部确定九所高校试点开展创业教育，旨在提高大学生的综合素质。因为创业教育是一种新兴的方式，所以很多学生和教师都对其了解甚少。实际上创业教育并不是让学生抛弃学业，片面地鼓励学生去创业，而是让学生在大学阶段尽可能地去接受锻炼，去学习、掌握他们在未来就业或创业时所需的知识和能力，而且这种锻炼应该是多方面的。本文以黑龙江大学信息管理学院开展创业教育的情况为素材，探讨高校创业教育的内涵拓展，并对其保障条件加以分析。

一、高校创业教育的内涵拓展

目前的创业教育仍是一种按课程内的知识和系统逻辑进行阐述的适应性、守成性的教育，缺少对开创性、创新思维和动手能力的培养，如想更好地开展创业教育，就要对其内涵进行扩展。

（一）在创业教育中注重学生动手实践能力的培养

现在就业市场上存在着一种矛盾的现象。一方面，学生们为了找到合适的工作不辞辛苦地参加各种校园招聘会，甚至不远千里去参加外省市的人才招聘会。虽然招聘会提供的职位很多，但是很多学生还是抱怨适合的工作太少，有些学生已经到了谈就业色变的程度。另一方面，招聘单位也是怨声载道，他们认为找工作的大学生虽然很多，但是可用的人才却是屈指可数。有些单位甚至宁愿招一些技校毕业的学生，也不愿招高等院校培养出来的大学生。很多学生进入高校后有一种错误的认识，他们误认为只要学习成绩好，在校期间多获得优秀、三好学生的证书，毕业自然会受到用人单位的青睐。结果学生们开始漫无目的地选课，盲目地追求高分，还有些学生到社会上参加一些辅导班，用高额的费用换取实际上没有真才实学的证书。这些学生以为有了高学历，各科有了高分数，还考取了一些证书，找个合适的工作应该不成问题了。但是实际上他们忽视了最重要的部分，也就是动手实践能力，这种将所学的知识应用到实际工作中的能力，才是用人单位最需要的。用人单位对大学生有另一种看法，他们觉得现在的大学生在许多方面都很优秀，成绩普遍比较高，在校期间也获得过多种奖励，还有些学生曾在学生会、班委会、社团等参加过组织锻炼，但是，存在的问题就是这些大学生一旦到就业岗位上，很多人都需要从零开始，即使用人单位提供一定时期的培训，效果也仍不好。造成这种情况的原因就是很多学生在校期间只注重学习学科知识而忽视了培养实际解决问题的能力，他们只懂得一些书本上的理论知识，对实际操作很少接触，甚至根本就没有接触过。对一些注重即时经济效益的用人单位来讲，同样是从零学起，提供给高等院校学生的培训、薪酬、福利等方面的费用要远远高于提供给技校毕业学生的费用，因此，出现了一些用人单位宁愿招聘技校毕业的学生，也不愿招聘从高等院校毕业的学生的现象。

开展创业教育的目的之一就是在高等教育与社会实际需求之间搭建一座桥梁，让更多的就业学生与用人单位之间能够彼此相通。在创业教育中提出"订单式"的人才培养方式，用人单位每年从大四、大三甚至大二的学生中挑选一批他们认为有潜质的、适合企业发展的人才，然后与学生签订就业协议，协议签订后开始对学生进行培训，这种培训可以在高校，也可以在企业中进行。如果在高校中进行培训，可以利用学生的课余时间进行安排；如果在企业中培训，需要学校和院系对课程设置进行一定的调整，既要保证学生的学习质量，又能够让学生到企业中得到更多的锻炼。培训的人员既要有院系的教师，又要有企业的工作人员，通过教师和企业工作人员的配合，让学生既能真正理解理论知识，又能将理论知识应用到实际工作中去。这种方式改变了以往毕业生到工作单位后先培训再上岗的情况，学生在毕业之前就已经得到了企业和学校的培训，甚至有些学生可以提前接触就业岗位，在毕业上岗时可以轻松胜任工作。这种模式可以为用人单位节省培训时间，提高工作效率，减少企业负担。对于学生而言，也可以提前了解用人单位的具体情况，尽早地适应工作环境，培训学员之间熟识后，可以在今后的工作中更好地发挥团队的优势。目前，这种既有利于学生发展，又有利于企业需求的创业教育模式，已经得到了学生和部分企业的认可，越来越多的企业已经与高校联合开展了"订单式"培养人才的合作方式，更多的学生加入了创业教育中。

（二）在创业教育中加强组织管理能力的培养

组织管理能力是指成功地运用管理者的知识和能力使团队整体达成工作目标的能力。尽管不是每个大学毕业生走上社会后都会从事组织管理工作，但是每个大学生需要具备不同程度的组织管理能力。不仅领导干部、管理人员要有组织管理能力，未来的专业技术人员等也应当具备组织管理能力。企业发展日趋综合化、社会化，规模日益扩大，就会出现组织协调问题。随着企业的发展，每一项工作不可能完全依靠一个员工去完成，这就出现了相互协调、相互配合的问题。大学生如果没有一定的组织协调能力，是不能完成一个优秀的项目的。为了培养学生的组织管理能力，在创业教育中让学生参与一些组织管理事务，在尽可能的情况下，让学生自己动手。同时，让学生承担一些活动的组织和协调工作，教师可以作指导，这样既可以提高学生组织与管理的能力，又能使他们更快地适应未来的工作需要。

（三）在创业教育中改革教学方法和形式

创业教育的目的是培养具有综合素质的人才。这一教育形式不以单一专业知识或技能的传授为目的，而是要培养适合社会需要的全方面发展的人才。因此，创业教育从教学理念上特别强调学生是教育的主体。教学的重点在于对学生个人潜能的挖掘和综合素质的培养。通过对学生个人素质的评估、探索与开发，使学生以创业教育需求为依据，客观、全面地了解自己，为未来的创业活动定位。

创业教育中的教学要求形象化，要更多地向学生提出实际问题，启发学生产生创新思路，避免陷入传统的教学方式。教学要在实际调查的基础上进行，而且要进行可行性论证，还应该组织学员进行交流来分析案例，激发学生的想象力和培养求实的态度，引发学生的创业兴趣，使学生树立创业思想，并进行自我创业设计。

二、高校创业教育的保障条件

创业教育的发展是一个由简入繁的过程，其中仅靠大学生的激情是不够的，需要学校提供更多的便利条件和创业经验。

（一）学校和院系应为创业教育发展提供一定的平台

如果学校要开展创业教育，那么就应该通过各种措施积极地引导学生，最好学校和院系能够出台一些相应的政策。如学校可以为创业教育课程开设学分供学生选修，对完成选修要求的给予相应的学分。同时，学校应该提供一些创业项目供师生选择，这些创业项目以学生立项、教师指导的方式来完成。当学生完成项目时，由学校或院系进行鉴定，鉴定结果既起到了考查学生项目完成情况的作用，又起到了当学生就业时向企业推荐学生的作用。学校或院系可以根据各专业创办创业教育实验室的情况提供一些创业项目所需的设备，由此减少学生在开展创业教育活动时的资金投入，避免学生因无力承担设备费用而受到打击。此外在课程的设置上，加强课程的实践性，由院系引导学生完成一定比例的创业教育课程选修，这些创业教育课程的重点是要将理论融入实践中，为今后进行创业教育活动打下坚实的基础。

（二）在创业教育中构建具有合作精神的团队

目前的创业教育吸收了不同年级、不同专业，甚至不同学校的学生，根据学生选择的学习方向，把他们分成若干个创业小组，每个小组由相关教师带领，并且由能力较强的学生辅助。但是在实践中发现，有的小组的学生不愿主动与他人沟通，也很少合作。创业教育的目的本来是让学生共同学习、共同进步，但上述情况严重地阻碍了创业教育的发展。因为如果没有了团队的氛围，缺少了与他人的沟通合作就失去了集体力量的优势，等于各自为战，从学习的效率和能力掌握的程度来看，这样的小组明显不如那些沟通合作能力强的小组。如何消除创业教育发展中的这个瓶颈，已经成了不可忽视的问题。通过实践发现，采用拓展训练这种方式可以培养学生的团队合作精神。

现在的多数企业和公司都非常重视员工的团队合作精神。有凝聚力的团队，员工工作的氛围比较好，工作的热情比较高，工作的主动性也比较强，能够为企业创造更多的效益，因此，许多公司愿把大量的资金投入到培养员工的团队合作精神上。很多的公司发现参加过拓展训练的员工明显比之前有更强的责任感，员工的心态平和了，工作效率也有了提高，更重要的是员工间，以及员工与上司之间的沟通增加了，这对于公司的发展起了明显的推动作用。但是这种拓展训练的费用对于学生来讲显然难以承受，为此发展创业教育只能"自己动手，丰衣足食"了。可以组织学生徒步去郊外，这种长途跋涉既磨炼了学生的意志，又提供了学生互相交流、互相认识的机会，学生不但呼吸了大自然的清新空气，而且还节省了相关的费用。也可事先选择有针对性的、费用较低的拓展活动，师生们自己购买需要的道具，每组拓展训练都由一名负责人进行指导或监督，而且对不管是完成任务的小组，还是没有完成任务的小组都要进行一次心理访谈。让学生们总结活动中的成败得失，让他们亲身体会为什么团队间要相互沟通、相互理解、相互信任。有些任务只有互相合作才能完成，有些任务注定要牺牲个人的利益，还有些任务必须要有一个好的领导者，这些学生们在平时是感受不到的。通过参加拓展训练，通过亲身的经历，学生才能真正地理解团队精神的重要性。

（三）在创业教育中形成一个可持续发展的梯队

一个团队要可持续地发展，必须要有一个梯队作为保障，而由学生组成的团队比较特殊。学生经过在创业教育中的锻炼，各方面的能力得到不断提高，在毕业之前综合素质能够达到较高水平。如果没有在每届学生毕业之前做好梯队的衔接工作，创业教育的发展将陷入僵局。所以针对不同的创业小组应组合各年级学生，形成合理的搭配。在梯队管理上，充分发挥学生的自主性，并大力发展院领导—教师—小组负责人三位一体的学生管理模式。具体地说就是院领导负责创业教育的总体发展方向，为创业教育发展的横向沟通搭建平台，引导学生充分利用学校的各种资源为创业教育服务。教师负责指导相关方向的学生，适时解决学生在创业学习中的种种难题，并引导学生形成健康、积极的心理，以及指导学生开展学术科研活动。小组负责人由有管理能力的学生担任，负责小组的学习和日常事务的管理。三种角色互为补充，保证创业教育的学生的综合素质与创新能力的提高，更重要的是通过培养小组负责人的过程，既能使学生亲身体会管理一个小组甚至是一个团队，又能为创业团队长期培养管理人才，从而保证创业教育健康、持续地发展。

三、结束语

创业教育的目的就是用先进的理念管理学生，用先进的知识武装学生，充分发挥团队优势，加强学生的学习能力和管理能力，提高学生适应社会、服务社会的能力。在综合素质的培养上，不仅仅满足于对学生进行理论知识的教育，还要加强综合能力的培养，创造一切条件使学生在专业知识、组织管理、社会调研和写作等方面的能力得到切实的提高。创业教育在基础理论上，培养学生的思辨能力；在社会实践上，培养学生的动手实践能力；在科研立项上，培养学生的创新能力。经过一代代人的不懈努力，创业教育终会创造新的辉煌。

原载《黑龙江教育（高教研究与评估）》2006 年第 1、2 期，

作者唐守利，马海群。

电子政务的立法状况、法律框架及核心问题

一、引言

电子政务是政务信息化的具体体现，是公共行政管理改革和衡量国家竞争力水平的显著标志之一。联合国经济及社会事务部已经把推进发展中国家政府信息化作为工作重点之一。电子政务影响人类社会生活的方方面面，导致各种新的社会问题和社会关系的产生，因此，电子政务的立法十分迫切。

二、国内外电子政务立法状况

（一）我国电子政务立法状况

电子政务直接目标是实现政务的电子化。同其他的行政活动一样，它必须按照一定的法律原则和基本制度依法行政。虽然我国目前还没有制定"电子政务法"，但是通过总结国内已有部分实践，以及国外电子政务的相关立法与经验，仍可归纳我国在电子政务立法相关方面所取得的成就。

（1）2004 年 8 月 28 日，《中华人民共和国电子签名法》（以下简称《电子签名法》）在第十届全国人民代表大会常务委员会第十一次会议上获得通过，并于 2005 年 4 月 1 日起开始施行。它标志着我国首部"真正意义上的信息化法律"正式诞生，对我国电子政务和电子商务的深层应用起到了极为重要的促进作用。

（2）在利用计算机网络开展行政事务方面，已有一些规范性文件。国家有关部门，特别是国务院信息化工作办公室，正在积极组织制定有关电子政务的法规。例如，由国务院信息化工作办

公室主持起草的《政府信息公开条例（草案）》，还有《中华人民共和国海关舱单电子数据传输管理办法》《海上国际集装箱运输电子数据交换管理办法》《互联网医疗卫生信息服务管理办法》等。

（3）各部门和地区也都在制定立法规划，例如，2002 年 11 月，广州市政府制定了《广州市政府信息公开规定》，并于 2003 年 1 月 1 日起施行，这是由地方政府制定的第一部全面、系统规范政府信息公开行为的政府规章，对于我国政府信息公开法律制度的建设具有重要的开创意义。此外，《上海市个人信用征信管理试行办法》《深圳市政府信息网上公开办法》等，都体现了地方政府在电子政务法制建设方面的成就。尤其是《天津市电子政务管理办法》，是我国第一部全面规范电子政务各个环节的地方性政府规章，对国家层面的电子政务立法有着非常重要的参考价值。该条例从电子政务平台建设、数据库建设、政务信息交换机制、政府信息公开、信息安全、应急处理、知识产权、相关方的责任等几个方面做出了较为详细的规定，像这样在一部规章中集中规定电子政务各个方面规范的做法，是我国电子政务立法全面、集中展开的一次有益的尝试，尤其值得关注和肯定。

（二）主要发达国家电子政务立法状况

1. 美国电子政务立法状况

美国是实施电子政务较早、发展较快的国家。为了推动电子政务的发展，美国政府曾制定了《政府纸张消除法案》，力图在 2003 年 10 月以前实现政府办公无纸作业，使政府的管理活动全面电子化。马里兰州计划到 2002 年 50% 的政府服务要实现电子化，到 2004 年政府服务电子化要达到 80%。目前，美国政府还维持低风险、以民众为主的网上服务活动。预计到 2006 年，美国各级政府将从网上接收 3.33 亿份来自企业或民众的各种申请和报告，并推出 1.4 万种网上申请服务。

美国还制定了《个人隐私权保护法》《美国联邦信息资源管

理法》等一系列涉及电子政务活动的法律法规。美国 2002 年通过了《电子政府法》，据此，美国要设立专门基金，投入巨资实施电子政府计划，同时还将建立"电子政府办公室"，负责政务公开、内部办公电子化、资源共享、提供互联网服务和安全保障等方面的具体工作。

2. 英国电子政务立法状况

英国在 1994 年进行了"政府信息服务"的实验，1996 年 11 月公布"政府向导"（Government Direct）计划，提出新形态的公共服务以符合未来社会的需求。英国借助电子技术进行的公共改革目标包括提供更好更有效率的服务，提高行政公开化程度，节约行政成本。英国制定了《政府信息公开法》，并于 2000 年 5 月通过了《电子通信法案》，确定电子签名和其他电子证书在法院审判中可以作为证据使用，并授权政府部门修改有关法令，从而为电子政务的实施扫除障碍。

3. 日本电子政务立法状况

日本政府在推进电子政务方面有明确规划，于 2000 年 3 月正式启动了"电子政务"工程。该工程在 2003 年全面投入实际使用，保证了政府的各种申请、申报、审批等手续通过因特网系统办理。2000 年 11 月颁布《形成高度信息通信网络社会基本法》，并自 2001 年 1 月 6 日起施行。同年，还制定了《电子署名及认证业务法》，为电子政务提供法律支撑。

三、我国已出台的有关电子政务的法律法规对电子政务立法体系的贡献

（一）《电子签名法》对电子政务立法体系的贡献

《电子签名法》在信息化立法原则方面具有诸多创新，确立了功能等同、技术中立及当事人意思自制等原则，对今后我国其他领域的信息化立法产生了深远的影响。但其应用范围仅限于电子商务领域，至于政务活动和其他社会活动，依据的是由国务院

或者国务院规定的部门依据该法制定的使用电子签名、数据电文的具体办法。人为地分割电子签名法的适用范围，不但容易造成法律条文的互相冲突，而且也是立法资源的一种浪费。电子签名在电子商务和电子政务中有着不同的法律效力与地位。在电子商务领域，电子签名获得了法律地位；而在电子政务领域，电子签名获得的是行政法规或部门规章。

从长远的角度看，将电子政务和电子商务的电子签名纳入统一框架是必然趋势。根据国家行政学院顾平安博士等人的研究，电子政务与电子商务同样都是信息网络技术的应用，在技术标准体系、网络结构、社会信用体系以及业务应用流程方面存在着同构性，因而在法律环境方面也存在着同构性。世界上很多国家和地区都将电子签名纳入一个统一的法律框架内加以规范，如新加坡《电子交易法》以及我国台湾省的有关电子签章的规定等。这样做，有利于电子政务与电子商务的相互促进，也有利于整个社会信息化应用环境的改善与优化。另外，电子签名也是电子政务深入发展的客观需要。随着电子政务由简单的信息发布阶段向交互式业务提供阶段的过渡，政府机关及企业、公民的身份及业务内容的真实性、合法性和有效性的确认就成为电子政务发展的首要问题，这一点在公文传输、电子海关、电子纳税等政府行政业务方面显得尤其重要。经过这几年的发展，我国的电子政务已经取得了相当的成就，一些地方政府已经陆续开始了交互式业务，一旦让这些已有的电子政务交互式业务获得法律效力，那么电子签名就成为一个现实而又迫切的需求。妨碍当前电子交易的最重要因素是网络安全与社会信用，电子签名法很难单独地解决电子商务中的这些问题，而电子签名在电子政务的应用将有效地促进电子商务信用环境的改善。但在电子政务发展的初级阶段，对某些涉及生命、重要财产和其他重要权益事项的领域，还不适宜采用电子签名的方式，应该在法规当中以列表形式明确下来。

在此，笔者呼吁有关部门尽早制定适用于电子政务的电子签名的法律或法规，更呼吁在后续的信息化立法过程中，像电子签名这样的信息化应用应该广泛使用于信息化各个领域。

（二）《政府信息公开条例》对电子政务立法体系的贡献

信息公开制度的建立是以公民对政府和公共部门拥有的公共信息享有知情权为基础的。政府信息公开作为一种制度安排，承认公民对国家拥有的信息有公开请求权，并且国家对这种信息的公开请求有回答的义务。

如果离开了信息化工具，政府信息公开的成本（物质成本与时间成本）将大大增加，政府信息资源的共享更是难以实现。因此，以法律的形式保证和规范政府信息的公开，建立行之有效的政府信息交流机制，已经成为我国政府信息化建设的当务之急。2002年8月5日中共中央办公厅、国务院办公厅转发的《国家信息化领导小组关于我国电子政务建设指导意见》指出，十五期间，电子政务建设的主要任务之一是"加快研究和制定电子签章、政府信息公开及网络与信息安全、电子政务项目管理等方面的行政法规和规章"。由此可见，政府信息公开是电子政务的有机组成部分。此后，国务院《政府信息公开条例（草案）》确立了以公开为原则，以不公开为例外的原则，规定了信息公开的范围、程序、公众了解政务信息的权利以及违反该条例所应承担的法律责任等内容，并确立了"首席信息官"等具体制度，为电子政务向纵深发展提供了立法保障。"政府信息公开法"也已纳入十届全国人大常委会五年立法规划。

《政府信息公开条例（草案）》有利于我国迅速建立信息公开制度，但国务院作为最高行政机关制定的行政法规，只能约束其下级和政府，而对人大、检察院、法院及党的工作机关则无约束力。从长远来说，《政府信息公开条例（草案）》实行一段时间后，应转化为法律。

关于信息公开法的内容。陈素芝等30名代表在2002年3

月人大会议上提议制定"行政机关信息公开法",其初步框架是:第一章总则,包括立法宗旨、立法依据、适用范围等内容;第二章信息公开的范围,涉及国家安全、有损个人权利等10项内容的信息不予公开;第三章信息公开的程序,包括申请方式、申请内容、文书转送等内容;第四章管理方式;第五章管辖方式;第六章附则。此外,《中华人民共和国行政许可法》《信访条例》等法律法规的颁布实施,也成为电子政务立法的重要现实基础。

四、电子政务立法框架的构建

(一) 电子政务法律框架构建的宗旨

依据《宪法》,我国国家权力属于人民,政府为人民服务,对人民负责,受人民监督,政府部门行政管理的最终目的是保障和实现人民群众当家做主的权利。政府的工作与人民的利益是一致的。只有在法律上明确保障公众获取政府信息的权利,使他们透视政府机构活动,享有充分的知情权,才有可能确保他们的参政、议政、当家做主的权利。只有将政府各部门及其公务员置于有效的监督之下,才能更好地促进政府工作的民主化和科学化。另外,我国政府已加入的《公民权利和政治权利国际公约》和《世界人权宣言》,明确规定公民享有寻求和利用信息的权利。因此,一方面,公民、法人和其他社会组织有权根据自己的意愿获取政府会议信息。另一方面,政府有义务提供各种条件,保证公众平等地利用政府会议信息。电子政务立法的宗旨应当是推动政府信息公开、推进政务信息化建设、提高政务办公效率。

(二) 电子政务法律框架的构建

电子政务的法律框架,本质是为电子政务提供一个公平、透明、和谐的环境,既要根据本国的实情制定出法律,又要考虑国际的政务往来,以及与有关的国际规则和惯例的协调和适应。依据总结国内实践和参考外国经验相结合的原则，借鉴我国民法和参考韩国电子政务法结构，笔者认为电子政务法的基本结构可以包括如下几个方面。

（1）总则：目的、定义、任务、体系、适用范围、主体的法律责任等。

（2）电子政务的实现及运营原则：业务电子化处理、政府信息的公开、行政机关的责任确认、公共利用、技术革新、个人信息保护等。

（3）国家活动的电子化：电子政务在立法领域的应用，电子政务在司法领域的应用，电子政务在行政领域的应用。

（4）国民服务的电子化：国民电子平台、身份确认、电子民愿申请、行政信息的电子提供、办理电子化费用等。

（5）网上业务处理事项：网络的治理、信息发布与交换、网上业务审批、业绩公示等。

（6）电子信息事业的发展与前进：预期电子政务事业计划、成果评价、先进事例的推进、优质系统及软件的普及推广、信息化组织的设立、信息化基金的筹备等。

（7）附则：电子政务法的法律解释与法律推理、委任的权限、电子政务法的监督、其他机关的电子政务的实施与实现等。

就立法体系框架而言，笔者认为电子政务法立法体系可由下列部分构成：

（1）电子政府法。

（2）电子政务技术法。可以分为电子政务数据法、电子政务标准法、电子政务签章法等。

（3）网上业务处理法。

（4）电子政务基金法。

（5）电子行政行为法，简称电子行政法。

（6）电子政务监督法。

五、电子政务立法中的核心问题分析

（一）电子政务立法模式的选择问题

在国外，电子政务立法有统一立法与单行法相结合的模式和分散模式。美国属于前者。美国于 2002 年通过了《电子政府法》，并与其他单行法（例如《政府纸张消除法案》）配套。而大多数国家和地区的电子政务立法都采取了分散模式，即分散在有关计算机系统、数据保护、信息安全、行政程序、标准化、电子签章法等单行法律中。例如法国内阁于 2001 年 6 月 13 日颁布了《信息社会法草案》，其中有关电子政务规定的要点是公民有权获得数字化信息，政府应当确保公民在线交流自由。德国的电子政务法分散在《联邦数据保护法》《联邦行政程序法》《电子签章法》中。分散立法模式的缺陷主要是没有统一的原则和标准，各自为政和规范冲突现象严重，不能突出电子政务的特性，实施效果差。这种情况下，作为相对独立的行政法律部门的电子政务法只是崭露头角，完整的体系不可能形成。电子政务法是行政法的一个分支部门，性质上属于特别行政法的范畴。按照学界公认的一般行政法与部门行政法分类方法，电子政务法也可以分为一般和部门两个层面。笔者认为，为了消除分散立法的弊端，我国应当制定统一的电子政务法，然后逐步制定或者修订配套的单行法或实施细则。学界也应当对现行实在法进行批判和整理，按照电子政务的特殊性建立相应的电子政务法学科。电子政务法是专门调整现代信息技术在公共行政中应用的范围、条件、方式、地位和效力等事项的法律规范的总称，是行政法体系中一个相对独立的部门。

（二）电子政务的立法层次问题

从理论上说，凡是用来规制政府部门行为的法律规范，出于对自然公正的考虑，政府部门自身是无权制定的，否则政府将既是该法的立法者又是该法的执行者，这种双重角色将会对公民权利造成极大的影响。然而，考虑到立法经验不足、立法的滞后性和客观条件的限制，绝对地强调必须由立法机关进行电子政务立法又是不现实的。我国全国人大及其常委会可以将某些本应由它制定的法律授权给国务院或者国务院部门先行制定行政法规、部门规章，等到时机成熟时再通过立法程序上升为法律。

（三）电子政务的法律效力问题

关于电子政务的法律效力问题，只有德国做出了明确规定。2002年8月21日，德国颁布了《关于修正联邦行政程序法》的第三次法律，在《联邦行政程序法》第3条之后增加了第3a条作为电子行政条款。其要点是：（1）电子行政方式是与口头、书面等并列的一种独立的、非排他的行政活动方式，与书面行政方式具有同等的法律效力，遵循同样的原则和规则，除非法律另有规定。（2）一旦行政机关设立电子信箱，公民即可以传输电子文件。在符合行政机关有关一般接收关系的认识情况下，该文件视为公民的意思表示。（3）行政机关有权预先设定格式，不符合该格式要求的传输文件没有法律效力。（4）电子行政行为具有持续的可审查性。目前，我国还没有有关电子政务法律地位的专门规范。2001年12月6日，最高人民法院通过的《最高人民法院关于民事诉讼证据的若干规定》第五十六条规定：《民事诉讼法》第七十条规定的"证人确有困难不能出庭"……经人民法院许可，证人可以提交书面证言或者视听资料或者通过双向视听传输技术手段作证。该规定确认了电子证言与口头证言的同等法律效力。从电子政务整体发展来看，这一司法解释具有突破性的意义，开启了电子政务法律地位的确认之门。

参考文献

[1] 张楚. 网络法学［M］. 北京：高等教育出版社，2003.

[2] 胡兴军. 网络信息安全的"钥匙"——电子签名法

［J］．办公自动化，2005（4）：18-19．

　［3］王志荣．信息法概论［M］．北京：中国法制出版社，2003．

　［4］阿拉木斯．电子政务的法制化与人性化［J］．互联网周刊，2004（25）：64-65．

　［5］蒋录全，吴瑞明，王浣尘．电子政务中的政府信息公开［J］．情报杂志，2004（4）：52-53．

　［6］刘焕成．我国政府信息公开制度研究［J］．图书情报知识，2004（2）：2-6．

　［7］沈宗灵．法理学［M］．北京：北京大学出版社，2000．

　［8］高家伟．论电子政务法［J］．中国法学，2003（4）：65-70．

原载《中国图书馆学报》2006年第2期，

作者马海群，宗诚。

信息法学的 4 种研究模式
及其研究方法

"研究模式"指在某一学科建设中所遵循的学术原则、理论体系的立足点、研究的视野和言说方式、基础理论的主攻方向、所运用的研究方法、研究者应具备的学识和素质等一整套范式和要求。一门学科要真正有所发展，必须建立自己独特的研究模式，而研究模式的建立，则有赖于研究者角色和研究领域的转换以及具体方法、基础理论研究等诸多方面的新突破。

信息法学是一门新兴学科，虽然研究者越来越多，但对该学科的研究模式还处在讨论和研究阶段，没有形成普遍认同的独特的研究模式。在本文中，笔者试图通过对已有成果的进一步研究，提出一种科学可行的信息法学研究模式。

一、基于传统法学的研究模式

（一）概念研究法
概念研究法是以法律理论为出发点的一种法律法规的研究方法，这种研究方法常常以公法和私法（有时被认为是最普遍的法律）的普遍法律原则为出发点，是一种从抽象到具体的研究方法。

信息法的概念研究法是法律专业化的一种研究方法。在概念研究法中，技术发展是能被融入现存的普遍法律原则中的一种现象。任何与计算机输出或远程传真有关的证据法和程序法的问题都必须根据在公法和私法中适用的普遍法律原则来处理。软件保护问题被视为是知识产权法所保护的一个特例。隐私权问题和信息自由传输问题则被纳入基本权利的范畴。

（二）功能研究法

德国明斯特大学信息、电子传播与媒体法律研究所的霍伦教授界定了信息法，即信息法是一个相当新的涉及宪法及刑法和民法的交叉学科。

霍伦教授从信息法功能的角度谈了自己对信息法的理解，他所说的交叉学科并不是信息法与其他学科的交叉，而是法学内部的交叉，信息法所具有的调节功能超出了传统法学学科的范畴。

概念研究法比功能研究法更加突出了法律理论的因素，但两者的区别并不是绝对的，只是专业化研究中呈现出的一种特殊的现象。

（三）基于传统法学的研究模式的不足

在众多的信息法研究主体中，由于法学领域受社会政治体制、经济体制及社会法制的牵制，因此，人们对信息立法的研究不论在理论层面，还是在整体层面上都有一些欠缺。据对法学学术论文的不完全调查，目前，法学界主要是通过总结实际案例对旧法进行修补，尚未制定一部独立、完整的信息法。所以，仅从传统法学的角度去研究信息法有很大的局限性，而如果只从纯法律的角度谈论信息法律的建设，也不符合信息法学学科建设的要求。

二、基于信息管理学的研究模式

20世纪60—70年代，西方发达国家出现了信息管理思想，不久便形成了研究热潮。同时，信息管理学与经济学、计算机科学、法学等学科之间产生了千丝万缕的联系，形成了信息经济学、信息法学等一些交叉学科。周庆山教授认为，信息管理学与法学的交叉形成了两门学科：信息法学和法律信息学。它们之间有很大的区别。法律信息学侧重研究关于法律信息的搜集、整理、传播、利用及其管理的理论与方法；而信息法学则是对人类信息活动中产生的信息法律关系的规范的制定、完善和对其发展规律进行分析、探讨和总结，侧重用法学的理论方法去解决信息活动中的法律冲突和矛盾。但由于信息活动的复杂性和特殊性，单靠法学理论是不够的，还需要研究信息本身及人类信息技术的发展规律。

三、基于部门分支法的研究模式

（一）划分部门法的客观依据

划分部门法（法律部门）的客观依据通常有两个：一是法律所约束的对象，即一定社会活动领域中的社会关系；二是法律的约束方法。前者是主要依据，但对有些部门法来说，后者也是必不可少的补充。此外，划分部门法还应该遵循下列原则：（1）社会关系领域的广泛程度及有关法律、法规的多寡；（2）各部门之间应保持适度的平衡，不宜过宽或过窄；（3）既以现行法律为基础，又要考虑到正在制定或即将制定的法律、法规；（4）对可归入不同部门法的法律、法规，应考虑其主导因素而决定其归属。总之，人们的认识不同，对部门法所做的划分也会有所不同，但划分部门法的目的只有一个，那就是便于人们掌握、分析和完善全部现行法律。

（二）信息法将成为独立的部门法律

目前，在我国的法律体系中，还没有信息法这一独立的部门法，但贾文中、黄瑞华以比较充分的理由说明了信息法终将成为独立的部门法律：（1）信息法有自己特定的调整对象，这是将其作为一部独立的部门法律的主要理论依据。信息法的调整对象有两个：一是解决信息技术及其产业发展过程中产生的一系列新的社会关系和社会问题；二是处理在信息产生、传播、收集、处理、存贮、应用、交换等环节中所形成的各种社会关系。（2）随着社会关系的发展变化和人们认识能力的提高及法律自身的发展，部门法的划分也应做相应的调整。如同环境法、科技法的出现一样，信息法的产生也具有历史的必然性。（3）我国的信息法已有了很大的发展，如在知识产权、信息保密、计算机系统的安全、信息流通等方面均制定了相应的法律、法规，有的甚至已近完善，如知识产权法。

从整体而言，尽管现有信息法仍需要加以研究和改善，但这至少说明，用法律管理信息活动的时代已经到来，已制定的和将制定的法律、法规已完全可以构成一部新的部门法律。

（三）作为专业分支法需要解决的问题

随着信息法律专业化的发展，信息法作为法律体系中的一个专业分支，必须解决面临的各种问题。而要有效地解决这些问题，就需要有一些独立的专业化的法律部门。这些问题主要有：

1. 技术性问题（信息技术法律制度）

新技术的发展是促进新的法律专业部门出现的一个重要因素。比如，机械技术的发展促进了建筑法的制定。引擎技术的出现促进了交通法的制定，也促进了相关专业侵权法的制定。环境技术的发展促进了环境法的制定，大众传播业和信息技术的发展，分别促进了现在的媒体法和计算机法的制定，等等。

2. 政府行为问题

在现代经济社会条件下，政府在解决诸多现实问题（包括专业性问题）中扮演着十分重要的角色。政府的干预是由政治和社会的发展决定的。比如"福利国家"，就是由政治上坚持福利主义的政府代言人倡导的。在福利国家的建设过程中，政府充当着制定法规、监督和控制社会发展的角色。当前，出现了要求政府重新制定法规，修改原有福利法规的观点。我国法律由全国人民代表大会及其常务委员会制定，而不是由行政机关在自由裁量权的范围之内规定，否则，将会使立法权和行政权的划分越来越模糊。

3. 社会性问题

科技的发展，必然会引起社会各方面的变化。社会的变化要求各类咨询人员掌握足够的专业方面的"内部知识"，否则，很难解决专业部门出现的问题。因此，法律部门专门化往往集中出现在其分支机构中的权利与义务的特殊性方面。信息技术方面的法律主要关心的是适用于计算机协议的术语和条件问题，媒体法研究的是大众传播业中工作人员的分工协作及其义务、权利问题。

技术、政府角色和社会是许多新的法律专业化形成过程中的重要组成因素。我们把这种专业化称为实用性或功能性的专业化。它通过选择社会中的特殊的公法和私法方面的问题以交叉学科的方式来进行研究。这种研究的方式往往是从具体到抽象，比如，从计算机法到版权法，从大众传播法到表达自由法，从医学技术到人的生命权。

（四）基于部门分支法的研究模式的不足

目前，涉及网络法、知识产权法、政府信息法等领域的研究论文数量很多，而将信息法作为一个整体进行研究的文章却很少，这样容易导致研究力量过于分散，不利于形成共同的话语空间。

四、基于实证分析的研究模式

武汉大学信息资源研究中心从 2002 年开始建立"中国信息法规数据库"，研究人员从实证分析的角度，对国内外信息法规进行汇总整理，希望通过对实际数据的分析比较，找出规律和结论，以促进信息法学的发展与完善。

武汉大学信息管理学院马费成教授在《我国信息法规建设现状评价与对策研究》一文中指出，简单地将信息法学划归法学和信息管理学都有所欠缺，最好能脱离开这两个学科的束缚，从现象入手，在全面掌握我国信息法规建设情况的基础上，用实证分析研究模式来研究信息法学这一新兴学科。

（一）实证分析研究模式

实证分析研究模式为建库—实证分析—结论—对策。

首先，必须有数据才能进行分析，因此，要建立一个信息法规数据库。马费成教授的课题选择了北大法律信息网作为数据库的来源（其实信息来源还应该扩大，可以向立法机关了解相关法律的颁布情况），经过一系列关键词的选取、检索、排重后，得到我国颁布的信息法规有 1605 条，其中包括全国性法律法规 1120 条。

其次，对数据库中的数据进行分析，包括信息法规数量调整领域、各领域年法规颁布数量、知识产权法年颁布数量、信息法规类型、地方性信息法规数量等。

再次，通过分析，得出了如下结论：（1）我国法规建设起步晚，但发展快，从数量上看已形成了一定规模；（2）从调整领域看，我国现行信息法规涉及范围广泛，已突破了以往只重视科技信息的局限，近年来，信息立法侧重点表现出多样性；（3）我国知识产权法律规范已初步形成体系，发展较完善；（4）信息法规数量庞大，但尚未形成体系；（5）信息立法总体质量不高；（6）信息立法程序不当，无法保证法规的科学性、客观性和公正性；（7）地方性信息法规建设发展不平衡；（8）信息法规建设滞后，还存在不少空白领域。

最后，针对上述问题给出对策：（1）成立专门机构，加强中央领导与调控；（2）完善信息法规的制定和实施程序，保障法规的科学性、客观性和公正性；（3）注重国内外信息立法比较研究，参考发达国家信息立法经验；（4）加强信息法学研究，规范信息法律体系。

（二）实证分析研究模式的优势和不足

从研究方法上看，我国的信息法学研究尚有不足之处。以往的信息法学研究偏重于描述性和经验性的研究，而对实证性、理论性的研究不够重视，这就意味着我国的信息法学研究未能充分吸收和运用运筹学、系统科学、管理科学、决策科学、数学分析工具等科学研究方法，没有形成严谨的方法论体系。

实证分析研究模式综合运用了上述研究方法，从实证分析的角度研究我国信息法规的现状，得出的结论虽比较客观，但此种模式因没有深入到理论层面，故根基不很牢固。

五、基于二元对立的研究模式

二元对立研究模式在一些学科中已得到广泛应用，如中国近代、现代、当代文化和中国现代文学研究就长期应用二元对立研究模式。所谓二元对立，就是存在两个对立的要素，它们相互制约又相互促进，在对立中求发展。

Problem-Solving研究模式就是二元对立模式。信息法学中存在着许多对立：信息现象与信息立法的对立；技术发展、社会变革与法律约束滞后的对立；新法与旧法的对立；等等。

（一）二元对立研究模式

二元对立研究模式为出现问题—立法—解决问题。这一模式是动态的，随着经济技术的发展，会不断出现新的问题，因此要制定新的信息法律，可能还要废除旧法，从而逐步形成统一完善的信息法律体系。

（二）二元对立研究模式的研究方法

1. 跨学科研究

现代科技的飞速发展，促使各门学科之间的联系越来越密切。跨学科学的兴起反映了这一趋势。信息法学的发展不是孤立的，从它诞生之日起，就与信息学、法学、计算机科学、社会学、经济学等有着紧密的关联，随着信息法学的发展，它与其他学科之间的联系会越来越紧密，且联系范围将越来越广泛。

跨学科研究强调的是"学科性"。信息法学研究的目的是借鉴其他学科的方法与成果，扩大信息法学的研究领域，促进信息法学的学科建设。因此，在研究中，要始终从信息法学的立场出发。

2. 影响研究

影响研究指一种信息法现象（信息立法、执法过程中出现的现象）对他国（民族、地区）的信息法理论与实践产生作用的研究。这是一种比较研究方法。发达国家出现的一些信息法现象目前在我国还没有出现，但不能保证今后不会出现，因此，可以事先做出相应规定以避免其发生或产生严重后果。

通过影响研究，可以分析不同国家、不同地区与民族的信息法现象出现的原因及其产生的影响，从而从宏观角度把握不同地域信息法的交流与发展状况。

3. 平行研究

平行研究是指无事实联系的信息法现象的比较研究。这也是一种比较研究方法。不同的信息法之间会有千丝万缕的联系，研究它们之间的共同点与差异，可以从中找出同异，发现信息法学的发展规律，或从比较研究中发现差距，以为借鉴。

平行研究具有下列特点：（1）研究领域广泛。由于不必考虑事物之间的直接联系与传播途径，因此，在"可比性"原则指导之下的所有信息法都可作为比较研究的对象。"可比性"原则是指被比较的事物之间既有相同，又有差异，即被比较事物必须以足够的程度共有至少一种重要的属性。① 只有相同或只有差异的事物不具备比较的意义。（2）重分析，尚联想。为了确定无影响关系的信息法现象之间的比较点与价值，需要在知识联想的基础上提出假设，然后通过分析、比较，得出合乎实际的结论。

平行研究可分为类同与对比两类，类同与对比不是绝对的，而是同中有异，异中有同。通过对跨学科领域信息法现象的平行比较研究，可以总结信息法学的发展规律，预测发展趋势，从而指导信息法学的理论研究与工作实践。

4. 多领域研究

多领域研究是指在某一学科的几个领域或几个学科领域互有关联、互有渗透，并有所发现、有所创新的研究。多领域研究在

---

① 吴凤玉：《比较图书馆学研究模式浅析》，载《晋图学刊》1999 年第 4 期。

研究形式上可分为五种：（1）递进式多领域研究——随着认识的提高和转移，在多领域空间进行拓展的研究；（2）跳跃式多领域研究——根据科技研究的实际需要，在多个领域的研究成果有所积累的前提下，进行相互影响、相互补充、相互依赖的研究；（3）循环交叉式多领域研究——在多个领域中根据学科的开拓和进展，对其呈现出的规律进行研究；（4）互补式多领域研究——多学科人员开展的综合性、跨学科研究；（5）转移式多领域研究——在原有领域有相当研究成果积累之后，受多种因素的作用，又转移到其他领域的研究。转移式研究因有相关学科知识的支撑，故往往能摆脱思维定式，有所成就。

信息法学是一门新兴学科，需要进行多领域研究，以上五种形式都很适合，尤其是互补式和转移式多领域研究，特别适合信息法学自身学科交叉性的特点，打破学科间或领域间的限制，促进多种信息和思想的交流、交叉、交融，使思维处在激活状态，从中产生新的思想火花。

（三）二元对立研究模式的优势

二元对立研究模式从当今和潜在的社会矛盾入手，克服了单一学科研究模式的局限，开阔视野，将信息法学作为独立的学科，并从其自身特点出发，综合运用多种研究方法，对信息法进行全方位研究。

参考文献

［1］卢政，霍俊国. 试论当前文艺学研究模式存在的问题及对策［J］. 晋阳学刊，2003（5）：100-104.

［2］罗冰眉. 我国信息法学研究综述［J］. 情报杂志，2003（6）：13-15，17.

［3］周庆山. 信息法学研究的回顾与进展［M］//中国国防科学技术信息学会. 情报学进展（第五卷）. 北京：国防工业出版社，2003.

［4］赵震江. 科技法学［M］. 北京：北京大学出版社，1991.

［5］贾文中，黄瑞华. 试论信息法的体系［J］. 情报理论与实践，1997（1）：12-14.

［6］马费成，杜佳. 我国信息法规建设现状评价与对策研究——基于"中国信息法规数据库"的实证分析（Ⅰ）："中国信息法规数据库"结构及数据实现［J］. 情报学报，2004（1）：78-81.

［7］马费成，杜佳. 我国信息法规建设现状评价与对策研究——基于"中国信息法规数据库"的实证分析（Ⅱ）：我国信息法规建设现状分析［J］. 情报学报，2004（2）：209-215.

［8］马费成，杜佳. 我国信息法规建设现状评价与对策研究——基于"中国信息法规数据库"的实证分析（Ⅲ）：我国信息法规建设的对策研究［J］. 情报学报，2004（3）：347-351.

［9］王富仁. 对一种研究模式的置疑［J］. 佛山大学学报，1996（1）：8-14.

［10］马海群，乔立春. 论我国信息法学的研究基础与学科建设［J］. 中国图书馆学报，2001（1）：16-20.

［11］眭平. 多领域研究模式与科技创新［J］. 科技导报，2002（1）：20-24.

原载《图书情报工作》2006 年第 3 期，
作者周丽霞，马海群。

信息管理类毕业生就业跟踪调研与分析

——黑龙江大学信息管理学院个案调查

信息化社会给信息管理类专业人才带来机遇的同时也带来了挑战。为了分析我国就业市场对信息管理类人才的需求现状、发展趋势及毕业生择业等相关问题，同时为了对信息管理类人才培养及毕业生分配提出可参考的建议与意见，笔者开展了此次调查，以期通过个案对整体起到启发和抛砖引玉的作用。调查分毕业生部分和用人单位两部分。其中毕业生部分回收有效问卷64份，涵盖了黑龙江大学信息管理学院1999—2004届图书馆学、信息管理与信息系统等专业毕业生，各届分布均匀，男女比例相当，具有一定代表性。笔者向省内外与黑龙江大学信息管理学院有联系的70余家用人单位发送了调查表，并到哈尔滨市及牡丹江市部分高校及公共图书馆进行实地调研，用人单位部分回收有效问卷24份。采用方法除问卷调查外，还辅以实地访谈、电话采访及互联网联系。

一、择业去向分析

分析就业信息可知信息管理类毕业生的一次就业率较好，除部分同学因考研或出国等原因暂不就业外，绝大部分毕业生都能一次就业。1999—2004届毕业生就业去向没有发生太大变化，仍以图书馆、信息机构等传统图书情报部门为主，近年又呈现多样化就业趋势，如广播电视、新闻行业、政府机构、工厂企业的信息部门等。

我国加快信息化建设，大力促进信息化社会的构建，引起了信息服务与管理的深刻变化。互联网、数据仓库、信息管理系统等技术的普及与应用进一步弱化了传统图书情报部门提供专门化信息的能力。更多的企业及社会机构越发注重信息收集、挖掘与利用，纷纷建立信息部门。社会对信息管理类人才需求整体上表现为：①传统图书情报机构仍具备较强需求态势，公共图书馆、高等院校及情报科研机构吸收接纳了大量信息管理类毕业生，尤以图书馆学专业毕业生居多，但也有大量的信息管理与信息系统、信息学专业毕业生到上述部门就业。而且，上述部门招收毕业生时更看重专业知识和适应现代化信息机构的信息技术能力。拥有广博知识和熟练掌握信息技术的工作人员将逐渐取代传统的图书馆员，不懂计算机技术的人将寸步难行。很多用人单位表达了对既懂专业知识，又能掌握计算机及网络技术人才的需求，其从事职业主要是图书馆网络系统的安装、配置与维护，电子阅览室的运行维护。也有部分用人单位表示需要具备扎实的专业知识并了解图书情报界新知识、新动向，掌握新理念与新技术（如数字图书馆、现代检索技术）的人才，主要负责检索课及图书馆业务工作。②政府机构、工厂企业、新闻机构及信息服务机构加强了对毕业生的吸纳能力。招收的毕业生主要从事信息收集、咨询与服务、竞争情报分析与预测、企业信息系统开发与利用等工作，工作内容与范围更专业、更广阔，对信息技术要求也更高。这种变化在为毕业生提供广阔的就业空间的同时也对其知识储备与专业技能提出了更高的要求。

在就业区域上，省内就业仍占很高比例，除主要集中在哈尔滨市外，大庆市和牡丹江市也有一定数量毕业生，而到外省就业的毕业生大多集中在北京，少量分布于山东及广东省的沿海城市。此项与问卷反馈基本一致。在回答"你在择业时最注重的因素"（可选三项）时，选"经济收入"选项的高居首位，其次是"单位性质"和"能发挥个人才能兴趣"选项，而过去较受毕业生关注的"户口档案"和"单位知名度"选项，分列倒数第一位和倒数第二位。可见，毕业生之所以选择大城市就业，主要考虑的是大城市能提供较高的收入，受经济利益驱动，加之大城市聚集了很多"好单位"，而且在注重个性发展的今天，大城市相对于中小城市能提供更多的发挥个人才能与兴趣的机会和条件。

二、择业渠道分析

据权威部门统计，2004 年高校毕业生人数为 280 万，比 2003 年增长 68 万，增幅达到 32%，加上过去数年未能就业的一部分毕业生沉淀到下一年度参与就业竞争，2004 年全国实际需要就业的高校毕业生突破 300 万人，而 2005 年很可能突破 340 万人。面对如此严峻的形势，分析毕业生的就业渠道对有效开展毕业生就业工作，缓解社会就业压力具有重要的指导意义。

我国"自主择业双向选择"的就业方针自实行以来已深入人心，并在很大程度上促使毕业生加强择业意识，主动接触社会，拓宽就业视野。调查问卷显示在信息管理类毕业生的择业途径中"直接同单位联系毛遂自荐""学校用人信息""亲朋介绍"是最主要的 3 个。通过学校用人信息就业的毕业生主要是进入高校图书馆或信息中心，其余就业途径则分布到各种岗位。统计数据表明，毕业生自主择业意识大大增强，能主动和用人单位联系，寻找就业机遇。相应地，用人单位招聘毕业生的 3 个最主要渠道分别是"与院系直接联系""毕业生招聘会""与学校就业指导部门联系"。

学校用人信息、毕业生招聘会、供需见面会等仍是信息管理类毕业生就业的主要渠道。这一方面源于信息管理类毕业生行业对口，领域比较明确，求职方向较为固定，学校院系与部分用人单位建立了较畅通的人才输送体系，有较好的合作关系；另一方面也源于每年都会有大量的用人单位来学校招聘，且提供的信息集中、信息量大、专业性强、可信度高，用人单位较正规，因此颇受毕业生欢迎。由此可见高校就业指导工作的必要性和紧迫性。再者，这些就业渠道使毕业生就业成本（如路费、通信费、材料费、食宿费等）降低。就业成本在 1000 元以下的占 42.86%，1000—2000 元的占 11.11%，很多同学表示就业成本较低，只是复印了几份简历。还有一些同学通过院系老师推荐或实习直接步入工作岗位。

三、择业取向分析

从问卷反馈看，信息管理类毕业生的择业取向受多种因素影响，但总体上较为客观务实，表现为择业目标多元化，择业行为理性化。首先，关于"毕业时希望选择哪一行业工作"的问题，选择高等院校的占 53.23%，其余的选择较均匀地分布于党政机关、IT 行业、金融保险、科研院所与企业单位等选项上。单位性质和经济收入在很大程度上左右毕业生的择业取向。其次是择业专业性认识上的转变。42.19% 的毕业生在择业时认为不一定要专业对口，31.25% 的毕业生倾向于选择与专业相关的工作，另外 25% 持无所谓的观点，而选择一定要专业对口的只有 1 人。这与我国现今高等教育由精英教育向通才教育的转变不谋而合，体现了教育步入大众化后，毕业生职业选择不确定性的特点。再次，从业行为理性化。虽然在现今社会转换工作岗位很平常，但相对于其他专业，信息管理类毕业生转行的行为并不多见（见表 1），说明信息管理类毕业生从业具有较高的稳定性。这既与用人单位性质较为稳定有关，也与毕业生本人较为客观务实，且对目前工作较为满意有关，除非因个人兴趣或外界利益驱动，一般不会轻易转行。与此相应，用人单位在职工调离及跳槽问题上的态度也较过去更为开通，认为"是正常现象不予评论"的有 16 家，"赞成鼓励人才流动"的有 3 家，"不赞成影响本单位工作"的有 4 家，持无所谓态度的 1 家。针对"毕业生辞职或跳槽的主要原因"，用人单位选择率最高的 3 个原因分别是待遇低、改变职业目标和上学深造，其比例大致相当。随着我国人才市场化程度的提高，人才就业机制的日益健全及相关政策法规的改革，毕业生在择业与就业问题上，用人单位在对待人才流动问题上，都表现得更为理性务实和开放，这有益于建立高效合理的用人机制、人才流动机制及人才配置机制。

表1 毕业生转行情况统计表

项目		选择人数	百分比/%
现单位是否是 毕业后的第一个单位	仍在原单位	48	75
	不在原单位但从事相关工作	7	10.94
	转到其他行业	6	9.38
	跳槽频繁	2	3.13
	未选	1	1.56
如已转行其原因	个人兴趣	18	52.94
	经济利益驱动	8	23.53
	工作需要	4	11.76
	客观环境促使	3	8.82
	偶然机遇	1	2.94

四、自我认知分析

自我认知主要指毕业生对自我能力与素质、专业知识水平的认识与评价及对自我发展的规划等。针对"刚步入社会时你对自己的专业能力认识"问题，反馈数据表明信息管理类毕业生面临的就业环境是多方面的，工作中用到的许多知识要在实践中学习，而对于部分在传统就业部门工作的毕业生来说，学校所学专业知识基本能满足实际工作的需要。此外，在"你认为大学生活对你走上工作岗位帮助最大的是"问题中，选择最多的三项是"自学及思维能力""人际交往、沟通能力"和"外语、计算机等实用技能"，而印象中应较为重要的"专业知识"却居于第4位。这一现象体现了在市场经济体制下，高校专业教育无法解决的一个难题，即所学非所用，所用非所学。当今我国正在构建

"学习型"社会，高校也在探索通才教育、培养复合型人才的新思路，只有把专业知识与个人综合能力有效地结合，才能使高校毕业生得到全面发展并适应信息化社会的需求。

除了在工作中学习、积累经验之外，大多数毕业生较重视继续深造，38.1%的毕业生已考研或进修，40.63%的毕业生有此打算，21.27%的毕业生目前无此打算。用人单位方面，认为本科生就能满足工作需要的有6家，有招研究生学历以上毕业生需求的单位13家，招聘本、专科毕业生后由单位培训的单位有2家（非高校及图书馆），还有3家认为专科生就能满足需要，但也存在对研究生学历毕业生的需求。可见，毕业生选择读研或深造除了是自身知识水平及能力提高的需要之外，也在很大程度上受外界客观环境的影响。这种自我认知有利于信息管理人才的良性发展和整个图书情报专业人才的培养与学历梯队的形成。可以预见，随着高等教育的大众化和社会对高层次信息管理类人才的需求增大，必将有更多信息管理类本科毕业生选择读研或其他形式的深造。

为了考察哪些素质更受用人单位及毕业生重视，在调查表两个部分设置了类似问题。毕业生部分问题为"如果你是单位招聘毕业生工作负责人，你注重哪些素质"（最多可选三项），用人单位部分问题为"单位在选择毕业生时，您认为最重要的素质是"（最多可选三项）。选择结果较为一致，毕业生为B、L、A（A专业知识，B实践动手能力，L工作责任感），用人单位为L、A、B。这说明用人单位和毕业生都非常注重工作责任感、实践动手能力和专业知识，双方达成了很好的共识。除此之外，计算机能力、协作能力和团队精神也是用人单位较为关注的。可见，信息管理类毕业生能较准确地把握用人单位的需求，对自身应具备的素质有良好的认知。相应地，如何调动大学生的积极性，将其转化为实际的行动与能力是高等教育工作者和每一个大学生应认真考虑的问题。

五、择业障碍分析

我国对高校毕业生的就业问题一向极为重视，2002 年的《教育部、公安部、人事部、劳动保障部关于切实做好普通高等学校毕业生就业工作的通知》，对解决就业的三大政策性障碍、加强就业指导和队伍建设等方面做出了新的规定。但毕业生就业中仍存在一系列障碍，通过问卷分析，可以得到以下结论。

（一）毕业生总量增加而就业渠道没有明显扩大

2003 年是我国高校扩招后第一届毕业生就业的年份，毕业生人数达 212 万人。2005 年高校毕业生会突破 340 万人。大规模扩招无疑给毕业生就业造成巨大压力。我国的图书情报学专业分布在综合大学、师范大学及理工农医各类院校，每年都有大量的信息管理类毕业生进入人才市场，但相应的吸纳毕业生的就业渠道并没有太大变化。主要表现为传统的接收信息管理类人才的部门对人才需求没有大规模增加，而一些政府机构、企业单位的信息部门等用人单位对信管类专业认识仍不清晰，并倾向于招收其他专业毕业生经培训后上岗。

（二）高校人才培养与社会需求的脱节

首先，毕业生就业结构不合理。随着我国高等教育大众化及市场经济制度的规范和完善，高等教育的买方市场逐渐形成。当前信管类人才培养的目标仍侧重于传统的图书情报部门，未能满足社会上已出现或潜在的用人需求（如政府部门、新闻传媒等），限制了毕业生的择业领域，不利于形成培养人才的多维度视角。其次，课程设置上仍存在以传授知识为主，而忽视对学生的自学能力、实践动手能力和创新能力的培养。相应地，在调查表毕业生部分，针对"你认为学校教学及课程设置需在哪些方面进行改进"的问题，选"应重视实践能力"和"课程陈旧、教学方法老化、不适应市场需求"两个选项的分列前两位。再次，课程内容不能反映新形势下对信息管理类人才需求的变化，教学内容陈旧、单一，教学方法和教学模式跟不上实际工作需要。最后，偏重专业知识培养，忽视职业意识、职业道德及工作态度等方面培养（此项居用人单位在"高校人才培养规格和教学上应做哪些改革"回答之首），导致学生对所学专业工作情况不了解，职业设想过于理想化，对将来所从事的工作没有清醒、客观的认识和充分的思想准备，在走上岗位后落差较大，难以在短期内适应工作或对待工作不能全身心投入。

（三）毕业生自身原因

"自我定位偏差，眼高手低"是用人单位认为导致毕业生就业障碍的最主要因素。相应地，毕业生在回答"你认为毕业生择业的主要障碍有哪些"（可选三项）时，此项也位于前三位。可见信息管理类毕业生大多有较高的择业期望，对自己的就业前景盲目乐观，没有清醒意识到就业形势的紧迫。虽然大部分毕业生能意识到此点，但择业过程中仍抱有较高的择业取向，造成大量低不成高不就现象。此外，通过用人单位对近 5 年来录用毕业生表现的评价来看，毕业生自身的综合素质有待提高，主要表现为动手能力、创造能力和开拓能力较差，不适应激烈的市场竞争和实际工作的需要。

（四）没有充分发挥就业指导工作的作用

在问及毕业生高校就业指导工作对其有无帮助时，只有 2 人认为非常有帮助，20 人认为有一定帮助，15 人认为没有帮助，还有 27 人表示对这一工作不清楚。毕业生希望获知的就业指导信息主要集中在就业需求（24 人）、心理及个人定位指导（17 人）、专业相关培训（23 人）等方面。可见虽然学校就业指导工作发挥了一定作用，但仍存在很多问题，表现为：重视程度和宣传力度不够，导致很多学生对其工作不了解，更谈不上利用；与用人单位联系较被动，不了解人才需求变化，没有充当院系、毕业生和用人单位之间沟通的有效桥梁；提供的就业信息少，就业咨询服务没有特色，不能适应毕业生的多样化需求；只侧重对就业政策和就业信息的指导，而忽视对毕业生的心理和个人职业定位的指导；为用人单位提供的毕业生信息内容简单，查询不方便且不够准确。

（五）就业政策与就业机制不适应现今社会

我国现今的就业政策、用人制度等尚不能很好地适应新形势下人才聘用与流动的需要，在一定程度上影响毕业生就业。通过对调查问卷分析发现问题主要有：就业信息机制不健全、信息渠道不畅通、信息不充分；许多城市的户籍制度限制了人才流动；用人单位无自主权；人才就业市场不规范、不公平竞争现象严重；对用人单位行为没有明确约束机制，毕业生权益得不到有效保障。

六、毕业生就业工作对策分析

（一）政府：营造良好的就业环境

作为高校毕业生的一部分，信息管理类毕业生就业离不开政府宏观层面上的支持。首先，建议政府强化和改进对毕业生就业工作的宏观调控。思想上高度重视，变被动管理为主动服务，提高工作效率；行动上协调用人单位和高校的关系，采取相关措施，如法律、政策、利益等方式激发用人单位对高校毕业生的需求。同时，大力敦促、协助高校以市场需求为导向，依据自身特点与实际情况加快课程设置改革，提高教学质量。其次，建议建立规范、高效、公平的人才市场机制。以法制化、规范化为准则，建立市场经济中的合同契约关系，约束各方主体的行为，完善市场形式，充实市场内容，指导市场运营。再次，建议制定和改进适应新形势下市场机制的就业政策与制度，为毕业生就业扫清障碍，鼓励毕业生拓宽就业视野，到基层、西部等急需人才的地方就业，为学生自主创业提供支持。

（二）高校与院系：改进和完善教学及就业指导工作

如果把毕业生就业比作产品寻找适销对路的市场，则高校就是解决毕业生就业问题的核心因素。院系应与学校积极配合做好以下工作：

（1）以市场为导向深化课程体制改革，跟踪动态变化的外界环境，丰富教学内容、更新教学方法、完善教学目标。截至 2000 年 12 月 31 日，我国共有信息管理与信息系统专业教学点 177 个。在进行课程体制改革中，还应该考虑隶属于不同学科领域、专业背景各不相同的"信息管理专业"的整合，加强学科内涵建设，防止专业趋同化，降低内部竞争以及使毕业生获取就业优势等相关问题。

（2）加强学生综合素质的培养。信息管理类毕业生从事的工作大多要求较强的专业知识技能及良好的实践动手能力、创新能力、终身学习能力。相应地，在教学过程中应重视学生相关能力的培养，并使学生树立良好的团队精神和高度的工作责任感，此外还应开展入学教育、职业素养与职业道德课程，使学生较早树立专业认识，更好地融入工作环境，这有利于其长远发展。

（3）改进就业指导工作。就业指导工作是毕业生走向社会的一个重要环节。依据本次调查反映的问题，现提出以下对策：①思想上加强重视。高校应将毕业生就业看成是学校品牌的代表和学校整体有效运行的基石之一，建立专门的就业指导机构，实行主管领导负责制，在人员配置和资金使用上给予大力支持。②就业指导工作正规化、专业化。建立专职、专业的工作人员队伍并进行系统培训；转变传统的只提供就业政策、就业信息等单一化的服务方式，为学生进行素质、个性和能力等评估；建立学生就业档案，实行就业指导工作的全程机制，跟踪、反馈毕业生的就业情况以期对今后毕业生的就业提供有价值的借鉴（调查中，部分毕业生希望通过此种或类似方式对院系教学工作和在校生就业提供借鉴，部分用人单位则希望能及时向院系反馈变化的用人需求和意见、建议）。③采取多种方式扩大就业信息渠道。如建立信息管理类人才就业网和数据库，与历届校友积极联系，获取有价值的就业信息，邀请已毕业校友来校讲座，为毕业生提供就业经验。④及时了解毕业生需求，提供个性化服务。就业指导工作面对的是生动的个体，这就要求工作人员要因人而异提供服务。如就业心理、就业培训、求职技巧、职业定位与规划等。⑤建立完善的就业评估体系。调查中，笔者发现依据传统行政性的"就业率、待就业率"单一指标无法详尽地获知毕业生情况，不利于后续的统计和跟踪工作。相应地，应建立包含就业率、就业满意度、就业质量、就业渠道等多项综合指标的评估体系，在评价中体现就业工作开展过程与效果，强调评估体系的持续性、动态性、反馈性。

（三）用人单位：遵守市场规则提供就业渠道

当前，我国毕业生就业市场进入买方市场，用人单位处于相对有利的位置，但仍存在很多问题。从调查来看：一方面，用人单位要遵守法律法规，共建公正、公开、有序的人才市场；另一方面，要广开门路招收毕业生。如：图书馆和各种信息机构应提供实习与培训的机会，将实习与就业挂钩；用人单位积极主办或参与各种形式的人才招聘会、人才交流会；采取提供技术、资金、设备或企业内办子公司等方式为毕业生创业提供支持。

（四）毕业生：更新就业观念提高综合素质

随着我国改革开放的深入及加入WTO，非公有制经济、中小企业和广大的基层单位具备了广阔的发展空间，毕业生将面临更多的机遇与选择。毕业生要放开视野，认清就业市场化形势，树立"先就业后择业，先生存后发展"的择业观，摆正择业心态与期望以适应社会需求。此外，学生求学期间应学好专业知识，完善知识结构，培养综合素质，树立专业认知，这样才能在择业时有的放矢，找到实现自我价值的社会定位。

参考文献

[1] 李保有. 论当前高校毕业生就业问题 [J]. 经济师，

2004（5）：98-99.

　　[2] 宋志海. 辽宁省 2003 年普通高校毕业生就业形势分析与预测 [J]. 辽宁教育研究，2003（7）：25-27.

　　[3] 夏义堃. 信息管理类毕业生择业状况分析——武汉大学信息管理学院个案调查 [J]. 图书情报知识，2003（5）：28-30.

　　[4] 马海群. 论网络环境下图书情报专业教育改革 [J]. 图书馆建设，2001（3）：2-3，10.

　　[5] 张胤鸿. 国外如何解决大学生就业难 [J]. 当代世界，2004（7）：39-40.

　　[6] 郭石明. 日德两国大学毕业生就业机制研究 [J]. 浙江工业大学学报，2004（2）：222-227.

　　[7] 谢君. 大众化高等教育形势下的就业与就业指导工作 [J]. 湖湘论坛，2005（1）：91-92.

　　[8] 吴慰慈. 中国图书馆学情报学教育的改革与发展（1）[J]. 图书馆工作与研究，2003（5）：2-5.

　　[9] 吴慰慈. 中国图书馆学情报学教育的改革与发展（2）[J]. 图书馆工作与研究，2003（6）：5-9.

原载《情报理论与实践》2006 年第 3 期，

作者陈颖，马海群。

以效率为导向的网络信息资源配置的政策法规机制研究

针对日趋严重的信息泛滥、信息污染问题以及人们对信息处理能力的局限，合理配置相对稀缺、不均衡的网络信息资源就成为网络信息资源建设的核心问题，而运用何种机制来配置、如何运用此机制便成为我们首先要解决的问题。本文将重点探讨网络信息资源配置的政策法规机制的运用，并在明确提出以效率为导向的基础上，探讨提高网络信息资源的政策法规机制效率的实施途径。

一、我国网络信息资源配置机制研究

本文中信息资源的概念狭义地理解为信息内容，即信息产品和信息服务，信息资源可以作为信息商品生产要素，起到生产性资源的作用。网络信息资源的稀缺性要求人们必须做出选择，按照一定的机制分配网络信息资源，网络信息资源的分配过程被称为网络信息资源配置。网络信息资源配置是网络信息资源建设的核心领域，也是信息经济学的研究重点，因此网络信息资源配置问题引起了学者们的关注，诸多学者的研究涉及了其原则及机制问题。例如马费成教授提出了网络信息资源有效配置的原则：社会经济福利最大化原则、需求导向原则、公平原则、市场手段和政府手段互补原则。霍国庆教授提出网络信息资源配置应选择竞争模式，确立市场驱动机制，实行投资多元化策略，鼓励强强联合，建立合作论坛，形成政策软约束。周毅教授提出信息资源要素的配置要在以下导向和控制下发生：经济的力量即机制规律、供求机制、竞争机制，政策与法规导控，技术导控。查先进针对市场失灵和政府失灵问题提出了市场手段与政府干预手段相结合的对策。失灵是信息资源配置中存在的现象，网络信息资源配置也同样存在此种问题。

从目前的研究现状可以看出，网络信息资源主要存在三种配置机制，即市场机制、政策法规机制、行政机制。不同的社会制度、经济体制决定着不同的资源配置机制。在市场经济比较发达的国家，主要选择市场机制和政策法规机制来间接配置信息资源，行政机制起辅助作用。那么在我国特定的社会环境下，网络信息资源应采取哪种配置机制呢？首先，目前我国是社会主义市场经济体制，市场经济最明显的特征便是各个经济主体都是独立、平等的，也是受法律保护的，可以在自身利益的驱动下自由进入市场，自由地开展竞争与合作，因此在我国行政机制的作用正逐渐削弱。其次，市场经济就是通过市场来配置资源的，在价格的自发调节下，企业追求利润的最大化，信息生产要素在不同产业之间以及产业内部不同生产者之间进行配置，消费者追求效用的最大化，信息资源在全社会进行配置，由此可见市场机制应是网络信息资源最基本的一种配置机制。但是市场机制并不是万能的，由于信息的外部效应、信息的公共物品性、垄断、信息不对称等因素的影响，信息资源的市场配置中也存在着"信息市场失灵"这一缺陷。由于信息产品和信息服务的一些特殊属性和规律，在网络环境下网络信息资源配置中存在的信息市场失灵问题表现得更加突出。因此我们要从信息市场的外部环境入手，引入外部力量，尤其是要运用政策法规机制对"失灵"进行纠正，但从目前我国学者的研究可看出，涉及政策法规机制研究的较少且没有提出明确的导向问题。因此针对我国目前存在的网络信息资源配置不均、重复以及相关政策法规高成本、低效益的现象，本文明确提出以效率为导向运用政策法规机制配置网络信息资源，以维护网络信息市场的正常秩序，保障信息资源生产者与消费者的合法权利与义务，促进网络信息资源的合理有效配置。

二、以效率为导向的网络信息资源配置的政策法规机制

谈到政策法规机制首先我们要明确一点，网络信息资源配置的政策法规机制对市场机制只是起辅助作用，政府不应随意或过分干预市场经济活动，只有市场机制不能正常地或充分地发挥，出现"市场失灵"时，才需要运用政策或法规来加以矫正。目前，我国网络信息市场存在一定的失灵问题，因此，须运用政策法规从国家信息基础设施、竞争法制、网络信息公开、网络信息安全、产权制度等几个方面加强法制建设，规范网络信息市场，提供良好的外部环境以合理配置网络信息资源。

（一）政策法规效率及其影响因素

政策法规效率一般是指政策法规作用于社会生活所产生的实际效果与颁布该政策法规时制定者所预期达到的立法目的之间的比率，也可指采用某种政策法规的新增效益（收益成本差）与该政策法规所花费成本之间的比率。其中政策法规成本包括政策法规形成、执行与遵守的成本，政策法规效益主要表现为时间效益、经济效益、社会效益、实施效益。政策法规成本是较为显而易见的、易于量化，较好控制，但政策法规效益则受很多因素的影响，较为复杂，表现形式也多样。政策法规效率表现为单位政策法规成本所产生的效益量，关注的是政策法规自身的技术改进。由此要提高政策法规效率的实质就是要减少政策法规成本，谋取最大的政策法规效益。

政策法规效率不仅取决于政策法规运行机制本身，还在实践中受到多方面因素的影响，主要包括以下几点：（1）政策法规产生机制。（2）政策法规稳定性。（3）政策法规形成条件的成熟度。（4）政策法规内容的客观性及其可操作性。（5）既得利益集团博弈结果。（6）立法者、执法者的专业素质。（7）公众的法律意识和民族法律文化传统。

（二）以效率为导向的政策法规机制的意义

我国处于社会主义初级阶段，注重效率是由这一阶段的社会性质和根本任务所决定的。网络信息法制建设虽有其特殊环境，但总体的立法、实施原则是不变的。从政策法规运作角度来看，我国在立法过程中，对立法案的审议一般要考虑以下几点：权益调整是否立足全局统筹兼顾，法律案所附法律草案的规定是否切实可行，具有可操作性；立法技术是否完善，概念是否准确，结构是否合理，文字是否清晰、合乎语法和逻辑。这几点都是成本和效益的影响因素。在对法的实施进行评价的标准中有这样两项：法律的社会功能和社会目的是否有效实现及其实现程度；有关法律活动的成本与效益的比率。另外执法要求遵循高效率原则，即在依法行政的前提下，行政机关对社会实行组织和管理的过程中，以尽可能低的成本取得尽可能大的收益，取得最大的执法效益。由此可见，法制建设的各个环节都离不开成本效益，都要注重效率这一标准。

另外政策法规的制定执行也需要投入一定的人力、物力、财力，且也存在效益的回报问题。如果政策法规的制定者、实施者及民众密切关注政策法规的投入与产出，合理利用政策法规资源，便可实现政策法规的高效率。目前，我国的政策法规效率仍有待进一步提高，人们并没有对政策法规的效率问题有足够的重视。尤其是在网络环境下新问题层出不穷，但相应调控网络信息资源配置的政策法规却极其有限，虽然我国已有部分的相关性法律，如为制止不正当竞争行为、维持市场秩序而制定的《中华人民共和国反不正当竞争法》，且近几年来我国也陆续颁布了一些较有针对性的信息政策法规，对网络信息资源配置起到了规范、调控作用，但从实际实施效果上看，部分政策法规由于受客观环境的影响，整体效率不高。因此，无论是从政策法规的运行角度，还是从目前政策法规存在的问题角度，我们都应注重以效率为导向来运行网络信息资源配置的政策法规机制。

三、提高网络信息资源配置的政策法规机制效率的实施途径

由前文分析可知，网络信息资源配置的政策法规机制应以效率为导向，降低政策法规成本、提高效益。为实现这一目标，笔者以政策法规的影响因素及网络政策法规现状为基础，从以下几个方面分析提高政策法规效率的具体实施途径。

（一）注重政策法规的稳定性

政策法规的稳定性对效率的提高有很重要的作用，稳定性强可以降低立、改、废的频率，降低成本，这样也有利于增强信息市场及其投资环境的信誉度，提高政策法规实施效益。一般而言，全国人大及其常委会制定的法律要比国务院制定的行政法规稳定性强，政策要比法律、行政法规的稳定性弱。中央的立法要比地方立法的形成成本高，但却有利于降低实施成本，从这个角度看应当加强人大、中央立法。目前，我国调控网络信息资源配置的政策法规以部门规章和地方性法规为主，由人大制定的法律、国务院制定的行政法规不多，这主要是由于我国网络信息市场还处于初级阶段，网络信息政策可以比法律更灵活地随着国家的发展目标、实际条件的变化而改变。但从效率的角度考虑，我国今后可以以加强人大、中央制定基本法律法规为中心，灵活运用网络信息政策。

（二）把握制定政策法规的最佳时机

制定政策法规的最佳时机是指政策法规在适度的时间颁布，能及时调整出现的问题，规范各种行为，保证有法可依。这就要求既不要等什么条件都成熟了再去立法，也不能超越现实的需要去盲目立法。法学界存在着"超前立法"这一观点，尤其适用于经济改革时期，在总结以往经验的基础上进行立法预测，适当地超前制定一些法律，这虽然会增大成本，但收到的时间效益与实施效益却是显著的，既能提高政策法规的效率，又能保证经济改

革的顺利进行。当然这要以客观实践为基础，需进行大量的调查研究。

截止到 2004 年全国网站数约为 66.89 万个、网页总数约为 6.5 亿个、在线数据库约为 30.6 万个，网络信息资源在数量、质量和服务上都取得了较大进步，网络信息市场模式也基本形成，但信息污染、虚假信息、信息安全、信息垄断等问题也日趋严重。因而有必要把握好制定政策法规的最佳时机。

（三）适当采取渐进式的立法模式

所谓渐进式的立法模式是指我们可以先尝试出台一部分政策法规，然后再不断地完善，虽然先尝试出台的这部分政策法规具有一定的不稳定性和有待完善的特点，但可使高昂的成本分摊在一个很长的时间段内，效益却可呈积累式增加，从长远的角度来看，总体的政策法规效率是增加的。例如我国已针对网络信息服务的监管出台了《互联网信息服务管理办法》《互联网新闻信息服务管理规定》《互联网电子公告服务管理规定》《中国互联网行业自律公约》《互联网出版管理暂行规定》等法规。待时机成熟《互联网出版管理暂行规定》可进一步修改为"互联网出版管理规定"，也可进一步由规章性文件上升为法律。

（四）提高政策法规的可操作性

具有可操作性的政策法规条文在语言文字上应意思单一、准确、精练，协调配套，并能落到实处，能够实际运用于社会经济生活中指导规范行为，达到立法者所预期的立法目的。根据政策法规效率的定义，政策法规产生的实际效果与立法者的立法目的越接近，效率越高，而可操作性越强越能接近于立法目的，因此，可操作性是一个重要的体现政策法规效率的标准。但在政策法规实践中有些法规条文不能顺利被执行，有的是因为法规超出了客观实际情况，有的是因为法规条文之间的不规范、不统一，还有的是因为法规条文过于笼统，不便于执行。今后要制定的关于网络信息市场的政策法规大多涉及面广、技术含量高，对执法、司法等都是一个巨大的挑战，因此，为了维护网络信息资源的正常流通，维护信息拥有者、信息用户的正当权益，应当重视政策法规的可操作性，应制定出便于执法机关、司法机关办案管辖，便于群众理解的法规条例。

2005年新颁布的《互联网新闻信息服务管理规定》就比2000年颁布的《互联网站从事登载新闻业务管理暂行规定》更具可操作性，新规定对于管理对象的分类，互联网新闻信息服务单位的设立条件及审批、备案程序，互联网新闻信息服务规范，日常监督管理，以及法律责任等都有了更加明确的界定。例如第二十六条规定：擅自从事互联网新闻信息服务，或者违反本规定第十五条规定，超出核定的服务项目从事互联网新闻信息服务的，由国务院新闻办公室或者省、自治区、直辖市人民政府新闻办公室依据各自职权责令停止违法活动，并处1万元以上3万元以下的罚款；情节严重的，由电信主管部门根据国务院新闻办公室或者省、自治区、直辖市人民政府新闻办公室的书面认定意见，按照有关互联网信息服务管理的行政法规的规定停止其互联网信息服务或者责令互联网接入服务者停止接入服务。从规定可以看出对于处罚行为、处罚力度都做出了明确的规定，使操作性更强，管理更加严格，有利于加强对互联网新闻服务单位及网络新闻环境的管理。

（五）做到有法可依，以填补政策法规空白

社会需求是制定政策法规的基础。立法工作是否适应了社会发展的需要，是否能做到让人有法可依是政策法规社会效益与实施效益的主要体现。我国为适应互联网的发展，满足合理配置网络信息资源的需求，制定了一些行政规章。从目前已发布的网络政策法规的实际效益来看，对规制网络信息市场的贡献正日益提高，这方面的实际例证也十分突出。比如说 CN 域名及地址是重要的网络信息资源，从1997年起，国家对域名管理政策进行了调整，1997年5月30日国务院信息化工作领导小组办公室发布了《中国互联网络域名注册暂行管理办法》。随后信息产业部针对此办法又进行了两次修改，修改为《中国互联网络域名管理办法》，分别于 2002 年 8 月 1 日、2004 年 11 月 5 日公布。这几次政策法规的调整为 CN 域名快速健康发展营造了良好的宏观环境，收到了很显著的社会和实施效益，八年来我国域名注册快速增长。1998 年、1999 年、2000 年 CN 下注册的域名总数持续大幅度增加，增长率高，1999 年、2000 年分别达到了 165%、151%。域名注册量激增是由于 1997 年《中国互联网络域名注册暂行管理办法》的颁布。2001 年、2002 年域名增长率低，2001 年仅为 4.3%，2002 年域名增长率（41%）有所增加是由于 2002 年 9 月 30 日《中国互联网络域名管理办法》的实施，《中国互联网络域名管理办法》实施之后域名数量在 3 个月内便增长了 30%，从根本上扭转了 2001 年、2002 年两年来中国 CN 域名注册数量的停滞状况。截至 6 月 30 日，2006 年半年内域名注册数量就增加了 190 457 个，比以往任何一年全年增长的数量还多，这得益于《中国互联网络域名管理办法》的重新修改颁布。

尽管我国已颁布的一些政策法规在调控网络信息资源配置中已收到了一定的效益，但从目前的情况来看，中国网络信息市场政策法规体系尚不健全，总体上讲存在的问题仍是网络信息政策法规的短缺。例如我国于 1993 年 12 月 1 日起实施了《中华人民共和国反不正当竞争法》，但是相关内容不够完善，需进一步修订。如通过网络进行虚拟宣传，利用电子邮件发布广告、虚假消息、贬损竞争对手等问题较为突出。另外法律并未对网络环境下的交易规则、商品价格标准、行业规范等做出规定，制约了网络信息市场的发展。因此，建议填补现存的大量网络信息资源方面的政策法规空白，做到有法可依，扩大政策法规的社会效益与实施效益，从而提高网络信息资源建设中政策法规机制的调控效率。

参考文献

［1］马费成，查先进. 网络信息资源管理［M］. 太原：山西经济出版社，2003.

［2］霍国庆. 我国信息资源配置的模式分析（二）［J］. 图书情报工作，2000（6）：27-30，34.

［3］周毅. 资源流动：信息资源配置的基本形式［J］. 图书情报工作，2001（7）：36-39.

［4］查先进，严亚兰. 再论信息市场失灵与政府干预［J］. 中国图书馆学报，2001（4）：8-10.

［5］靖继鹏. 信息经济学［M］. 北京：清华大学出版社，2004.

［6］孙林. 法律经济学［M］. 北京：中国政法大学出版社，1993.

［7］周林彬. 法律经济学论纲：中国经济法律构成和运行的经济分析［M］. 北京：北京大学出版社，1998.

［8］张文显. 法理学［M］. 北京：高等教育出版社，1999.

［9］张斌. 反不正当竞争法在网络经济中的适用及其完善［D］. 郑州：郑州大学，2003.

原载《情报资料工作》2006 年第 2 期，
作者马海群，李雁行。

民营书业发展现状及近期发展态势分析

以前始终被称为"二渠道"的民营书业近几年迅速发展壮大，成为国内书业市场不可忽视的力量。在新华书店股份制改革的影响下，在外资大举进入我国书业市场的挑战下，民营书业未来几年将如何发展一直是大家关注的焦点，为此笔者通过对哈尔滨市民营书店的调查分析，来探讨民营书业发展现状及态势。

一、民营书业发展现状

坐落于哈尔滨市学府路上的学府书城与慧海图书大厦是哈尔滨市民营书业发展的代表。学府书城在25年间实现了从黑龙江大学院内小"书亭"到营业面积5000多平方米、销售品种达18万的"书城"的跨越，并被选为高等教育出版社、人民教育出版社、中国人民大学出版社、中央广播电视大学出版社、上海外语教育出版社等十几家出版社在黑龙江省的图书发行总代理。慧海图书大厦自2004年12月试营业至今，虽然并未正式营业，但已举办了多场大型的图书活动，在读者心中也产生了一定的影响。

为进一步了解哈尔滨市民营书店及新华书店在读者心目中的地位及影响，笔者对哈尔滨市100位读者进行了问卷调查。对于"您购书的首选地"一题，有65%的读者选择了"学府书城"，10%的读者选择了"慧海图书大厦"，15%的读者选择了"新华书店"，另外10%的读者选择了"不一定"。关于"您选择该家书店的原因"一题，选择"学府书城"和"慧海图书大厦"作为购书首选地的读者中除一小部分选择了"交通方便外"，其他近87%的读者选择了"图书种类齐全"，而选择"新华书店"的读者中有四分之三都选择的是"书店信誉"。可见从读者的主观想法上分析，民营书店因其图书种类丰富，而在读者心目中占了绝对优势。

此外，根据笔者对几家书店音像制品经营情况的客观调查分析，结果亦然。在书店的经营范围中，电子音像制品也是其中重要的一类，其地位还有不断提高的趋势。"全国国民阅读与购买倾向抽样调查"（2004 年）的数据显示，在国民自费购买各类出版物总体保持稳定的前提下，农村和城市居民在 CD 盘、DVD 盘等的人均消费额均有较大幅度的提高。同时，我国国民对各类媒体的平均接触率的排位也显示，VCD（DVD）盘等的排名由第六位上升到第四位。在电子音像制品的经营上，民营书店从经营规模和经营种类等方面明显优于新华书店。慧海图书大厦二层与学府书城五层都设有专门的电子音像制品区，其规模是新华书店的几倍。电子音像制品的种类涉及外语学习、娱乐休闲、生活百科、农业知识等方方面面的内容，而南岗新华书店只在四楼的一块区域内经营少量的英语类音像制品，据其营业员透露，他们近期也没有对书店内部做大规模调整的计划。

在这三家书店中，慧海图书大厦音像制品的经营规模是最大的，据慧海相关负责人透露，黑龙江省整体的音像业务远没有达到辽宁、吉林的水平，但他们依然非常看好电子音像制品这个市场，并计划在 3—5 年间继续扩大其经营规模。

比较而言，民营书业以灵活的经营策略更好地把握了读者的心理，满足了读者的购物需求，也准确地把握了书业市场的发展动态，就现在的情况看，其发展前景还是很乐观的。

二、民营书业近期发展态势分析

面对比从前更有利的政策环境，民营书业应认识自身发展中的不足，要有所作为才能把握发展机遇。根据笔者对慧海图书大厦、学府书城及新华书店的调查，结合民营书店目前自身特点及其所处的环境，笔者认为 3—5 年内，民营书店应在以下几方面有针对性地采取积极主动的对策。

（一）扩大自身规模

国家政策的放开无疑为民营书业的发展提供了广阔的发展空间，但政策大门放开的同时也提高了企业准入的门槛。新颁布的《出版物市场管理规定》比原来的《出版物市场管理暂行规定》在"总发行权"一点上就新增了对经营场所面积、注册资金、发行员职业资格和计算机管理的规定。一般来讲，申办批发企业的注册资金要 200 万元，申办总发行权企业的注册资金至少要 2000 万元，也就是说，规模小的企业根本不具备申请总发行权的资格，只有具有一定实力的企业才可能申请到总发行权。

除了资本方面所需的扩展，读者对图书数量、种类的要求也越来越高。通过我们对读者的问卷调查可以看出，图书种类齐全在吸引读者方面与服务质量、购书环境等因素相比具有绝对的优势，这也是 65% 的读者选择学府书城作为购书首选地的最主要因素。据慧海图书大厦内部员工透露，慧海的日常藏书量在十七八万种，基本与学府书城的藏书量持平。虽然我们未能调查到新华书店的藏书种类，但通过对南岗新华书店占地面积、经营规模的观察可以推断出其经营种类没有两家民营书店的品种齐全。另外，笔者在黑龙江省新华书店批销中心的网站上看到，其日常图书备货的数量为十多万种。

从其他方面看，国家开始对中小学教材出版发行体制做全面改革，并开始实施《中小学教材发行招标投标试点实施办法》，试图打破中小学教材出版发行专营保护的垄断局面，教材的发行已不再是新华书店的特权，民营书业当然也不会放弃发行教材。但发行教材具有高投资、高风险、经济回报时间长的特点，这也要求企业具有一定的实力，因此，民营书店若想在教材争夺战中占领一席之地，就必须不断增强自身的实力以提高自己的市场竞争力。

另外，根据中国加入世界贸易组织时的承诺，2005年12月11日起，我国已允许外资进入批发环节，而新华书店的股份制改革也在如火如荼地进行着，民营书店面临的不只是一个强大的对手，如果不扩大自身的规模，面对"内忧外患"，在未来的竞争中将很容易被挤垮，因此，从主客观两方面分析，扩大其规模都是民营书店谋求发展所必需的。

（二）改革现有体制，建立现代企业制度

建立现代企业制度不仅是市场经济的要求，也有利于民营书业吸引人才。众所周知，民营企业的一些员工具备比国有企业员工更强的竞争心理。所以，民营书业只有尽早建立规范的公司法人治理结构，才能使企业走上现代企业管理之路，给企业中的有识之士提供广阔的发展空间。

另外，从一些企业成功的经验中我们可以发现，那些发展速度快的企业大多是产权与经营权相分离的。首家以国内民营企业身份同时获得出版物国内总发行权和全国连锁经营权的山东世纪天鸿书业有限公司是民营书业发展中的佼佼者，它也正在完成从家族式的管理到现代企业制度的蜕变。

（三）走特色经营之路

在市场经济的大背景下，"创新""品牌"已成为企业发展中不可缺少的因素，众多的企业都在努力打造属于自己的品牌，新华书店作为我国几十年图书发行的主渠道，不需要任何的广告宣传就早已在读者心中立了一块金字招牌。我们在哈尔滨市新华书店所做的读者调查显示：关于"您为何选择新华书店作为购书首选地"这一问题，75%的读者选择了"书店信誉"，10%的读者选择了"图书种类"，余下的选择了"服务质量"和"折扣"。但是与新华书店相比，民营书业能够充分发挥其机制灵活的特点，走符合其自身条件的特色经营之路。如山东世纪天鸿书业有限公司在2004年1月份的北京图书订货会期间，以召开"携手新华，共创双赢"新华书店系统业务推介会为起点，大张旗鼓地展开与各省新华书店的全方位合作，意图将其"志鸿优化"通过新华书店这个中国最大的图书销售网络渗透到每个角落。2004年，新华书店总店与江苏鸿国集团正式结盟的江苏新华鸿国书城在江苏也以平均每月开业一家营业面积在1000平方米以上的书城的惊人速度连锁发展。

由此看来，不论你的企业是否能最终形成自己的品牌，精确自己的市场定位都应是企业谋求发展的第一步。许多民营书业的经营者也在探寻适合自身发展的经营之路。1995年创立的最大的全国性民营连锁书店北京旌旗席殊书屋有限公司就根据自身资金压力大的问题，于2004年5月提出了在2—3年内使席殊书屋在国内中小企业板上市的愿望，为此席殊书屋还于当年年初完成了企业的股份制改造，完善了法人治理结构，初步建立起现代企业制度。

其他民营书店也没有停止探索其特色经营的步伐。成都的"大印象书房"便宣称要将自己办成"百年老店"，上海首家小学生书店、九江首家法律书店、山东最大规模的图书超市——济宁儒鸿书城等也都正式开门迎客。

慧海图书大厦的一位部门负责人也认为，民营书店走特色经营之路是其发展的一个主要趋势，慧海将经营理念的重点放在了"全"上，他们已和全国500家出版单位建立了联系网，尽量让最新出版的书以最快的速度呈现在读者面前，从而尽可能满足读者的需要。当笔者问到他们选择这样的理念的原因时，该负责人回答："我们的规模太大，不适合进行单一的专业类销售，而且我们完全具备建综合型书店的条件，我们最近举行的一系列活动已经使我们的销售额有了提高。"如《他改变了中国——江泽民传》的作者库恩博士来慧海进行了规模盛大的签售仪式。慧海借他人名气宣传自己的策略大大增大了其知名度。慧海的负责人还透露，他们会将连锁经营作为他们3—5年内的发展方向。

由此可见，民营书业的经营者们都为自身的发展绞尽脑汁，现在面对着"内忧外患"，民营书业只有不断调整自身状态才能在激烈的书业竞争中有所发展。

原载《出版发行研究》2006 年第 4 期，
作者刘佳曦，马海群。

知识产权信息管理的调控手段分析

知识产权管理是对知识产权制度有效运行的合理配置及调控，作为知识管理重要组成部分的知识产权信息管理，则是对知识产权制度运行中的信息资源的合理组织与有效利用。知识产权信息管理可以从许多方面进行划分。从范围来看，知识产权信息管理主要分为两个层次：一是宏观上的管理，包括对国家、行业、地区乃至各个企事业单位的宏观的知识产权信息管理，诸如国家知识产权信息服务网络的规划与建设，知识产权信息服务业的建立，社会知识产权信息利用意识的提高，知识产权信息利用知识的宣传与普及，知识产权信息检索专门人才的培养，知识产权信息利用与管理规章制度的建立、执行等。二是微观上的管理，即是对知识产权信息资源的管理，如知识产权信息的收集、整理、分析研究、传播、利用等。20 世纪 60 年代以后，信息技术被广泛应用于信息管理领域，并出现了多种多样的现代化信息系统和网络，大大提高了管理的效率，一定程度上解决了信息资源的技术管理和有效利用问题。然而，伴随着信息技术的高速发展及广泛应用，在信息资源开发利用领域又出现了许多新的、复杂的、仅靠技术手段难以处理的综合性社会问题，如信息过载、信息垃圾、信息污染甚至是信息病毒、信息犯罪等。于是 20 世纪 70 年代以后，人们着手利用行政的、法律的、伦理的手段来共同协调解决信息技术应用、信息管理活动中出现的各类矛盾。信息技术的广泛应用及行政管理与法律手段的介入同样反映在了知识产权信息管理领域。因而，从调控手段来看，知识产权信息管理主要涉及政策导向、法律制约、经济调整、技术支撑、人力资源配置、道德规范调整等，本文主要对前三种手段加以分析研究。

一、知识产权信息管理中的政策导向

知识产权信息管理中的政策导向以行政干预项目开发、价格政策、服务模式定位等为主要表现形式，这种政策导向目前主要表现在专利信息活动领域。

例如，从国际上看，由欧、美、日三方专利局从 1983 年起联合制定了专利文献和信息检索的电子化计划，共同开发了 BACON（Backfile Conversion）项目，由此加速了世界各国专利局专利文献电子化进程①，也为全球专利信息服务的合作模式的探索提供了成功的典范。

又如，美国专利商标局（USPTO）对原始数据及加工数据的定价采取了与欧洲专利局（EPO）和日本特许厅（JPO）不同的方式，对私营服务机构也采取了与上述两机构不同的政策。作为专利信息的出版者，USPTO 的目标是促进所有用户通过多种媒体利用专利信息，加速专利信息传播，这一目标的实现需要公益与私营服务商的配合。基本途径是将电子版专利图像及专利文本文档出售给商业服务机构，商业服务机构再通过增值及个性化服务发挥较强的市场营销能力，为特定的技术领域及特定的用户提供专门服务。这样，USPTO 与其他服务商之间有了较明确的专利信息服务定位，USPTO 主要提供数字化原始数据，服务商则作为中介服务于最终用户。但 USPTO 也有许多直接向终端用户提供服务的方式，如专利复印件提供、专利文档打包、CD-ROM 检索工具及专利图像 CD-ROM 销售、电子信息中心的通报服务、联机全文检索及联机专利图像检索，以及商标领域的类似产品与服务。然而，USPTO 的收费不是基于市场或增值，而是基于成本，即基于专利信息的生产、制作、传播与服务成本，"传播成本"

---

① 历宁、邹志仁：《专利信息的利用研究》，载《中国图书馆学报》2001 年第 1 期。

标准是定价政策的基础，这也符合美国版权法的法律规定，尽管美国版权法中未明确专利信息的定价问题。20 世纪 90 年代中期，随着 CD-ROM 的流行以及其便利、省时、低成本等优点，CD-ROM 作为专利信息传播载体被人们普遍看好。USPTO 也在制定专利信息传播政策时，将发展桌面化 CD-ROM 服务系统作为重要的技术支持手段。

欧洲专利信息政策对欧洲专利信息管理与服务产生了较大的影响。近五年来，欧洲只有 5.9 万个企业利用了专利系统，这个数字意味着，在欧洲还有 11.1 万个应该接触专利（包括申请专利和使用专利文献）的企业没有利用专利系统。由于对专利源的利用不足，欧洲每年耗费在重复项目研究和开发方面上的资金大约为 300 亿美元。因而急需制定相应的专利信息服务政策，提高企业的竞争力。鉴于欧洲专利组织各成员国的国家专利局和一些商业性专利服务机构在促进公众和企业利用专利信息方面的功能不断加强，有人对欧洲专利局是否还应保持原有的功能提出了疑问。但更多的专家认为，尽管各成员国专利局和商业性专利服务机构在开发国内市场和为中小型企业服务方面做了大量的工作，但与欧洲专利局现有的服务水平相比，还有一定的差距。如果现在就把欧洲专利局的服务职能移交给各成员国专利局，条件尚不成熟。因此，欧洲专利局还应一如既往发挥现有职能，不应中断提供专利信息产品和减少服务项目。在各成员国及商业性专利服务机构的支持下，欧洲专利组织把未来的专利信息政策目标设定为：更大范围地促进公众和企业利用欧洲专利信息，但不提倡使用商业竞争手段。新政策构架进一步明确了欧洲专利局在欧洲专利信息开发中的领导地位和专利信息服务方面的中心作用。如：欧洲专利局继续负责欧洲专利文献的直接发送和欧洲专利组织信息的传递；按照双边协议议定的框架提供所有的数据；进一步重视数据的质量、完整性和标准化，并确保及时送达；保持为用户多样化服务的职能，在专利信息产品开发和标准化方面发挥中心作用。

此外，对于国家专利局的地位与作用，也需制定特殊的专利信息政策，从而推动国家专利信息服务的整体发展。一些专家提出，国家专利局在发展当地市场和为中小型企业服务方面已占据了主导地位，因而在经营方面没有必要刻意去与那些商业性专利服务机构竞争，或在并不能给用户带来好处的重复服务上耗费过多的精力，取而代之的应是在提高现有服务质量和新增服务项目方面多下些功夫。例如：用本国语言为用户提供专利信息；为当地市场配备专利专业人员等。此类知识产权信息政策的制定与实践，对知识产权信息管理与服务的多元化、多样化发展起到了重要的导向作用。

二、知识产权信息管理的法律制约

从世界范围看，各国在信息法律法规制定方面都取得较大进展，它们都直接或间接地影响着知识产权信息管理与服务业务的开展。

在国外信息立法中较为引人注目的是：其一，美国。美国于1966年出台《信息自由法》、1976年出台《阳光下的政府法》、1979年制定《统一商业秘密法》、20世纪80年代制定《计算机软件保护法》、1982年出台《国家信息安全法》、1995年发表《知识产权和国家信息基础设施》白皮书、1996年出台《经济间谍法》、1998年颁布《数字千年版权法》等，建立了具有较高水平的信息法制体系。其二，英国。英国于1624年颁布《垄断法规》、1709年颁布《安娜女王法》、1984年出台《数据保护法》、1985年出台《版权（计算机软件）修改法》，是国际上最早进行信息法制建设的国家。其三，加拿大。加拿大于1979年制定《统一商业秘密法草案》，1982年出台《信息获取法》，以及之后出台的《个人隐私法》等，对于完善信息立法起到了积极的推动作用。此外，国际性的信息立法活动也取得了较大进展，如

1971 年联合国推出了《世界知识产权组织关于保护计算机软件的示范条例》、1985 年经济合作与发展组织通过了《过境数据流的宣言》、1992 年欧共体通过了《数据库版权指令草案》、1995 年欧盟制定了《关于涉及个人数据处理的个人保护以及此类数据自由流动的指令》、1996 年 12 月世界知识产权组织出台了《世界知识产权组织版权条约》和《世界知识产权组织表演和录音制品条约》。有关知识产权信息方面的国际法律、法规还包括：《保护表演者、唱片制作者和广播组织的罗马公约》（简称《罗马公约》）、《保护唱片制作者，防止唱片被擅自复制公约》（简称《唱片公约》）、世界知识产权组织（WIPO）提出的《计算机软件保护条约》《关于集成电路的知识产权条约》等。

在国内信息立法中与知识产权信息管理密切相关的有：其一，版权法。知识产权信息管理与服务首先应遵守知识产权规则，在不侵权的前提下，促进知识产权信息的传播与应用。互联网的发展极大地更新了人们传输信息的方式，拓展了信息资源的范围、规模与多样性，人们获取信息资源的便利性和自主性也极大增强，然而，网络开发自由的基础是权利应该受到尊重和得到保护。伴随网络信息资源建设与开发，人们已制定了评价因特网资源的 10C 原则，其中包括版权性（copyright），可见网络信息资源的知识产权保护仍然是网络空间的一条重要原则。其二，合同法。在促进知识产权贸易过程中，权利信息、技术信息、经济信息应真实有效。其三，反不正当竞争法。知识产权信息服务商在同业竞争中应公平、有序，讲求市场的合理性。其四，经济法。网络环境下的知识产权信息管理与服务是网络信息服务业的重要组成部分，作为一种网络经济现象，应当遵守经济法律和经济法则。其五，保密与安全法。在知识产权信息服务中，尤其是全球化知识产权信息服务中，应当重视保守国家秘密、企业商业秘密及个人秘密，确保用户信息资源的安全。此外，从我国法律法规制定情况看，与知识产权信息管理相关的法律、法规还有：

《关于防止在出版物中泄露国家秘密的通知》、《计算机软件著作权登记办法》、《新闻出版保密规定》、《中华人民共和国保守国家秘密法》、《互联网信息服务管理办法》、《互联网电子公告服务管理规定》、《互联网站从事登载新闻业务管理暂行规定》、《中华人民共和国计算机信息网络国际联网管理暂行规定》(1997修正)、《计算机信息网络国际联网安全保护管理办法》、《电子出版物管理暂行规定》等。国内外的信息法制建设为知识产权信息管理活动提供了重要的法律框架，信息法制的现代化发展，则为网络知识产权信息管理与服务提供了法律保障和法律规范。

三、知识产权信息管理中的经济调控

知识产权信息管理的经济调控主要体现在对知识产权信息资源的投入与配置、知识产权信息服务及产品销售、知识产权信息服务市场管理等方面，网络环境下的知识产权信息管理更要借鉴网络经济的有关理论与方法。

（一）知识产权信息资源的投入与配置

信息资源配置机制主要包括三个部分：市场配置、政府配置、产权配置。就目前的开发状况与服务水平而言，知识产权信息资源的投入与配置主要涉及政策调控、资金保障、技术支撑等各项关键性的影响因素。因而，首先要提高对知识产权信息管理的认识，制定加强知识产权信息资源投入与配置的政策与机制。国家与企业应通过制定有关政策，明确知识产权信息管理的重要地位，规定其方针、任务和目标，确定国家或企业对知识产权信息管理的组织原则，制定加强知识产权信息管理、实现信息资源共享的措施。其次，应加大对知识产权信息资源建设的资金投入，明确用于知识产权信息资源建设的经费在研究与开发中的合理比例。目前，知识产权信息服务在我国是以公益性信息服务为主体的，从国家宏观管理角度看，国家对公益性信息服务业的投

入是一种必要的基础性投入，用于为国家经济发展和科技进步提供基本的信息服务，并由此保障社会其他产业的高产出。再次，应加快现代信息技术在知识产权信息资源建设中的应用，建立有效的知识产权信息资源体系，推进知识产权信息管理的现代化建设。

（二）知识产权信息服务及产品销售

从经济学的角度看，网络环境下信息产业管理需要研究与解决的问题主要包括：网络信息产业的结构划分、构成网络信息产业的各个行业之间以及与其他行业的关系、网络信息活动的产业化和规模化机制。但就知识产权信息服务业发展现状看，它正处在产业化、规模化的过程中，因而，我们研究的重点只能放在局部性问题上，而不是全局性或综合性问题之上。从这个角度出发，笔者以下主要考察网络环境下推动知识产权信息服务及产品销售的各种经济手段。从网络经济的发展模式看，可能对知识产权信息服务产生直接影响的经济手段主要表现为以下几个方面。

1. 个性化服务

例如某公司对其网上数据库采取了针对不同的用户提供不同的搜索界面的策略。一种产品 DIALOG Web 是为"信息专业人员、网上搜索者、研究人员和其他专业人员"提供的。另一种更便宜但是功能没有那么多的产品 DataStar 提供了 DIALOG 数据库的一个子集，用户界面也简单得多。但是 DataStar 缺乏 DIALOG 那种完整的功能，这使它对专业人员不具有什么吸引力。通过对不同的用户界面进行产品版本的划分，某公司可以把它的数据库对用户的价值最大化，同时为自己争取到最大的利益。

2. 创造或延续自己的优势

例如一家世界上久负盛名的出版商家名录的公司，它利用自己已有的信息为自己收录的每一家公司专门建一个"电子门面"，其中包括产品列表、产品详细信息的目录、正在销售的商品清单等。该公司的站点上有丰富的信息，包括 8 000 种目录和

156 000 家公司名录，而且联机信息技术的发展使该公司不再停留在目录阶段，他们给自己的新定位是购买指南和商品来源指南。

3. 提供免费信息服务

调查表明，用户只愿意为两类信息付费：一类是能赚钱的商业信息，另一类是体育信息。把可以收费的信息免费，这是免费信息服务中的第一种商业模式，当然一般来说，网民是要拿某种统计数据来交换的。而纯粹的免费信息作为一种商业模式，很难找到一条经营之道，总要和其他形式捆绑在一起，才有可能大有作为。

4. 定题情报服务

它是传统情报服务中最重要的形式之一，被称为 SDI（Selective dissemination of information），其含义是用户提出某一项具体的研究项目，由信息机构跟踪研究进展，提供相关的动态文献。作为情报服务最有效的方法之一，SDI 被搬到网上，并且做出了适合网络的方式。比如可以增加自动搜索程序，搜索特定的主题信息，请有关的专家现场讲解等。SDI 与 ICP 的最大不同是网站的内容都是经过精心挑选，服务于特定用户的需求，而且定时更新。例如某某是 SDI 类型的网站，它有 650 位"向导"，可以为网民提供"一对一"的直接服务。

5. 独特信息资源

如某某是一个既独特又能称为第一的网站，它把《大英百科全书》的所有内容全都搬上了互联网，供访问者免费查阅，另外，它上面还有来自 76 家著名杂志的相关文章，以及指向125 000 个网站的链接。

6. 合理定价

商业化专利信息服务商的报价对于用户选择影响重大，根据Derwent 一项调查表明，96% 的用户愿意利用商业化专利信息服务，但其中有 79% 的用户仅选择一家主要的服务机构，只有

14%的用户选择两家服务商，选择三家及以上信息服务商的用户比例很小，只有3%。一般来说，当用户选择了一家新的信息服务商时，他将放弃原有的信息服务商。因而，制定合理的产品与服务价格对于吸引或稳定用户都至关重要。

（三）知识产权信息服务市场管理

知识产权信息服务市场的科学管理可以从宏观和微观两个层次进行。宏观层次的信息服务市场管理由国家和各级政府的信息管理部门负责实施。主要是通过政策、法规、市场规划和控制来组织协调信息服务市场的各项活动，保证知识产权信息服务市场沿着规范化、科学化和秩序化方向运行。信息服务市场的宏观管理内容应至少包含下述几个方面：信息服务市场的立法和政策的制定，信息服务市场的规划、组织和调控，信息服务商的资格认证和审批管理，信息服务市场的交易管理（包括交易原则、交易方式、交易内容、交易范围和管理等级），信息商品的定价和信息劳动者的报酬管理。

微观层次的知识产权信息服务市场管理主要由信息商来负责实施。主要是通过信息服务市场营销调查和有效地管理企业内部的人、财、物等经济资源，掌握市场的变化动态和变化规律，从而为信息企业开辟新市场、开发新产品以及实施市场营销战略提供科学的依据。信息服务市场的微观管理内容应至少包含四个方面：市场信息的管理，包括市场需求潜力、用户、资源、价格、销售渠道、促销方式、竞争情况等方面；资源管理，包括信息、资金、人员、设备等方面；营销管理，包括生产、定价、销售、分配、营销组织等方面；技术管理，包括软件开发、网站设计、系统建设等方面。在网络环境下，随着知识产权信息资源开发利用水平的提高、作用力的增大，既要加强知识产权信息服务的宏观市场管理，又要推动知识产权信息服务商信息服务质量的提高。

当然，知识产权信息管理的技术支撑对于从技术角度建立起先进的知识产权信息管理系统，实现对知识产权信息资源的科学规划、组织、控制与利用，也是至关重要的。从知识产权信息管理的整个流程看，随着信息技术的发展，知识产权从申请、受理、归档到加工、处理、利用的各个信息流环节都将实现电子化、网络化，信息技术对于现代化知识产权信息管理的重要支撑作用是毫无疑义的。

参考文献

［1］GEWEHR W H. The Information Dissemination Policy of the United States Patent and Trademark Office ［J］. World Patent Information，1996（2）：61-67.

［2］宋清水. 欧洲未来专利信息政策的走向 ［J］. 全球科技经济瞭望，1998（2）：1-2.

［3］评价因特网资源 10C 原则 ［J］. 情报理论与实践，2000（6）：455.

［4］马费成，李纲，查先进. 信息资源管理 ［M］. 武汉：武汉大学出版社，2001.

［5］胡昌平，乔欢. 信息服务与用户 ［M］. 武汉：武汉大学出版社，2001.

［6］卡尔·夏皮罗，哈尔·瓦里安. 信息规则——网络经济的策略指导 ［M］. 张帆，译. 北京：中国人民大学出版社，2000.

［7］吕本富，张鹏 .77 种网络经济创新模式 ［M］. 沈阳：辽宁人民出版社，2000.

原载《世界科技研究与发展》2006 年第 2 期，

作者马海群。

网络信息资源建设与配置的调控手段及其效率问题研究

一、网络信息资源建设与配置中的效率问题的提出

网络正改变着人们的生活，通过网络，人们可以方便、快捷地发布和获取信息，可以进行更及时准确的沟通，但人们需要的不是都能够从网络上得到，这就涉及网络信息资源建设与配置的问题。同时，得到信息的时差和质量，又涉及配置效率的问题，配置效率既与网络信息资源的特点有关，又与网络信息资源配置的调控手段有关。

（一）网络信息资源自身的特点

网络信息资源的建设与配置作为我国信息化建设的一个核心领域，既具有媒体形态上的多样性（目前，因特网数据库已逾万个，图书馆目录、参考工具书、全文资料、图形和影像信息、计算机软件信息等各种类型信息资源存贮并流通于因特网中，形成了一个丰富多彩、潜力无限的高速信息网络世界），又具有内容上的复杂性（网络信息资源与其他传统资源一样，同属经济资源的范畴，具有作为生产要素的人类需求性、稀缺性、使用方向的可选择性等经济学特征；网络信息资源开发使用具有较强的时效性；网络信息资源配置中存在着市场失灵现象），因而应当充分地运用法学、经济学、管理学等学科原理，综合分析与研究网络信息资源建设与配置问题。

（二）网络信息资源配置的调控手段及其研究局限

事实上，众多的信息管理学家、法学家、经济学家都已加入了网络信息资源建设与配置的研究领域，并分别从技术、经济和

人文等角度对网络信息资源建设与配置问题进行了较深入研究，形成了综合性的调控手段机制，其成果或者讲求市场供求、价格、竞争、风险机制的充分运作，或者强调政府的作用和影响。虽然，其中很多成果涉及了信息资源建设与配置的效率探讨，但有关网络信息资源建设与配置的调控手段的效率问题则很少涉及。

我们认为，效率是一个复杂的多学科研究主题，无论是常规的政策科学、法学、管理学、市场学，还是新兴的法律经济学、新制度经济学、新公共管理思想、产业政策研究、治理理论等，都是以效率研究为核心的。基于网络信息资源浪费、重复建设、分配不均以及现有相关政策法规引导调控不力和管理滞后等问题，在当前世界经济、科技发展速度日趋加快，竞争日趋激烈的背景下，技术、经济、政策法规等调控手段与信息资源配置不仅应形成互动关系，还要明确以效率为导向。效率机制问题应成为网络信息资源建设与配置的核心问题。

目前，关于信息资源配置的研究成果多集中在探讨信息资源配置本身的效率问题，其实产生这些效率问题的最主要原因就是调控手段自身的效率不高，所以研究网络信息资源配置调控手段自身的效率具有理论价值和实际参考价值。

二、网络信息资源建设与配置的调控手段中所蕴含的效率因素

（一）政策法规对网络信息资源配置的作用及效率

运用法律手段对信息资源进行配置，就是信息资源配置管理者运用经济法规来调整信息资源开发利用各机构之间及各环节之间错综复杂的经济关系，处理经济矛盾，解决经济纠纷，惩办经济犯罪，维护信息资源开发利用活动的正常秩序。对国际性的属于人类共同财富的信息资源配置，则通过国际的协商，达成协议来共同遵守、执行。在政策法规手段中，信息政策法规起着重要

的作用。

1. 信息政策法规对网络信息资源配置的导向作用

信息政策法规对网络信息资源配置方向、空间布局和流向变动方面都起到了一定的制约作用。如：规定了我国网络信息资源配置的总目标，即均衡配置，兼顾效益与公平；规定了网络信息资源配置的基本原则，即统筹规划、国家主导，统一标准、联合建设，互联互通、资源共享等。

2. 信息政策法规对网络信息资源配置的协调作用

信息政策法规在网络信息资源动态配置过程中具有协调主体利益、配置结构、配置时间与空间等作用。如：协调网络信息资源配置中产生的各种利益冲突；协调网络信息资源配置中因信息环境变化而引起的各种矛盾。

3. 信息政策法规对网络信息资源配置的管理作用

信息政策法规对网络信息资源配置的管理作用表现在以下五个方面：第一，可以确认网络信息资源配置主体的身份和职责，因为每项信息法律都规定了法律关系的主体、客体及内容；第二，政策可以具有超前性，可制定合理的网络信息资源配置规划；第三，能够调整网络信息资源配置的具体过程；第四，规定网络信息资源交流、流通、保密和开发利用的具体方法；第五，规定了网络信息资源所有权的性质。

4. 政策法规对信息资源配置的效率体现

政策法规效率是政策法规作用于社会生活所产生的实际结果同颁布该政策法规时所要达到的社会目的之间的比。我国自新中国成立以来共颁布信息法规 5 000 多条（数据来自北大法律信息网），其中第一部信息法规是 1962 年由文化部发布的《关于博物馆、图书馆可以根据本身业务需要直接收购文物、图书的通知》。1990 年后，信息法规数量明显增多，年平均增幅达 10.8%。从总体来说，这些信息政策法规的颁布，促进了图书情报等公益部门和信息产业的发展，保障了信息市场的有序建设，提高了对信息资源的合理配置效率。

（二）信息技术对网络信息资源配置的作用及效率

1. 有效的信息资源配置越来越依赖信息技术

网络系统技术支撑着网络信息资源的配置。网络系统技术包括提高网络吞吐量和可靠性的技术、网络故障的早期诊断和快速处理技术、加快网络传输速度的技术、网络信息存取和组织技术、防火墙技术、密钥技术、病毒清除技术等。网络系统技术越先进，时间、空间以及其他一切信息传输的物理障碍也就越容易被打破，从而起到优化网络信息资源配置的作用。

2. 信息技术可以增强网络信息资源配置的自主权

国家信息自主权指的是对信息技术和信息资源的占有、使用和管理权。拥有先进的信息技术，一方面可以保证信息资源配置过程中的信息安全，另一方面可以加大国家对信息资源的占有范围及信息辐射的空间范围。

3. 信息技术对网络信息资源配置的效率体现

信息技术是智力密集型产品，其研发费用较高，但生产成本低，其效率的体现是长期的。如智能机器人（robot）技术可以实现信息的自动抓取，运行于网络信息空间，访问网络中公共区域的各个站点，标引其内容并组织建立索引文档，开发供检索的数据库，同时还能跟踪网页内链接的其他网页，确认链接的合法性。信息技术可以提高搜索引擎的检索效率，扩大信息覆盖范围，使信息内容更加全面、可靠。

（三）经济手段对网络信息资源配置的作用及效率

信息资源的稀缺性是信息资源的经济学特征。经济学中最原始的调控手段就是利用经济杠杆来调节信息生产者与利用者之间的利益关系，经济杠杆的作用是相当明显的，这方面的理论相对成熟，所以这里就不再分析。笔者只着重讨论信息经济对网络信息资源配置的作用。

1. 使网络信息资源在时间和空间上合理配置

任何信息资源都有固定不变的总效用，当它每次被投入经济活动中去时，信息资源使用者总可以体验到总效用中的一部分。随着被使用次数的增多，这个总效用会逐渐衰减，并在衰减至零时被彻底"磨损"掉，不再具有经济意义。衰减至零并不意味着总效用已全部被体验到，体验程度与信息资源在不同的时间、空间和经济行为者之间的分配情况有关。信息经济手段往往可以使有限的网络信息资源在各种可互相替代的分配方案中被最优分配，从而最大限度满足使用者需求。

2. 选择最佳的配置方向

网络信息资源使用方向的可选择性是指同一信息资源可以在不同的使用方向之间做出选择，选择不同的使用方向，产生的使用效果一般也不一样。信息经济更多地依靠科学技术和知识信息的传播、转移、应用和增值。由于知识信息是一种可以重复使用的资源，具有较高的附加值和报酬率，且知识信息的生命和价值在于应用，在于成为社会生产和再生产中不可缺少的要素，因此，信息经济环境下必然把信息资源向实现其最大效益的方向分配。

三、网络信息资源建设与配置的调控手段中现存的效率低下现象分析

（一）技术调控手段中的效率缺失现象

首先，现在一些图书馆所建的导航库还不成熟，如何建好导航库，使用户能以较少的点击次数获得更多的信息内容，是数字化建设中亟待解决的课题。

其次，在信息资源建设中，如果网络信息资源建设缺乏一定的标准和缺乏一定的规范，就会影响用户使用网络信息资源的效率。因此，在数字化资源建设过程中应注意规范控制。规范控制不仅能提高文献数据库的质量和检索效率，而且能满足信息资源共享的要求。数据格式的标准化、标引语言的标准化是规范化的主要内容。例如，数字图书馆在自建书目数据库时如果不重视数

据格式的规范化，就会影响日后网络资源共享。此外，由于数字图书馆是一项投资巨大的系统工程，标准化的建设可以降低资源数字化的生产研发成本，减少数字图书馆的建设成本，有利于加强质量控制，提高生产效率，这也是提高信息资源建设与配置效率的要求。

再次，就软件而言，我们目前所看到的软件，除了名字不同外，其功能、应用对象等基本都是类似的，很难看出各自的特色。因此，各个软件公司在信息资源建设与配置过程中就要突出自己的特色和服务不同的对象，这样才能够在市场上顺利发展。

最后，数字图书馆技术上的缺陷影响了用户使用网络信息资源的效率。如上文所言，首先，数字图书馆数字化标准格式不统一，导致用户使用不方便，难以推广和共享。其次，现在一些图书馆所建的导航库还不成熟，有的链接的网站太少，能够提供给读者的信息极为有限，有的分类过于粗糙，使用户查找不便。再次，链接点名称和其地址对应缺乏一定的标准和规范，影响用户使用网络信息资源的效率。最后，目前所看到的软件，除了名字不同外，其功能、应用对象等基本都是类似的，很难看出各自的特色，信息资源配置中的特色服务不明显。

（二）经济调控手段中的效率不足现象

从社会经济效率的角度考虑，无论是市场经济、计划经济还是混合经济，由于经济资源的稀缺性，都存在资源有效配置与建设的问题。

从经济学意义上讲，网络信息资源的有效配置是指在合理经济机制作用下实现网络信息资源在全社会的最合理分配。市场经济条件下，网络信息资源的有效配置，是通过以市场机制为主的经济机制，使网络信息提供商利润最大化目标和社会经济目标保持最大限度的一致性来实现的。

现代经济学将市场失灵的原因归结为四个方面：垄断、外部效应、公共物品和不完全信息。在网络信息资源配置上市场失灵现象有着更集中的体现：一是信息产品生产商的垄断，少数企业对信息市场的垄断必然会限制价格机制的作用，导致信息市场产出效率偏离预期的目标；二是信息产品具有易于复制、易于扩散的特性，使盗版现象屡见不鲜，从而打击了私人资本对信息产品投入的积极性，以致出现市场失灵；三是信息市场中的交易活动带有很大的盲目性和随意性，市场价格体系不能灵敏地反映市场的供给与需求状况。

（三）政策法规调控手段中的效率低下现象

1. 信息政策法规的作用范围狭窄

各国拥有的信息政策法规的作用范围都只限于一国之内。由于 Internet 本身没有国界，因此，法律在管辖权、国际司法协作等方面就会遇到一些新问题。2000 年 4 月，法国 Internet 用户发现在某网站驻欧洲分支网站上有纳粹物品拍卖。巴黎法院要求某网站必须遵循法国法律，并采取有效过滤措施禁止法国网民进入有关拍卖纳粹物品的网站。但某网站辩称业务由美国政府管辖，并根据美国宪法享有言论自由，纳粹物品的网上拍卖不能被限制。巴黎法院与某网站所争论的主要问题就是网络上的跨境信息传播到底应遵循哪国的法律。这是目前国际法律中的一个盲点。网络的无国界带来的国家间的法律冲突被提上日程，网络自身如何避开这种本地和国际化的冲突，这对于法律或网络来说都是一个技术难题。由此可见，目前的信息政策法规的作用范围狭窄，对世界范围的网络信息流动问题的调控显得无能为力。

2. 信息政策法规的作用力度相对较弱

国外现有的信息政策法规带有较严重的部门利益痕迹，对一些部门的作用力度显得相当薄弱。从政策来看，由于长期条块分割的管理体制，各行业、各部门原先制定的行业政策，不可避免地带有部门利益的色彩。特别在网络通信资费、通信平台建设、计算机信息服务业管理等方面，某些政策已给信息产业的健康发展设置了障碍，这种政策缺陷必将遏制信息产业的发展进程。从法规来看，信息侵权法律责任绝大多数只属于民事责任，依据信息法律的制裁也大多只是民事制裁，对侵权人的刑事制裁的法律规定较少，作用力度较弱，致使网络侵权行为屡屡发生又屡禁不止，我国可以以此为戒。

3. 现有的法规对调整因信息产业发展而产生的新的社会关系缺乏适用性

目前，我国的法律、法规和规范性文件中能直接适用于调整信息法律关系的不超过三分之一，我国已颁布的《中华人民共和国专利法》《中华人民共和国广告法》《中华人民共和国档案法》等40余部法律中，在调整与信息产业发展有关的"外围"法律关系时往往显得捉襟见肘。例如，现有的商标、商业秘密等知识产权法所调整的知识产权客体不能涵盖网上智力创作成果，知识产权法禁止的侵犯知识产权行为也不能包含层出不穷的网上不当利用他人智力创作的行为。目前网上这种不当利用他人智力创作的行为已日渐增多，但有时会遭遇无法可依的困境。

4. 我国信息立法不够全面

首先，通信自由和个人隐私是公民的基本权利和合法民事权利，随着社会信息化程度的提高和扩大，越来越多的公民将自己的工作、生活、学习等纳入信息化活动之中，通信自由和个人隐私被侵害现象逐步增多。而到目前为止，我国还没有一部个人隐私法，单靠《中华人民共和国宪法修正案》和《中华人民共和国民法通则》有关条款的规定显然已不能解决网络上出现的新问题。其次，中国有《中华人民共和国保守国家秘密法》，但没有"信息公开法"，中国的政府信息公开法还没有列入立法机关的立法规划。再次，信息安全、电子商务、网络广告、网络新闻、数字图书馆等领域的信息化法制在我国还都处于不健全的境况。

四、基于效率导向的网络信息资源建设与配置的调控手段的优化对策

（一）技术调控手段的优化对策

适当地使用信息技术，使其充分发挥作用，提高信息资源建设与配置的效率、突破重点难点，甚至在信息技术的支持下改革现有的方法、内容和观念，将是又一个极为重要的课题。

1. 参考国外网络信息资源建设经验

庞大的资源到底该如何建设？从国外信息资源建设的经验中发现，要走引进与自主建设相结合的路，联合多方面的力量，共同建设资源。一般有四种途径：第一是链接。将终端的 WWW 服务器与 Internet 上大量免费的相关可靠的资源网站进行链接，直接实现资源共享。有关此类 Internet 站点的选择，可先通过专家介绍或者搜索引擎搜索，再由网络维护人员负责定期更新。第二是镜像。通过与 Internet 上一些高水平、高质量的相关资源库建立全部或者部分的镜像，获取更新、更专业化的资源。当然，有些站点需要付费才能被镜像。第三是自主建设和二次开发。它的完成必须具备"团队精神"。通常学科带头人是这类资源建设的主力军，他们经过技术理论与实践的培训，掌握计算机操作技能，再结合丰富的经验，可以制作出此类学科所需的各类课件。此外，还可以在网络中心设立资源建设小组，根据需求，专门负责收集市场上的优秀的课件。第四是在资源建设中还应该考虑创建良好的资源搜索引擎，使建好的资源库可以发挥充分的作用。总之，资源的建设是一个长期的、不断更新的过程，丰富的资源库并不是一天就可以造就的。

2. 合理规划网络信息资源建设模式

优化以效率为导向的信息资源建设与配置，应当注重合理规划与实施科学的建设模式，进而提供更进一步的技术支持。可以借鉴胡铁生提出的"集中式"建设模式和"分布式"建设模式。

"集中式"资源建设模式顾名思义，就是将区域内所有相关信息资源（包含购买和自主开发的）集中存储在区域信息中心，进行集中管理，统一使用。该模式可以充分发挥区域信息中心的设备优势、管理优势和技术优势，进行资源管理和维护十分方便。用户可以在一个指定地点查询检索所有的资源索引信息和完整的资源库，费用低廉，特别是在一些经济欠发达地区，只需购买一套城域网信息资源系统，就可以让下属所有单元用上资源。但"集中式"资源建设模式容易导致资源中心出现瓶颈拥塞，网络负载过重，资源上传/下载速度缓慢，从而导致资源的利用率不高，无法实现资源共建共享的目的。"分布式"资源建设模式的核心理念是资源分布存储，资源目录集中。整个区域的信息资源是由多个资源站点，如县（市、区）、校级资源中心分布组成，资源网内每一个提供资源信息服务的站点都是资源网中的一个节点，存储实际的物理资源，资源节点之间可以进行资源互访和共享。各个资源站点在分布式建设资源的同时，定期向目录中心提交资源的描述信息，区域资源中心只需通过维护资源目录系统来实现对本区域内不同资源站点资源目录的同步更新，以达到对所有资源快速检索和定位的目的。"分布式"资源建设模式较好地处理了信息资源分布与集中的关系，既解决了网络集中访问资源时的带宽瓶颈问题，又使全区域信息资源最大限度地实现了共建共享的目标，符合我国现有的管理模式，有效地解决了大范围内信息资源整合的问题。

3. 强化信息资源自身的科学组织与管理

对信息本身进行多维揭示。多角度地揭示数字化信息是数字图书馆提高信息检索与利用效率的基础，多维的信息揭示便于从多种角度来描述信息的特征。例如，文字信息可以从作者、题目、出版商等多种角度来反映该信息的特征，而声音信息则可从音色、音质、音量等方面来揭示。

（二）政策法规调控手段的优化对策

正如布坎南所说："没有合适的法律和制度，市场就不会产生体现任何价值最大化意义上的'效率'。"① 目前已有《中华人民共和国著作权法》《中华人民共和国商标法》《计算机软件保护条例》等与信息资源配置有关的法律规范，对于促进各专门领域的信息资源配置起到了很好的作用，但尚未形成比较完备的信息资源配置法律规范体系，不能达到有效配置信息资源、实现信息资源配置目标的目的。完善的信息资源配置的法律规范体系应当包括：

（1）有关信息资源开发利用机构的法律规范，内容主要包括信息资源开发利用机构的出入资格审定、信息资源开发利用范围界定、广告宣传等方面的法律规范。

（2）有关信息资源的法律规范，内容包括信息资源的品种、质量、价格等方面的规定。

（3）有关调整信息资源开发利用各机构、各环节以及相关机构、相关环节之间的经济关系的法律规范。

（4）有关信息资源配置管理者行为的法律规范，主要包括信息资源配置管理的权限、程序、方式等方面的法律规定。

（5）有关信息资源传播技术及跨国传播方面的法律规范。

（6）有关网络信息资源配置专门立法方面的法律规范等。

政府还应从以下几方面遏制市场调控的失灵。如：制定和实施针对网络经济和信息市场的反垄断法律法规，对信息产业内部的垄断行为进行有效的规制，防止信息产业中垄断的形成，保障和促进信息市场的公平竞争；准许私人资本进入具有准公共物品性质的信息、网络经营领域，并以法律的形式确定和保护私人资本所应得的利益，以促进私人资本对信息、网络的投资，扩大信息、网络的供给，满足社会对信息、网络产品的需求。

另外，由于目前人们对知识产权保护的意识不强，因此，能

---

① 詹姆斯·M. 布坎南：《自由、市场和国家——20世纪80年代的政治经济学》，吴良健、桑伍、曾获译，北京经济学院出版社1988年版，第89页。

否防止盗版关系到能否提高信息资源建设与配置效率，同时更是企业能不能发展的大问题。知识产权制度是保护性方法中最重要的一种。知识产权制度给予原来无形的具有共享性质的智力成果以专有性，使之成为无形资产并像实物形态的资产一样，参与社会经济体系的运行之中。因此在分析信息资源的配置效率时，必须将知识产权要素纳入统一的经济框架中考虑。

（三）经济调控手段的优化对策

网络信息资源在全球范围内建设与配置后所产生的经济效益的大小取决于多种因素，如市场竞争和价格体系、网络技术和资源条件、网络及其所涉及区域的信息效用和社会公平，以及资源使用者的消费偏好、接受教育程度、职业状况和工资水平等。这些因素有不同的影响权重和排列组合方式，他们是导致效率高低、经济效益大小的内在机制。网络信息资源在空间矢量上有效建设与配置的任务就是寻求一种最佳的影响权重和排列组合方式，以便网络信息资源的开发利用取得最佳的效益。

经济调控手段是指国家根据宏观经济规律的要求，通过运用经济杠杆来调节各方面的经济利益，并以此影响市场主体的活动，实现管理国民经济的目的。主要包括信贷、利率、财政、税收、工资、汇率、价格、财政补贴及国有资产投资等。

网络信息资源配置是一个大投入、大产出和高风险的活动，这种活动的主体应该是企业而不是国家，所以说，网络信息资源配置主要不是一种国家行为。但由于市场失灵现象频发，所以，为了达到信息资源的合理配置，应该加大国家宏观经济调控的力度。

首先，确立市场驱动机制。国家原则上不限制也不资助网络信息资源的生产，市场准入问题由市场解决。国家的网络信息资源项目可以通过合作、签约的方式委托给信息企业完成，这样将能够最大限度地激活作为主体的网络信息资源生产者的潜力，通过竞争最大限度地实现资源的有效配置和优化，从而最终达到最大限度地满足广大用户信息需求的目的。

其次，实行投资多元化策略。明确"谁投资、谁受益"的原则，鼓励企业、组织和个人合作开发公共信息资源，给予信贷、税收方面的优惠，建立进入壁垒，确立竞争优势。

再次，鼓励强强联合，参与国际竞争。我国网络信息资源开发和经营尚处于起步阶段，所以要鼓励现有的信息企业进行合作，建立规模优势，造就品牌企业，共同迎接激烈的国际竞争。

总之，对网络信息资源配置调控手段自身效率问题的研究填补了理论上的空白，无论是政策法规方面、技术方面，还是经济手段方面，都会影响网络信息资源配置的效率。本文提出的对策有一定的针对性，可为提高网络信息资源合理配置的效率提供理论参考和实践指导。

参考文献

[1] 周毅. 试析信息政策与法规在信息资源配置中的介入和作用 [J]. 图书情报工作，2002（7）：54-58，81.

[2] 钱弘道. 论司法效率 [J]. 中国法学，2002（4）：48-56.

[3] 查先进. 面向高速信息网络的信息资源有效配置 [J]. 情报学报，1999（3）：255-259.

[4] 马佳宏. 教育产业与信息经济 [J]. 教育理论与实践，1997（6）：6-10.

[5] 马海群. 信息法学 [M]. 北京：科学出版社，2002.

[6] 韩耀，张春法. 网络经济下信息资源配置研究 [J]. 情报杂志，2004（10）：7-9.

[7] 吴永臻. 信息资源有效配置中帕累托最优理论的适用性问题 [J]. 中国图书馆学报，2002（5）：29-31.

［8］霍国庆. 我国信息资源配置的模式分析（一）［J］. 图书情报工作，2000（5）：32-37.

原载《图书情报知识》2006 年第 3 期，
作者马海群，周丽霞，宗诚。

信息犯罪新论

一、信息犯罪研究的前提——信息社会与信息域

从某种角度来说，人类社会的发展进步是以对新的生产基本要素的开发为标志的。在早期的农业时代，人类的生产主要是围绕现有的自然界的物质资源而进行的；到了工业化时代，社会生产的进步主要体现在对能源的开发和利用；进入后工业时代与信息时代交替的 20 世纪中后期至 21 世纪初，人类文明的发展则主要体现在对无形的、不可知觉的信息资源的开拓和升华。因此，人类社会目前的发展阶段可命之为信息社会。其实"信息社会"这一术语首先是一个舶来品，20 世纪 80 年代，"信息社会"（Information Society）作为一个学术名词最早出现在美国刊物上，在此后的几十年中，"信息社会"迅速成为各学科领域研究和探讨的一大热点。因此，"信息社会"作为人类社会一个全新历史发展阶段的称谓也逐渐被固定下来。信息社会以社会各个方面、各个层次的信息化为标志。所谓社会信息化，是指国民经济和社会结构框架重心从物理性空间向信息性或知识性空间转移的过程。具体来说，社会信息化具有如下几方面特点：第一，信息资源成为社会发展的主导性、战略性、整合性资源。信息资源的开发与利用逐渐渗透到社会生产、生活的方方面面。第二，信息技术成为社会技术体系的主导技术。信息技术是集中了微电子技术、计算机技术、传感技术、光纤技术以及卫星通信技术的集合技术。第三，信息经济成为社会经济构成中的前趋性经济成分。即信息经济将成为经济体系中新的、最有力的增长点，它的发展将会带动整个经济体系的前进和跨越。第四，信息交往的日益深

人将会推动社会人际关系的信息化。经济、便捷、更少限制、更多选择的信息交往，首先会促进贸易、金融、投资等电子商务的信息化，其次，在公共事务领域电子政务的信息化进程会进一步加快，最后，个体交往的时间、空间也具有较多的信息化的色彩。总而言之，信息社会是一种以信息的利用作为社会发展的基本动力，以信息技术来实现信息社会基本特征作为重要手段，以信息经济作为维系社会存在和发展的主导经济，以信息文化来改变人类的观念、教育、生活和工作方式的新型社会形态。信息社会的到来，给人们的社会生活带来的影响是变革性的，生产工具、日常行为以至于基本的生活方式无不受其左右。信息空间的形成使人们在实在物质空间之外又增加了一维新的生存领域——信息域。信息域是与现实的物质世界相对而言的，是一个由信息网络所构成的虚拟的空间，是人类在新的生产方式下形成的在现实域之外的又一空间，具有无形性、非实在性等特征。信息犯罪就是发生于信息社会信息域这一特定空间之中的犯罪。本文以下的内容正是基于这一基本理论前提而展开的，从而在研究起点上是完全不同于将信息犯罪看作是现实域中的一种新增的犯罪手段的研究思路。

二、信息犯罪基本范畴的界定

其实作为一种特殊的犯罪现象信息犯罪古已有之，例如以狼烟传递信息的方式泄露军事秘密而危害国防利益的犯罪。但是由于事实上，世界体系的每一个思想映象，总是在客观上被历史状况所限制，在主观上被得出该思想映象的人的肉体状况和精神状况所限制，所以无论是在传统农业社会还是现代工业社会，信息犯罪在信息资源还未成为主导资源、在社会还未信息化之前，还只是偶尔以个别的个案形式出现，还不是一种独立的犯罪类型。

目前，虽然人类社会已经步入信息社会，信息犯罪已发展成为一种最主要的新兴的犯罪种类，但是由于信息犯罪的特点以及社会科学研究相对于社会发展滞后性的特点，决定了关于信息犯罪的刑法学研究还是一个崭新的课题。因此，对信息犯罪的定义尚缺乏一个统一的认识，从 1986 年起经济合作与发展组织（OECD）就在使用信息犯罪的术语，虽然并未对其在概念上进行详细的阐述，但是它的指导方针已经为信息犯罪确定了基本的范围，包括非法进入，系统截断，非善意或恶意地违反安全规则，侵害某个程序持有人的专属权，进入、修改、删减或清除数据，干扰系统的运行等。法国学者达尼埃尔·马丁等人在其著作中，也数次提及"信息犯罪"，认为高科技犯罪包含了确切意义上的信息犯罪，以及能够导致信息系统、电信系统障碍或允许非法使用的电子部件的假冒或仿制（克隆）。具体来说包括下列信息犯罪行为：所有以计算机作为工具或作为犯罪侵害对象的不法行为；所有的方法或目的在于影响计算机运行的犯罪；所有以信息技术作为方法致使受害人受到或可能受到损害的，其行为人已经得到或可能得到利益的行为。进一步将上述行为划分为，第一，以信息技术为对象的犯罪，称为纯正的信息犯罪。第二，以信息技术为实施犯罪的方法的犯罪，就是与信息和通信新技术相关的犯罪。国内学者关于信息犯罪的表述也是众说纷纭、莫衷一是，代表性的观点有如下几种：第一，文军认为，信息犯罪是网络时代一种新型的社会犯罪行为，它一般是指运用信息技术故意实施的严重危害社会，并应负刑事责任的行为。第二，方军认为，在信息活动过程中，利用和针对信息而发生的犯罪现象就是信息犯罪。第三，赵秉志认为，实际上，从上述法国理论界认定的……名称来看，信息犯罪就是网络犯罪的别称。

综上所述，笔者认为目前国内外学者对信息犯罪的基本范畴的认识，虽然能够勾勒出信息犯罪的某些特征，但是由于研究起点的误差，即将信息犯罪仅看作是发生在现实域之中的由新的犯罪工具而产生的新的犯罪形式（在本质上与传统的犯罪类型没有什么区别），因此，对于信息犯罪基本范畴的界定总的来说存在如下几个方面较大的问题。

第一，信息犯罪的别称是计算机犯罪或网络犯罪。应当说这是国内外学界颇有市场的通说，但是如果我们以科学的态度深入考究就会发现如下两方面的问题：首先，从概念的外延来看，无论是计算机犯罪还是网络犯罪都无法承载起完全地解释现实的重任。因为现实中除了利用计算机或网络实施的犯罪以外，还有利用手机、固定电话、电视、广播、传真、多媒体等其他信息工具来实施的新形式的犯罪，而这样的犯罪又是计算机或网络犯罪所无法涵盖的。计算机或以计算机为基础的网络固然是目前最重要的信息工具，但从逻辑上讲，它们也只是属概念（信息工具）下的一个种概念（计算机工具）。其次，从概念的内涵来看，无论是叫计算机犯罪，还是叫网络犯罪，都不能反映出该类犯罪的本质特征——为犯罪行为所侵害的犯罪客体。在我国的刑法体系当中罪名的划分是依据客体——同类法益来确定的。而计算机犯罪或网络犯罪它代表着一种什么样的法益让人无从知晓，而且它所代表的是否为同一种法益也难以确定。因此，计算机或网络犯罪只是一种通俗的称谓并不是严格的刑法学术语。最后，从发展的前瞻性的角度看，无论是计算机犯罪，还是网络犯罪只是反映了信息犯罪部分特征和目前的发展状况，不能全面、准确地概括信息犯罪的未来趋势。在可以想象的未来，完全有可能产生新的信息工具（技术）从而取代计算机和网络成为占主导地位的信息工具或技术，或产生更多的完全与计算机没有关系的新型信息技术。因此，相比较而言信息犯罪的罪名更具有前瞻性、适应性。

第二，信息犯罪是利用信息手段与信息技术实施的犯罪。首先，这样一种比较模糊的定义会给人们造成一种误解，使人们误以为信息犯罪是一种"工具性犯罪"，即信息犯罪是以信息工具或技术为手段来实施的犯罪，而"以信息资源"为对象的犯罪则自觉不自觉地被排除在外。但是从《中华人民共和国刑法（2005 修正）》的规定来看，共有三个新增的条文集中地涉及信息犯罪，其中的二百八十五条、二百八十六条是以信息资源为犯罪对象，而二百八十七条则概括地列举了以信息工具为手段的传统犯罪。可见在实务当中以信息资源为犯罪对象的犯罪占有相当的比重，而且随着社会信息化进程的发展此种类型的犯罪还将进一步增加并最终成为占主导地位的犯罪形式。其次，即便可以将"以信息工具为手段的犯罪"和"以信息资源为对象的犯罪"统统解释成"以信息手段与信息技术"实施的犯罪，那么是否所有运用信息手段的犯罪都是信息犯罪呢？

根据以上分析，笔者拟作如下定义：所谓信息犯罪是指发生在信息社会的信息域当中，以信息资源为犯罪对象或以信息技术为其必要犯罪手段的严重危害信息法益的行为。

按照这个定义基本上可以将信息犯罪分为如下两大类：一类是资源型信息犯罪，即以信息资源为犯罪对象的犯罪。具体又可以分为侵入型、窃取型、破坏型等多种不同的表现形态。二类是工具型犯罪，即利用信息工具所实施的犯罪。其中利用信息工具实施的传统型的犯罪，将其归入信息犯罪范畴的前提是该信息工具的采用是其犯罪构成条件的"必要"条件。即由于该信息工具的使用而使该犯罪具有了不同于以往传统犯罪构成的显著特征，并且除了侵害某一传统法益之外还直接严重地侵害了信息安全的法益。

三、信息犯罪的刑法学特征

犯罪是属于一定历史范畴的社会现象，是与一定历史阶段的生产力发展水平相适应的。今天人类社会已步入信息时代。各种犯罪现象都是在信息社会化与社会信息化的大背景下产生的，而且必将随之深入和共同发展。因此，传统犯罪被深深打上信息社会的烙印已在所难免。同时在新兴知识经济基础上滋生的新型信息犯罪也必将带有信息社会的"源"特征。下文将结合这些具体的"源"特征从刑法学角度来深入阐述信息犯罪。

（一）信息犯罪发生空间的虚拟性

信息犯罪的虚拟性首先是指信息犯罪的行为及其过程是发生在虚拟的信息域之中。信息域是一个由计算机、卫星、光缆等物理设备按照一定的原理而连接成的一个信息空间，它不具有实在性、可视性和可感知性。以科学的话语来解释它们就是一个难以理解但完全可以想象的"虚拟世界"里面充满了以脉冲信号形式存在的"比特"（bit），人们可以从中得到各种各样的信息和资料。也就是说，信息犯罪产生、进行的场域不过是以物理原件为载体的"比特"虚拟空间。在这一空间所发生的"盗窃""抢夺""破坏"乃至于"杀人"等行为都毫无例外地是一些电子脉冲的波动或是电磁记录等不为人所感知的（数据）变化。由此决定了信息犯罪行为的模糊性、犯罪结果的不确定性以及犯罪行为认定的复杂性。这就完全不同于发生在现实域之中的传统犯罪。传统犯罪大多有犯罪现场，犯罪现场是指犯罪行为实施的地点和遗留与犯罪有关的痕迹、物证的一切场所。犯罪现场是客观实在的，是物质运动的一种特殊形态，是在特定的空间内发生的，有时一个案件一个犯罪现场，或者几个案件几个犯罪现场。可见信息犯罪与传统犯罪产生于不同的场域，不同的"出身"决定了他们各自不同的显著特点。传统犯罪产生于现实域具有实在性；信息犯罪产生于信息域具有虚拟性。由此我们可以想象以现实域的刑事管辖制度来适用于信息域的犯罪行为，从而引发的冲突与麻烦会有多么复杂。现实域的刑事管辖是以行为地或结果地来确定的，但是在信息域中，案件不但有可能有不确定多数的行为地而且还可能有不确定多数的结果地。因此，完全以现行的刑事管辖制度是无法"网"尽信息域的犯罪行为的。所以妥当之策在于我们要立足于信息域基本的自然属性，结合现行刑事管辖制度的原则与精神，来创造出一套适用于信息域的具体法律制度。

（二）信息犯罪行为的隐蔽性

信息犯罪发生于虚拟的信息域之中，因此信息犯罪是一种

"无形犯罪"，由于信息犯罪的作案不受时间、地点的限制，犯罪行为终了后对机器硬件的信息载体可以不造成任何损失，甚至不留下任何痕迹，所以犯罪行为不易被发现、识别和侦破，犯罪成功率极高。另外，信息犯罪不像传统犯罪那样具有明显的特征，因此，信息犯罪主体实施的具有高度危险的犯罪行为可能只要点一点鼠标或打几下键盘或借助于手机或电话等就能完成，非常隐蔽，不易被人察觉。还有信息网络由于具有超越时间、空间的特点，这使得信息犯罪有可能在分秒之间迅速完成。这在极短的时间发生的事情在浩瀚如海的信息域之中好比是沧海一粟，极难被发现，即便在几天甚至数月后偶尔被人发觉，恐怕原本就少得可怜的线索早已消弭殆尽。除此之外，犯罪分子只要拥有一台联网的终端机，就可以通过因特网到网络上任何一个站点实施犯罪活动。而且，可以甲地作案，通过中间结点，使其他联网地受害。由于这种跨国界、跨地区的作案隐蔽性强、不易侦破，危害也就巨大。可见在面对一个具体信息犯罪案件时，如果在侦查和审判过程中仍然适用一般的刑事诉讼程序和举证规则的话，那么控辩双方的诉讼地位很可能因此失衡，从而影响案件的公正审判和裁决。

（三）信息犯罪危害结果的极度扩散性

任何一种犯罪行为对于社会都不会完全没有影响。但传统犯罪类型的影响由于客观物质世界的实在性、时空条件的局限性，涉及的范围相对有限。而由于信息域的虚拟性特征，使得信息犯罪行为的危害超越了物质实在的局限，从而具有极度的扩散性。信息犯罪行为危害的扩散性表现在如下两个方面：首先是危害对象的扩散性。危害对象的扩散性又表征为直接危害对象数量的不确定性和间接危害对象的难以计数性。就直接危害对象而言，在传统犯罪当中，被害对象一般都是具有相当的确定性，比较容易辨别和把握。而在信息犯罪当中，许多犯罪行为根本就没有具体的目标指向（传播计算机或手机病毒的行为），有的虽然有固定犯罪目标，有固定的犯罪动机，意向相当明确，但由于网络技术本身的特点，侵害一个犯罪对象，可能给更多的人带来危害。例如，某人本欲在 A 国开放色情网站，但是由于信息网络的开放性和流动性使得 B、C、D、E 等国的公民得以登录并浏览了该网站。那么犯罪嫌疑人本欲侵害 A 国人，最终演变成了对 A、B、C、D、E 等多国人的侵害。就间接侵害对象而言，由于信息犯罪行为而导致损害的被害人在合理的责任追究范围内其数量是难以计数的。从理论上讲，间接受害人数量是倍加的直接受害人数。即每一个直接受害人之下又会有许许多多个间接受害人。例如，某信息平台被黑客攻击，该平台直接蒙受损失，而正在利用该平台进行重要事务的所有用户又同时成了间接受害人。因此，要对信息犯罪行为所有侵害对象的数量进行准确统计实在是难以完成的任务。其次是危害结果的扩散性。信息犯罪危害结果的扩散性是指信息犯罪所造成的危害不仅限于经济领域，在政治、文化、国防等各个领域都会造成极其严重的后果，而且这些危害结果不仅包括直接经济损失还包括间接无形损失（社会信用、社会心理等方面的缺失）以及被动的应对性的损失（包括检查核对数据所消耗的人力、财力以及购置安全措施所付出的代价）。可见，就危害结果而言，信息犯罪所造成的广泛的损失，绝对是传统犯罪所无法比拟的。同时危害结果的不确定性，也使得有关犯罪行为在刑法学上的定性困难重重（行为人在信息域中一次实施了一个危害行为，这一行为同时造成了对不确定人数的损害，社会危害极大。但是就各个被害人而言，一些个体的危害结果又不足以构成犯罪）。

四、信息犯罪本质的信息性

信息社会，信息同物质、能源共同构成了人类社会的基本资源，而且信息还将是推动人类社会进一步深入发展的最具潜力的战略性资源。作为信息社会所特有的犯罪形式，无论是资源型还是手段型信息犯罪都是以信息为其内在本质要素的，信息性作为其本源性的特征简单地说主要表现在如下几个方面：

（1）再生性：信息是可以再生的资源，是可以循环使用不断开发的，因而它是无限的；信息可以节约能源、物质从而提高经济效益，甚至在一定条件下可以替代物质和能源。信息具有知识属性，可以在促进生产的同时促进人们再生产的创造力。因此，信息资源所蕴含的巨大经济利益使之成为贪婪的犯罪分子恶意所向的重要目标，这也就不足为奇了。但是目前无论是在民事法律制度当中，还是在刑事法律制度下，信息究竟是否应归属于物？抑或是属于什么其他的财产性利益？其法律地位并不明晰。但是从不同的刑事个案的判例来看，将信息作为一种重要的法益似乎已成为一种通识。（2）共享性：信息既可以同时被载于不同的载体，也可以同时被无限制地复制、传播以及分配使用。信息的共享性在为人们提供更多便捷的同时，也使得信息知识产权的刑法保护日益复杂。（3）传播的自由性：信息传播的自由性体现在它可以不受时间、空间的限制自由地从一点转移到另一个点（哪怕是从世界的一端到另一端），它可以用不同的方法负载而不变其性质。所以，信息在充分展现人类自由的同时也使得信息犯罪的侦破及刑事管辖变得扑朔迷离。（4）无形性：信息作为无形资源不像有形资源总是可以看得见、摸得着，它只能借助一定媒介才可为人所感知。所以无论是手段型还是资源型信息犯罪都是发生在信息域这一虚拟、无形的空间之中，这使得信息犯罪主体具备了天然的隐身性，犯罪行为、过程以及与之相关的犯罪线索都以无形的状态存在着。

综上所述，由于信息与物质、能源有不同的特征，信息的传播和利用与物质产品的传播和利用有着很大的区别，因此，信息犯罪在基本构成及犯罪形态上与传统犯罪必然存在巨大反差，这使得我们的研究具有了客观的现实意义。信息犯罪的产生与发展，必然要对现有的刑法学体系产生巨大而深远的影响。但是这种影响的前提与底线是现实域是人类社会生活的第一空间，信息域是人类社会生活的第二空间。因此，对于信息犯罪的研究应当本着求真务实的态度，即在现有的刑法学体系的框架内，以最大限度地发挥既有的刑法规范的张力为原则，以传统刑法学观念、范畴的创造性发展为策略，以维护国家刑法尊严与信息社会的法律秩序为根本，在信息域和现实域两层空间中实现刑事法制的统一与和谐。

参考文献

［1］文军．信息社会 信息犯罪与信息安全［J］．电子科技大学学报（社科版），2000（1）：21-25．

［2］中共中央马克思恩格斯列宁斯大林著作编译局．马克思恩格斯选集（第三卷）［M］．2版．北京：人民出版社，1995．

［3］达尼埃尔·马丁，弗雷德里克-保罗·马丁．网络犯罪——威胁、风险与反击［M］．卢建平，译．北京：中国大百科全书出版社，2002．

［4］赵秉志，于志刚．计算机犯罪比较研究［M］．北京：法律出版社，2004．

［5］许秀中．网络与网络犯罪［M］．北京：中信出版社，2003．

［6］杨正鸣．网络犯罪研究［M］．上海：上海交通大学出版社，2004．

原载《求是学刊》2006年第3期，
作者高德胜，马海群。

高校竞争情报系统的构成分析

知识经济时代，经济全球化浪潮汹涌而至，在加入 WTO 后，我国的经济、科技、教育等更广泛、快速地汇入到全球化浪潮中。我国教育市场现已逐步对外开放，外国办学机构大量涌入，使我国高校的办学主体呈现多元化，使师资力量、生源、学校品牌等方面的竞争越来越激烈。"211 工程"和"985 工程"的启动，高等教育大众化的推进，使国内各大学面临优秀生源和优秀师资的争夺、就业局势紧张、教育质量和效益的比较、学生对教学内容和方法要求增多等挑战，加剧了国内大学之间的竞争。高校要想适应市场发展和规律的要求，即优胜劣汰，就必须制定科学的竞争策略、完善的竞争机制，并最终做出最优决策。以上这些都离不开竞争情报系统。竞争情报系统就是以人的智能为主导、信息网络为手段、增强竞争力为目标的人机结合的为竞争战略决策做支持和咨询的系统。它为高校赢得竞争优势提供了强有力的智力支持和情报保障，为高校进行环境监视、策略制定、管理决策等，提供了信息、情报和知识层次上的保障，为高校参与竞争和赢得竞争提供了参考。本文仅就高校竞争情报系统的构成进行分析。

一、高校竞争情报收集子系统

竞争情报收集子系统主要负责竞争情报的收集，也就是完成整个竞争情报系统的输入，它的设计及操作直接影响整个竞争情报系统的可行性，其结构如图 1 所示。

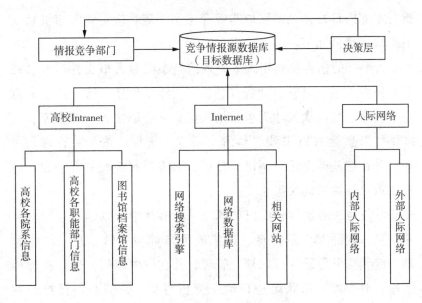

图1　高校竞争情报收集子系统

（一）通过 Intranet 收集信息

1. 高校各院系信息

由高校各院系部门兼职信息员负责常规信息的获取与有效管理，具体包括教学信息、科研信息、教师信息、学生信息、图书资料信息、实验室信息、院系日常事务、管理信息等。一旦高校竞争情报系统有这类情报需求，信息员就从相应的管理信息系统中提取相应的信息。除了提供日常教学、科研、管理等信息外，信息员还会通过与其他高校同类院系的比较了解自己院系的优势及不足，进而为提高院系的竞争力和弥补院系的不足提出某些独到的见解，如优秀师资的引进、科研课题的选题、专业和课程的改造等。这些信息的价值一般较大，可以直接为决策层所用，对一些决策能起到信息支持作用。

2. 高校各职能部门信息

与各院系相类似，高校各职能部门也应设立兼职的信息员，负责本部门日常信息的获取与管理工作，随时满足竞争情报系统的需求。举例如下：

人事处的信息员利用人事管理信息系统对人事文件、人事档案、处内文书、资料、师资信息、工资津贴信息、博士后基本信息数据库、高层次人才需求及招聘信息、高层次人才数据库、人才供需信息等进行采集、整理、录入、统计、维护、管理、更新，并在这基础上进行调研、分析、引进后制定相关方法和导向性政策报告给最高决策层。

教务处的信息员利用信息管理系统将教学计划信息、教材订购信息、教师工作量信息、青年教师培训与考核信息、学籍管理、成绩信息等录入、归档、管理，并在校内调研，建立教师档案库，对教师队伍状况进行动态分析与管理，同时进行校外调研，收集欲引进人才信息，有针对性地做好人才引进工作等并及时形成各类报告上报高层决策者。

科技处的信息员利用科技管理信息系统对全校的科技档案、科技成果、学术交流、科技开发等工作进行组织管理，并负责制定学校各项科技方针政策、科技管理条例、科技工作的长远规划，以及其他有关科技工作方面的各项规定，并及时上报给决策者。

3. 高校图书馆、档案馆信息

高校图书馆、档案馆是学校知识的宝库，是各种信息情报的中心。

图书馆可以提供大量的书籍、专业杂志、报刊等信息，随着数字图书馆的建立，电子图书、电子期刊、各类数据库都能够提供有用的信息，同时通过跨库检索、期刊导航系统、馆际互借服务等能使高校获得更加广泛的信息。

档案馆的信息员可以利用档案管理信息系统整理或手工整理高校的教学、科研、党政管理工作和其他各项活动，以及师生员工个人活动中直接形成的、对学校和社会有保存价值的文字、图表、数据、声像等各种形式的历史记录，并规划高校档案工作，制定高校档案工作规章制度，接收、整理、鉴定、统计、保管各类档案及有关资料，编辑档案参考资料，编制检索工具，开发档案信息资源，参加校史、年鉴等学校资料的编研工作，开展档案学术交流活动，执行保密制度，准确、迅速地为学校各项工作提供档案信息。

（二）通过 Internet 收集信息

1. 网络搜索引擎

目前，用于 Internet 信息查询的最常用的工具是搜索引擎，它是 Internet 最具活力的部分。使用搜索引擎，可以查到世界各地高校、教育机构的多方面信息，内容包括大学介绍、最新动向、发展趋势、办学特色、教育方针与政策等。要查询某大学的情况，只要把该大学名称作为关键词输入即可，非常简单方便。因此，要想利用网络跟踪竞争对手，了解和掌握目前的搜索引擎是非常必要的。搜索引擎发展很快，检索功能强大，通过它可以在数以亿计的网页中检索到数量多、质量高的信息。Internet 上较大型的中文搜索引擎有四十余种，如搜狐网、雅虎中文、悠游网、网易中文、常青藤等。虽然搜索引擎功能强大，但即使是最完善的搜索引擎，也只能搜索到 Web 上大约 1/3 的网页。所以，除了使用多种搜索引擎进行多途径检索外，还要熟悉经常使用的主要检索工具的功能及其特性，在查询过程中灵活运用检索方法，提高检索技能，这样才能充分收集网上信息资源。

2. 网络数据库

网络数据库，或称网络版数据库，是指出版商或数据库生产商、服务商在 Internet 上发行、提供的出版物和数据库，用户可以通过 Internet 直接访问。而目前网络数据库大多是联机检索系统在 Internet 上的延续，是数据库生产商或一些信息服务机构推出的，它们具有丰富、可靠、权威的数据资源，成熟的检索技术，全面多样的服务方式，使得网络数据库能在最大程度上满足用户的需求。因此，网络数据库能实现较高的检索效率，满足用户对查全率和查准率的统一要求。高校竞争情报部门可以在Internet 上通过网络数据库查找大量全球性的教育资源和与各大高校相关的信息。常见的网络数据库：以商情为主的数据库资源，如万方数据资源系统，内容涉及公司和企业、产品信息、标准、法律法规、科技成果、专利数据、期刊论文、专业文献、会议论文、学位论文、科技名录等各类数据资源；以学术为主的数据库资源，如 OCLC FirstSearch、UnCover、EI Compendex Web、PubMed 等数据库；特种文献数据库，如专利数据库、技术报告、法律法规数据库等。

3. 相关网站

目前，在 Internet 上已存在上百万个网站和上亿个网页，它们在网上传递、发布的信息，构成了一片无边无际的信息汪洋大海。如果把一个网站比喻为一棵树，这上百万个网站就是浩瀚的森林，在这浩瀚的网站森林中蕴含着丰富的竞争情报资源。高校竞争情报部门可以利用相关网站收集所需信息，如中国科学技术情报学会竞争情报分会网站、中国科学技术情报学会网站，它们主要提供有关竞争情报的入门知识、收集方法、分析技术等方面的研究性、实践性文章以及收集竞争情报的工具与技巧，另外还设有专题论坛，可以发布疑问直接向竞争情报专家请教。国家和地方政府教育网站，可以提供行业中宏观信息。各大学网站，可以通过直接登录国家和地方政府教育网站查询竞争对手在教学科研等方面的详细信息。国家和地方政府网站，可以查询到一些新政策、优惠政策、各项措施等，使查询人掌握宏观竞争环境信息，其可信度较强，一般不会出现虚假信息。此外其他国家网站和一些综合性网站也能帮助高校竞争情报部门收集某些有用信息。

（三）通过人际网络收集信息

1. 内部人际网络

高校教职员工本身就是一个不可忽视的情报源，情报人员想要获取的很多有关竞争对手或市场动态的信息可能在高校内部的人际网络中已经存在了。高校教职员工包括了高校各院系、各职能部门的各级领导、普通教师、工作人员，在他们的办公桌抽屉里、文件柜里及他们的脑子里就可能蕴藏着丰富的情报，而获取的关键就在于交流。高校竞争情报部门应及时对提供重要的和有价值信息的员工进行反馈，如表彰、奖励等。同时在与高校内部的各类人员交流时，应当有各自的询问重点，以确保获得大量有价值的、重要的情报信息。

2. 外部人际网络

高校竞争情报部门应逐步建立一个外部的人际网络，广泛收集高校外的各类非公开的信息。具体收集方式有许多，如：通过第三方获得情报，第三方是指与竞争对手有密切关系的组织，包括银行、广告公司、各类教育委员会、公司企业等；委托信息咨询机构；通过竞争对手员工获得情报；在合作共建中获得情报；参观、访问竞争对手时或出席竞争对手举办的展览会、鉴定会、学术交流会、新闻发布会等，从参加人员身上获得情报；等等。

总之，无论是通过高校内部还是外部的人际网络获取情报，情报人员都应重视获取技巧，应当以非常自然、巧妙和令人舒服的方式从对方口中获得更多的信息。通过人际网络套取的大量信息，许多细节往往具有重要的情报价值，因此，高校一定要加以重视。

二、高校竞争情报分析与处理子系统

竞争情报分析与处理子系统是整个竞争情报系统的核心，是竞争情报的"制造车间"，其目标是分析整理已收集的信息，使其有序化、系统化、层次化，并将 Information 转化为 Intelligence，"生产"出真正有用的竞争情报。图 2 所示为高校竞争情报分析与处理子系统。

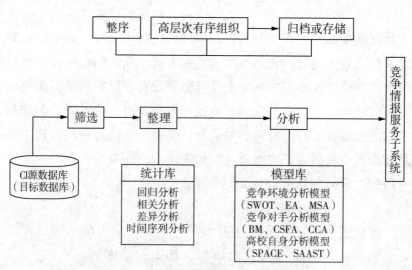

图2　高校竞争情报分析与处理子系统

（一）竞争情报的筛选

竞争情报收集子系统只是负责收集可能的情报源，竞争情报源数据库也只是起到汇集与简单组织的功能，而信息的筛选则是将刚刚获取的信息进行全面校验和鉴别，剔除不准确、不真实的信息，由此来提高信息的准确率和有效性。一般来说，来自高校内部各院系、各职能部门的信息和各院系、各职能部门管理信息系统的数据、资料，以及图书馆、档案馆中的文档及其相关资料的可信度相对较高，因而，校验工作较简单。但对于收集的 Internet 信息资料以及来自高校 Intranet 上的 E-mail、论坛内容、Web 站点访问信息、人际网络收集的信息等则必须进行严格的甄别。

（二）竞争情报的整理

竞争情报的整理就是将收集来的零乱的、彼此孤立的、无序的信息数据和资料整理成能够使用的信息。比如将信息分类、排序，从而使得原始数据资料变得系统化、有序化，再从中分析有关信息。

（1）将原始数据、资料、文献按照时间、资料类型、内容、主题、可信度等标准进行分类组织并排序。

（2）对有序化的原始数据资料进行统计分析、相关性分析、综合评价、精炼等，从而形成更高层次的有序组织。

（3）将这些有序化的信息或是直接归档以备信息分析人员直接查询使用，或是存储在竞争情报数据库中，以备高校情报分析人员通过 Intranet 界面浏览查询。

竞争情报数据库可以成为竞争情报系统独立的一个数据库，该数据库的内容应当能充分满足竞争情报分析人员的情报分析需求，如：数据库覆盖面要广，实用性要好；数据质量要有保证，信息准确，可靠性强；更新率高，能及时反映新情况。同时，竞争情报分析人员完成的各类情报成果，将存储在该数据库中，直接为竞争情报服务系统提供服务。因此，加强对竞争情报数据库的保密十分重要。一方面可以通过具体的手段、方法加强并完善高校竞争情报系统以及其他各类信息系统的防护层，以抵抗各种人为的和自然的入侵；另一方面，高校应提供开放式的工作环境，鼓励并采用一定的方式（如奖励）激励教职员工为本校的竞争情报系统建设、维护做出贡献。

（三）竞争情报的分析

竞争情报的分析是竞争情报的核心工作，是把信息转化为情报，是信息智能化和增值化的关键。具体来说可以通过构造模型库处理有序化的情报数据，使其产生更有价值的内容。目前，国际上常用的竞争情报分析方法有 30 多种，比较适合用于高校竞争情报分析的方法有以下几种。

1. 竞争环境分析模型

如：SWOT 分析（strength-weakness-opportunity-threat analysis）、事件分析（Event Analysis）、市场信号分析（Market Signals Analysis）等。

2. 竞争对手分析模型

如：定标比超法（Benchmarking）、关键成功因素分析（Critical Success Factor Analysis）、核心竞争力分析（Core Competence Analysis）等。

3. 高校自身分析模型

如：战略地位和行动评估矩阵——SPACE（Strategic Position and Action Evaluation Matrix）、利益相关者分析及基本假设评测（Stakeholder Analysis and Assumption Surfacing and Testing）等。

三、高校竞争情报服务子系统

竞争情报服务子系统也可称为竞争情报提问子系统，主要是针对用户的提问要求，将竞争情报在适当的时机提供给适当的人员，从而使得前两个子系统收集、整理的情报发挥出最大的价值。它还包括如何方便及时地将存贮在竞争情报系统内的情报提供给有关决策人员。因此，它的高效与否，关系到高校竞争情报系统的形象和成败。图3描述了高校竞争情报服务子系统的工作过程。

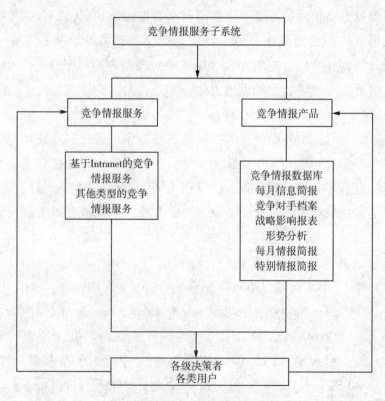

图3　高校竞争情报服务子系统

（一）竞争情报服务

1. 基于 Intranet 的竞争情报服务

分类浏览，是指对竞争情报系统的所有竞争情报成果都进行一级或二级分类。分类类目如竞争环境、竞争对手、市场研究、高校内部等，每一个一级类目下都包含有具体的二级分类类目。用户只需点击所需的类目链接，就可以访问到感兴趣的竞争情报。

多途径检索。简单的关键词检索方式，即用户只需输入关键词，点击"开始查询"就可以获得所需的相关情报，除此之外，用户还可以点击"高级检索"链接，利用更多的方式进行检索，如可以限制时间（查找最近一周以来的竞争情报）、可以限制竞争情报的类型（查找情报动态类或研究报告类）、可以按照业务部门查找（查找高校内部各部门的相关信息）等。

最新推送服务。竞争情报服务子系统随时将最新的情报简报、情报综述等显示在服务界面最显著的位置，使用户享受到最快最新的竞争情报服务。辅助的推送服务还有通过 Intranet 的 E-mail 系统及时将最新的竞争情报发送到决策者的 E-mail 信箱中，各级决策者也可以根据自身竞争情报需求定制服务内容，并将其设为 Intranet 访问首页。除此之外，竞争情报系统还可以直接提供密切相关的一些链接，如高校 Web 站点、高校各职能部门管理信息系统、数字图书馆等。

2. 其他类型的竞争情报服务

开展实践调查。对国内外一些优秀的高校进行深入的调查，总结经验并找出自身的不足，制定相关的政策方案。如研究对方如何提高师资队伍的水平，并将其经验用在改善本校的师资队伍建设过程中。

全方位信息服务。包括数据库管理；对内部、外部网络进行管理；检索文献和联机数据库信息；对高校职能部门提供情报支持；组织研讨班，在班上了解和讨论竞争对手的情况；知识管理，建立高效的知识库和专家库；对主要竞争对手的追踪管理；等等。

竞争情报论坛。以会议、电视会议等方式将有关的决策者、教职员工、情报人员集中在一起，就某一重大问题、项目和对手进行评估，共享信息、情报和经验。

教职员工培训。在所有的服务中，培训是使高校的所有成员能够有效利用竞争情报的最重要的服务。培训有不同的方式，如针对高层决策者与针对普通教职员工的培训方式就不同。

（二）竞争情报产品

高校竞争情报部门除了提供情报服务外，另外一个重要的任务就是提供情报产品。情报产品是情报服务的主要内容，是高校竞争情报系统的最终产品和成果体系，其中尤以各类情报分析报告为主要形式，具体包括竞争情报数据库、每月信息简报、竞争对手档案、战略影响报表、每月情报简报、形势分析、特别情报简报等。竞争情报人员根据情报分析人员、决策者以及其他人员的情报需求，动态地创建各类分析报告，并通过适当的方式及时地将它们传递给用户。

综上所述，竞争情报收集子系统、竞争情报分析与处理子系统和竞争情报服务子系统这三个子系统应密切配合，形成一个有机的整体，才能为用户提供准确、及时、客观、全面的情报。高校竞争情报系统总体模型如图4所示。

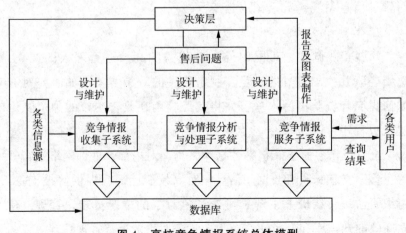

图4 高校竞争情报系统总体模型

参考文献

［1］包昌火，谢新洲. 企业竞争情报系统［M］. 北京：华夏出版社，2002.

［2］常虹. 开发应用企业竞争情报系统 增强企业竞争力［J］. 河南图书馆学刊，2000（4）：63-66.

［3］李广健，黄永文. 网络竞争情报源［M］. 北京：华夏出版社，2001.

［4］方懿. 建立企业竞争情报系统模型的粗略设想［J］. 情报学报，1997（5）：388-396.

［5］包昌火，等. 竞争对手分析［M］. 北京：华夏出版社，2003.

原载《图书与情报》2006 年第 6 期，

作者马海群，刘春艳。

技术创新中的专利信息管理功能分析

专利制度的重要作用之一是有效配置技术创新资源。伴随专利制度而发生的专利信息管理制度，则在技术传播、技术管理等方面发挥着重要作用。专利信息的开发利用，将贯穿于技术创新的全过程，并成为技术创新的重要组成部分。世界知识产权组织的研究结果表明，90%以上的世界最新的发明创造信息，都是通过专利文献最先反映出来的。在研究开发工作的各个环节中注意运用专利文献，发挥专利制度的作用，不仅能提高研究开发的起点，还能节约40%的科研开发经费和60%的研究开发时间。因此，要充分重视专利信息的特征、发展动态、传播方式与运用的研究。从各类科技信息资源的对比分析看，专利信息管理体系的建设规模与发展态势都是十分突出的，这为专利信息促进技术创新奠定了坚实的基础。本文侧重从如下几个方面体现技术创新中的专利信息管理功能。

一、专利信息有效配置为技术创新提供重要的信息资源

专利信息技术内容广泛、技术覆盖面广、技术新，是当代高技术信息的宝库，也是世界上管理精确、组织严密的追溯性资料，具有与其他信息不尽相同的特点：如专利信息数量大、内容广博、连续系统；专利信息反映新的科技信息，技术新颖，报道迅速；专利信息技术内容可靠、实用性强；专利信息是专利技术法律保护的依据。技术创新必须以充分的技术信息资源做保障，而以技术信息为核心的专利信息生产的集成化和规模化发展，极

大程度地激发了技术创新活动的持续发展。这种集成化与规模化主要体现在下列几个方面。

（一）专利信息生产者的集成化

专利信息不仅产生于专利权主体的法律行为和专利主管部门的信息公开行为，还越来越多地产生于信息组织加工者与传播者的专利信息开发与服务活动，因而，专利信息的生产者形成了集成化、多主体的格局。主体之一是国家（地区）专利局。专利文献仅由国家（地区）专利局出版发行，而专利文献又是专利信息的主要源泉，因而专利主管部门是专利信息的最大的、最直接的生产者。主体之二是专利权申请者。如果没有申请者，则难以产生专利产权法律结果，专利文献和专利信息也就无从谈起，因而专利申请者可以说是专利信息的最根本来源。正常情况下，专利权申请者的主体是各类产品与技术的生产经营者，因此国家专利信息政策的重点之一应是鼓励与推动企业的技术创新和专利申请活动。主体之三是检索刊物编制者。专门性的或综合性的专利信息检索刊物中往往包含着丰富的专利信息，它们不但促进了专利信息的系统组织和有效传播，而且事实上成为现代专利数据库和专利信息网络的重要基础，因而可以认为检索刊物编制者是重要的专利信息生产者和组织者。英国德温特公司就是其中的佼佼者之一，其开发的"世界专利索引"检索刊物体系，是世界上最著名的专利信息检索系统。主体之四是信息网络开发者。现代化的信息网络实现了专利信息的快速传播与交流，联机检索网络、光盘检索网络、国际互联网络，以及基于互联网络而开发的各种区域性、专业性信息网络，从根本上改变了人们获取与认识专利信息的途径与方式，因而可以说信息网络及其数据库的开发者实现了专利信息的再生产。

（二）专利信息来源的集成化

专利信息的来源早已突破传统的专利文献，而呈现出多样化、集成化的特征。第一，专利文献是专利局公布和归档的有关专利信息的文献总称，各类专利说明书是专利文献的核心组成部分。专利文献的物质载体形式目前仍主要是纸张，但 20 世纪 90 年代以来几乎所有出版专利文献的国家在出版纸载体专利文献的同时，开始出版其他载体形式的专利文献，如缩微品专利文献、磁介质专利文献、光盘专利文献。尤其是信息量密集、占有存储空间较大的专利说明书，在许多国家已经实现了光盘化和无纸化。目前在我国专利局文献馆内，人们已经看不到 1994 年以后出版的外国纸件说明书，许多国家也不再接收我国的纸件说明书，因而从 1996 年起中国专利局专利文献出版社已经以CD-ROM 光盘为主要形式出版发行中国专利说明书，纸件说明书将根据特殊需要以复印形式出版。专利文献的电子化发展，加速了专利信息的传播与利用效率。第二，许多非专利文献以信息报道、文摘、简介、题录等形式传播各个技术领域的专利信息，它们也构成一类重要的专利信息载体，如产品样本、广告宣传品、科技书刊、产品实物等。第三，专利信息检索工具成为人们获取专利信息的主要手段。由于专利信息具有重要产业价值，除各国专利局的专利公报、索引外，许多国际或国家性的信息机构或商业性信息机构编制了大量的专利信息检索工具，其中最著名的机构是英国德温特公司。德温特不仅生产了大量印刷型和缩微型专利文摘和索引刊物（以 WPI 为核心），还编制了众多的专利信息数据库和光盘版数据库。第四，蓬勃发展的计算机网络，尤其是国际互联网，正成为专利信息发布、传播与交流的重要集散地。

（三）专利信息产品的规模化

专利信息产品的规模化，第一方面体现在专利文献、专利检索工具的品种多样、种类齐全，如德温特公司的许多出版物均定期性的、以主题或专题分册进行出版，再加上不断更新的缩微胶卷、数据库软盘、CD-ROM 光盘，甚至是全球性网络，构成了大规模生产和经营专利信息产品的格局。第二方面体现在生产者不仅注重信息产品的质量与品种，还重视与产品相配套的各种服务及必要的软件技术支持，不论是国家专利主管部门，还是大型专利信息服务机构，如国际专利文献中心、德温特公司等，都为用户提供了众多的与其产品相配套的信息服务项目，许多公司还开发了一系列知识产权软件，以帮助用户提高专利信息处理、加工和检索效率。

二、专利信息检索的多样化选择为技术创新提供了更经济高效的信息来源

在科研课题立项、技术难题攻关、新产品开发、最新发明创造申请专利、国外技术引进、专利侵权纠纷处理、了解竞争对手情况之前，首先应该做的事就是查找专利信息。不管人们要查找的是有关专利的技术信息还是法律信息，或是工业信息、商业信息，都可在专利文献中获取。长期以来，由于专利信息检索的复杂性，尤其是联机信息检索的高费用，严重制约了技术创新活动中对专利文献的开发利用。然而随着网络信息检索的广泛应用及深入发展，免费从互联网中获取专利信息已成为现实，这不仅为技术创新主体及其他信息用户提供了多样化的信息检索及获取方式，还引发了专利信息检索与服务方式的革命性变革。

对于普通信息用户来讲，因特网上的免费专利信息资源具有较大吸引力的原因是：其一，资源免费。相对来说，商业性检索系统的价格十分昂贵，例如英国德温特的世界专利索引数据库的联机检索价格为每小时500多美元，以致一般用户无法接受，而网上免费数据库虽然收录范围和检索功能不如商业数据库，但也能满足用户的普通检索需求，因而对用户的吸引力很大。其二，检索系统简单易用，且界面较友好。其三，数据来源具有可靠性。目前网上免费专利数据库网站，大多数是各国专利局或国际性组织建立的，即使是商业机构提供的免费数据库，也都源于专利行政管理部门，因而其数据具有可靠性。

从专利信息服务业发展格局看，网上免费专利信息对传统联机检索的收费服务体制产生了巨大的冲击，一些收费网站、专利信息服务中心的经营也受到一定影响。例如，欧洲专利局1998年以边际成本（Marginal Cost）确定产品与服务定价，比1997年下降60%。在美国，由于网上免费专利信息的影响，文献传递服务收益锐减，如美国专利商标局贮存图书馆的服务费由每月2 000美元下降到每月200美元，用户咨询量也大幅度下降，由每月25 000条减少到每月10 000条。1997年7月，欧洲专利局取消对其专利原始数据商业化利用的收费，导致一般联机服务商价格跌落最高达50%，同时也导致专利信息商业化服务机构的减少，然而，少数服务商由于竞争者的减少又可确定更高的价格来获取利润。此外，由于IBM公司提供免费服务，影响了联机服务商的商业计划，如MicroPatent宣布其Online Gazette实行免费服务，而这之前该服务项目的订购价是每年600美元，该公司希望借助于Online Gazette的免费服务，刺激它的另一项服务，即下载服务PatentImages业务的增长。

鉴于这种网上免费专利服务对商业信息公司及原有收费信息服务机制的冲击，一些人错误地认为，因特网免费信息将终结付费信息服务。然而，免费专利信息服务存在一些固有的缺陷，如稳定性、准确性、及时性较差等，作为一般信息用户，应正确认识免费与收费专利信息检索的相互关系，取长补短，获得理想的检索结果。如果具体分析可以发现，因特网免费专利数据库存在以下几大缺陷：一是文摘质量比较低，如USPTO的文摘直接取自专利文献，而商业数据库一般都重新撰写文摘，增加深度标引，提供优良检索。二是更新慢，免费数据库很难做到每周稳定可靠的更新。三是分类检索功能较差，尽管网上有一些分类资源，但免费数据库提供的检索界面通常难以有效利用分类功能。四是数据质量不高，许多数据库不具备纠错功能及案例检索功能。五是覆盖不全，如尽管欧洲专利局的Espacenet包括3 000

万条记录，但相对 Derwent 等商业化专利数据库服务机构的专利记录数据来说仍有漏洞，如中文、日文、俄文记录需更新等。六是与付费信息服务相比，免费服务缺乏专业索引及专门化检索工具，因而缺乏深度和广度。

从发展方向看，免费专利信息服务与收费专利信息服务将逐步形成相互弥补、相互促进的格局。事实上，因特网免费专利网址拓展了整个专利信息市场，不仅提供更多的免费商情，还扩大了增值信息服务的需求，原因在于免费信息源往往功能较差，迫使用户选择功能强大、内容深广的付费信息服务。因而，专利检索者的检索流程通常是开始的时候选择免费专利信息服务，但当需要获取关键信息用于商业决策时，又很快转向增值信息服务。换句话说，在网络时代，双层检索过程（two-tiered search process）正在形成，当用户仅需要一般性专利概况信息时，他们可以利用免费专利信息源，而当用户需要获取全面、深入的专利信息时，则将转向选用付费专利信息服务。

三、专利信息服务系统化、智能化是技术创新的重要技术保障

技术创新并不单纯是技术问题和企业行为，它还需要政府的宏观调控和社会服务体系的支持，专利信息服务的系统化、智能化，为技术创新活动的开展奠定了坚实的信息利用基础，具体体现在以下几个方面。

（一）专利信息服务方式的系统化

许多专利信息服务机构面向用户推出了形式多样的信息服务项目，如德温特公司的主要服务项目有：联机检索服务、局（专家）检索服务、专利复制服务、自动 SDI 服务、缩微检索服务、定制服务、图像联机检索服务等。欧洲专利信息和专利文献服务中心（European Patent Information and Documentation System, EPIDOS）可为用户提供的服务有（以 COM 为例）：同族专利服

务、专利分类服务、专利发明人服务、专利申请人服务、号码数据库服务、专利注册服务、专利公报服务等。互联网中的专利信息服务除保留了传统的专利信息服务诸多功能外，还增强了服务的及时性、交互性、动态性。

（二）专利信息服务方式的智能化

专利信息分析软件、专利信息管理系统、专利信息专家分析系统等现代化管理软件与系统的开发和实施，提高了专利信息服务的智能化水平，为技术创新提供了更有效的技术保障。例如某公司建设的专利信息网站，面向企业技术创新活动开发设计了企业知识产权数据库（Enterprise Intellectual Database，EID）系统，它由三部分构成：企业专利信息数据库、企业专利信息数据库计算机管理系统和专家分析系统。其中 EID1.0 版的专家分析系统由八大模块构成，EID2.0 版的专家分析系统则由战略分析系统、技术分析系统和法律分析系统三大系统构成。如果 EID2.0 版能成功实施，将对企业技术创新活动起到很大的推进作用。

此外，专利信息服务网络及网站的大规模建设，为技术创新提供了开发利用专利信息的重要的技术手段。

四、专利信息开发利用是企业技术创新不竭的动力

首先，技术创新包括用于研究与开发的资金、人力和设备。在激烈的市场竞争中，企业要立于不败之地，必须不断提高创新能力，而创新又自然离不开资源支持。专利信息为企业技术创新有效地配置资源，提高了发明起点、避免了低水平的重复研制。这种信息资源的有效配置集中地体现在专利信息组织的标准化、规范化中，因为同其他任何种类的文献相比，专利信息的组织与整理加工的标准化与规范化建设，都堪称先导和楷模，不仅促进了专利信息的传播与国际交流，还切实保障了企业技术创新活动中对专利信息资源的开发利用。专利信息的标准化建设在上文已有详细阐述，此处不再重复。其次，专利信息使企业技术创新准

确把握市场脉搏，争取市场竞争优势。企业既是技术创新的主体，也是市场竞争的主体，市场竞争归根到底是高新技术的竞争，谁拥有高新技术，谁就能占据市场竞争的优势。企业通过对专利信息的分类号、申请人、年度、国别等因素进行不同角度的分析统计，可以了解某一项技术的市场前景、潜在的竞争对手及其市场地位、技术水平等信息，争取竞争的主动权。再次，专利信息使企业技术创新有效实现了保护自身合法权益，避免侵犯他人专利权。专利信息不仅是一种技术信息，还是一种法律信息。一方面企业要充分利用专利信息，加强本企业专利技术的保护，注重专利技术查新，及时申请专利权，拥有自主知识产权，从而占有一方市场，独享利润；另一方面，又要了解他人的专利技术，以免在实施时构成对他人专利权的侵犯，承担相应的法律责任。

参考文献

［1］马连元. WTO 与我国知识产权保护对策［J］. 家电科技，2002（12）：43-45.

［2］谢静波. 论专利文献在企业技术创新中的作用［J］. 科技进步与对策，2000（3）：60-61.

［3］马海群. 德温特公司"世界专利索引"体系的发展及其对我国索引编制工作的启示［J］. 图书情报工作，1997（4）：61-63.

［4］孙艳玲，等. 因特网上查专利［M］. 北京：知识产权出版社，2002.

［5］Nigel S. Clarke. Marketing patent information services on the Internet：fighting fire with fire［J］. World Patent Information，2001（23）：287-293.

［6］Paul Blake. The Arrival of Free Patent Information［J］. Information Today，1998（3）：19-20.

[7] Stephen van Dulken. Free Patent Databases on the Internet：a Critical View [J]. World Patent Information，1999（4）：253 – 257.

[8] 赖洪. 专利文献在企业发展中的作用 [J]. 知识产权，2000（6）：6-12.

原载《世界科技研究与发展》2006 年第 3 期，
作者马海群。

从公共借阅权制度到数字版权补偿金制度的理性思考

一、公共借阅权制度与数字版权补偿金制度的立法背景

在工业革命时期，原材料和劳动力是主要资源，而在今天的信息经济时代，知识产权已经成为更加重要的资源，其主要价值体现在创造性的劳动上。而版权作为知识产权的一个传统的法律范畴，是智力创作者权利的法律分支之一，是作者对其作品拥有的法定特权，具有个人创造性和社会性的双重特点。版权制度的终极目标是通过公共服务推动全社会对知识的共享，促进社会整体的受教育水平和知识创新能力的提高，因此，利益平衡成了版权制度的基石和永恒的主题。公共借阅权（Public Lending Right，PLR）在国外的著作权法中，是被赋予作者的一项使用费请求权，起源于西方发达国家，其立法依据在于：在西方发达国家，一方面是昂贵的图书，另一方面却是发达的公共图书馆事业所提供的无偿、高效的借阅服务，这极大的反差将广大的读者吸引到图书馆，自然影响了作者的合法经济利益。因此一个国家如果要给公众创造无偿借阅的机会，那么它就必须给所有为公共图书馆有效运作做出贡献的人支付报酬。公共借阅权在一些国家得到了实践并取得一定成效。它在不损害版权人经济利益的基础上有效地保护了公共利益，为社会的进步做出了贡献。

伴随着数字化技术的不断发展，数字环境下版权保护面临着新的利益失衡的危险。随着作品的数字化、非物质化，作品类型

的多样化，作品使用方式的增加，版权内容的日益丰富，版权保护的对象范围极大拓展，传统的版权保护制度面临着冲击与挑战。在新技术环境中，权利人利益和公众利益相比受到的威胁更大，并且逐渐有了权利人利益受到实质性损失的充分证据。利益平衡既是版权制度的基石，又是版权制度追求的目标。于是，各国立法机关与有关的国际版权保护条约都希望能建立一种新的法律制度对权利人给予适当的经济补偿，以维系利益机制的平衡。1965 年，德国率先在世界上实施补偿金制度，对包括图书馆在内的复印技术、录制技术的使用者和服务提供者征收版税。德国的补偿金制度对其他国家的立法产生了重要影响，奥地利、瑞典等国家都依照德国模式建立了补偿金制度。

综上所述，为了维系版权人的私人利益与图书馆所代表的公共利益的平衡，各国立法机关与有关的国际版权保护条约都希望能建立一种新的法律制度对权利人给予适当的经济补偿，以维系利益机制的平衡。于是公共借阅权制度与版权补偿金制度相继诞生并在一些国家得以实施，只是公共借阅权制度相对成熟，而数字版权补偿金制度仍处于起步阶段。

二、公共借阅权制度与数字版权补偿金制度的内涵

(一) 公共借阅权制度概述

公共借阅权，是指作者享有按图书馆出借自己图书的总次数而获取版税的权利。它由图书馆统计出每本书的出借次数，根据一套计算公式，由一个中介机构将钱分配给作者。1959 年英国学者艾伦怀特（J. Alan White）提出的"公共借阅权"概念得到了学术界的普遍认同，它是版权中财产权利的一种，在西方一些发达国家的版权法或单行法令中进行了规定，旨在给版权人的权利以更充分的保护。目前多数由国家的各级政府来承担。公共借阅权的立法基础在于图书馆每出借一部作品就意味着该书籍的销售量可能要减少一本，尤其是许多畅销小说或仅供参考功能的书

籍，通过图书馆的外借服务几乎能取代书籍的销售。公共借阅权的核心内容应是补偿制度，版权人的核心权利就是从图书馆的外借中获得报酬，而非赋予图书馆许可使用权。在公共借阅权制度中，相对于版权人的权利，图书馆享有类似于现行版权制度中的"法定许可权利"或"准法定许可权利"。而对于侵犯公共借阅权所承担的法律责任，应从图书馆公益性服务的角度出发做出宽泛的规定，并且要设置若干免责条款。

有的学者指出，公共借阅权的初衷是使作者从图书馆出借作品中获得补偿，但结果却大大超过了其经济上的意义，有力地保护了本国语言与文化的发展。它实际上是国家采用经济手段来刺激本国作家的创作热情，鼓励本国文化发展的一种有力措施。本国的语言文化又是维护国家统一、增强民族凝聚力的有力武器。

（二）数字版权补偿金制度概述

版权补偿金制度初创于20世纪的德国，目前法国、英国、美国、西班牙、丹麦、奥地利、瑞典、日本等国家都建立了这项制度。从深层次分析，补偿金制度的作用在于满足了社会对权力制衡的需要，目的是使版权资源得到优化配置，使版权利益得到科学分配。补偿金制度调整的范围正在从传统的模拟复制以及模拟或数字录音、录像等行为向数字化复制、网络传播等领域延伸。应该说，以平衡公共利益和私人利益关系为核心，以协调社会公平与效率为目标的补偿金制度已成为当今国际版权立法的重要趋势。

诺贝尔经济学奖获得者、美国法律经济学家科斯认为，权利具有相互性，如果不以预先假定哪一方的权利更为重要为前提，那么当法律满足一方的权利请求时，就必然会侵犯或限制另一方的权利。按照他提出的"权利配置"学说，可以对补偿金制度做出这样的理解：在权利人的利益受到侵害时，法律不必过多和过重地去处罚作品使用者的行为，因为公共利益比私人利益更加重要，应该通过制度设计，使权利人放弃绝对权利，满足公众利用作品的需要，并且使权利人转而通过寻求一定渠道得到因为新的作品利用方式而给自己利益造成损失的补偿。版权补偿金制度阐释了这样一个道理，即信息广泛传播的价值高于作品权利的保护价值。

补偿金制度的最大特点是"双向限制性"。一方面极大地制约了权利人的权利行使，使其绝对权利降格成为一种获得合理报酬的权利；另一方面又使公众利用作品的行为受到限制，使法律原本认同的许多合理使用行为变成了法定许可。其目的是使版权资源得到优化配置，使版权利益得到科学分配。它还具有良好的灵活性，理论上可以对复制、录制行为之外的其他作品利用方式也建立补偿机制。补偿金制度是版权法在新技术环境中逐步完善的结果，而且必将应对更新技术的挑战。目前，一些国家的补偿金制度正在从模拟复制、模拟或数字录制向数字化复制、网络传播等领域延伸，以期适用于数字版权保护的要求。

三、公共借阅权制度与数字版权补偿金制度的对比分析

公共借阅权制度与数字版权补偿金制度的关系可以用继承与发展来说明。公共借阅权制度主要用于纸质图书无偿的公共外借，而在数字技术发展的今天，版权补偿金制度的范围被扩大到了数字化作品上，是对前者的发展和完善，具体对比关系见表1。

表1　公共借阅权制度与版权补偿金制度的对比

比较项目类型	公共借阅权制度	版权补偿金制度
补偿金规范的作品利用方式	多用于规范纸制作品	多用于规范对作品的数字化复制、网络传播等行为

续表

比较项目类型	公共借阅权制度	版权补偿金制度
补偿金的来源	各级政府	有些由复印者、复印服务提供商、录制设备和录制载体的制造者提供，而图书馆的多由国家提供
补偿金的管理机构	版权集体管理组织代收	版权集体管理组织代收
补偿金的补偿机制	报酬请求权体系	报酬请求权体系
补偿金的收取标准	固定税费、适时调整、定点抽样、综合测算	收费标准必须以作品的被利用为充分条件，同作品被使用的种类、数量、时间等问题挂钩
补偿金的分配	不同国家的分配方式不同，以德国为例：德国在公共借阅权补偿金的分配方面采取了与复印版税不同的方法，并不是将补偿金平均地分配给每位作者，而是按照其图书的出借情况，分别计算应得的补偿金。对于科技图书和期刊租阅的版税，德国法律要求作者得到补偿金的条件是其图书必须在集体管理组织登记或作者向集体管理组织提供其文章在某种期刊中刊载的依据	补偿金的分配对象、分配办法和分配标准在不同国家的补偿金制度中并不相同。参考国外的做法，图书馆版权补偿金的分配应该包括三大块：一是版权集体管理组织管理补偿金的合理成本。二是对作者、表演者、出版者等权利人的补偿。三是建立基金会

另外，有几点需要具体说明：

（1）二者本质上都是一种经济"补偿"，但公共借阅权制度调整的范围只限于图书馆对纸质图书无偿地公共外借，图书馆对作品的数字化利用行为无法包容其中。而补偿金制度调整的作品范围较广，从解决数字版权问题的角度考虑，补偿金制度规范的应该是图书馆对作品的数字化利用行为，比如：数字化复制、网络传播、下载、链接、搜索引擎查找、数据库建设等。

（2）实施了公共借阅权制度的国家，无一例外地都曾对公共借阅补偿金的来源问题进行过激烈的争论，而最终都采取了国家支付的模式。比如：在德国，公共借阅补偿金由联邦政府和州政府分别负担90%与10%。数字版权补偿金制度也必然要涉及补偿金的支付主体问题。从国外现行的版权补偿金制度来看，补偿金大都由复印者、复印服务提供者、录制设备和录制载体的制造者、进口者、销售者承担。但是，图书馆是接受政府委托，按照政府授予的职权开展公益性服务的机构，如果由图书馆承担支付补偿金的义务，必然不利于公共政策的实施，还会使图书馆背上沉重的经济负担，而无力顾及事业的发展。补偿金的支付是政府行为，应由各级政府来承担，因为政府不仅是图书馆的设置主体，而且是图书馆的最终责任者。在国外，公共借阅补偿金来源于政府预算和拨款就说明了这一点。

（3）补偿机制存在着许可权体系和报酬请求权体系两种选择。图书馆补偿金制度宜选择报酬请求权体系，其特点是强调"补偿"，权利人没有禁止使用权，其核心权利为获得报酬权。在许多国家施行的公共借阅权制度和版权补偿金制度采用的都是报酬请求权体系。而我国新《著作权法》和有关数字版权保护的行政规章、司法解释都采用了许可权体系，赋予权利人在作品数字化、网络传播方面的绝对权利，建议从服务性质与社会使命出发，通过建立补偿金制度对图书馆做出例外的规定，变许可权体系为报酬请求权体系。

四、公共借阅权制度与数字版权补偿金制度对我国的借鉴意义

在数字时代里，无论在国外还是在国内，作为利益平衡器的

版权制度都在不断地变化和完善过程中。在我国的著作权制度中，合理使用制度与授权许可制度作为平衡版权人与图书馆利益的平衡机制一直发挥着不可替代的作用，但是，同时也存在着一些误区，如我国的《关于审理涉及计算机网络著作权纠纷案件适用法律若干问题的解释》第三条的规定并非赋予了图书馆对作品数字化利用的全面的法定许可权利，也并非为了全面满足图书馆等版权使用者对数字化作品的利用，而只是为了避免诸多的版权案件给法院造成巨大压力而采取的权宜之计。另外，我国目前的版权集体管理组织是以作品类型为标准建立起来的，不仅会员少，管理的作品数量小，而且管理的作品类型不多，加之权利管理系统不健全，使得我国的版权集体管理机制还需要很长的时间来完善。

为此笔者建议我国著作权法的修订可以借鉴公共借阅权制度与数字版权补偿金制度来做出一定的调整。但不赞同全盘吸收，具体建议如下：

（1）我国的具体国情尚不允许完全采用公共借阅权制度和数字版权补偿金制度，建议通过对《著作权法》的修改，变许可权体系为报酬请求权体系，使图书馆在作品数字化、网络传播方面享有例外的权利。也就是说，我们可以在对版权人经济利益进行补偿的前提下，使权利人丧失对作品网络传播权的禁止权利，而这种经济补偿的来源可以包括国家补贴、权利人贡献，再加上公众复制作品缴纳的版权税以及数字化设备制造商的所得税的一部分。这样，通过科学的制度设计，将使权利人利益与公众利益达到平衡，实现版权限制和反限制关系的互动、和谐与统一，从而缓解双方的矛盾冲突，有力地推动版权问题的解决。

（2）结合中国的具体国情，开展版权评价和版权认证。版权评价是指图书馆对拟使用的馆藏开展版权状态方面的评价，选择授权模式，并对版权人的授权条件进行分析，从而制定购买信息资源的对策，并根据读者的需要开展相应的服务活动。而从保护权利人利益和保护图书馆利益的双重角度，应对数字图书馆保护版权的能力与达到的水平进行审计、监督和管理。为此，应建立版权保护认证机制。从目前的立法趋势和图书馆技术应用前景来看，二者将成为中国图书馆最基础、最重要的业务。

（3）如果在我国实行类似的版权补偿金制度，需要解决的另一问题是集体管理组织的设立和完善。由于集体管理组织在补偿金制度中充当着重要角色，因此，从补偿金的收取到分配等一系列活动在集体管理组织中，都是不可或缺的。补偿金的金额和分配比例主要应当由集体管理组织同权利人商定，并上报著作权管理机构批准。在现阶段，较多发生的私人复制主要集中在数字化复制和网络传播音像制品上，可以先就此两项作品制定补偿金的具体办法，并可从补偿金中提取一定比例用于发展相关的文化产业。其他国家也不乏此等先例，在《著作权集体管理条例》业已出台的良好法制背景下，应尽快探索切实可行的著作权集体管理授权模式并不断创新，找到一套符合我国国情的解决方案。

参考文献

［1］刘晓春. 公益型数字图书馆的法律地位初探——与传统图书馆比较的角度［M］//张平. 网络法律评论（第3卷）. 北京：法律出版社，2003.

［2］柳励和. 浅谈公共借阅权［J］. 图书馆工作与研究，1997（1）：15-16.

［3］秦珂，严真. 数字图书馆建设中的版权和隐私权保护研究［M］. 北京：气象出版社，2004.

［4］郭景仪. 由国外图书公共出借权引起的思考［J］. 江苏图书馆学报，1996（6）：26-28.

［5］黄晓. 补偿金制度：数字环境下的必然选择［J］. 中国版权，2004（3）：12-15.

［6］秦珂. 版权补偿金制度和数字图书馆版权问题［J］.

情报理论与实践，2005（2）：155-158.

[7] 秦珂. 图书馆数字版权补偿金制度探微 [J]. 图书馆论坛，2005（2）：119-121.

[8] 秦珂. 数字图书馆版权保护导论 [M]. 北京：气象出版社，2005.

原载《情报资料工作》2006 年第 4 期，
作者许波，马海群。

信息资源优化配置的效率研究

　　信息资源作为一种经济资源，在推动经济发展的过程中发挥着越来越重要的作用。因此，社会经济发展必须对信息资源进行合理的配置，信息资源的合理配置是经济增长的重要因素。目前，信息与物质、能源一样成为经济发展不可缺少的要素，作为一种无形的资源，信息不仅可以直接作用于生产工具、生产对象，极大地提高生产效率，还可以通过调节物质资源的配置方式间接地实现经济效率的改进。

　　相对于人们的需求，信息资源仍然是稀缺的，同时，由于人为的因素，在利用信息资源时仍然需要解决合理配置的问题。如何把有限的信息资源配置到国民经济发展的关键环节中去，提高全体国民的信息福利水平，这是一个值得思考的问题。因此，必须探究如何合理地使用有限的信息资源，即如何提高信息资源的配置效率，优化信息资源配置，以促进经济发展和社会进步。

一、基本概念的界定

（一）信息资源

　　"信息资源"最早是由国外提出来的，时间在20世纪60年代末70年代初。"信息资源"的定义很多，综合起来有以下几种。

　　（1）信息资源是信息的集合。一条信息或几条信息构不成信息资源。只有当信息达到一定的丰度和凝聚度时，才能成为信息资源。从这个意义上说，信息资源应是多种多样信息的总和或集合。

　　（2）信息资源是经过人类选择、获取的有用信息的集合。信息资源是经过人类选择的、对人类有用或能满足人类需求的那部分信息的总和或集合。有用性是一切资源的本质属性，信息资源也不能例外。

（3）信息资源是经过人类组织、序化的信息的集合。与其他资源相比，信息资源最显著的特征就是有序性。无序的信息不仅无法利用，还会造成信息通道的"栓塞"，阻碍信息的传播、交流、开发和利用。因此，组织、序化的信息才能成为信息资源，而没有控制的、未经组织的信息将不能成为资源。

（4）信息资源是经过人类开发与组织的信息、信息技术、信息人员等要素的有机集合。在信息资源的要素中，被人类选择的、序化的有用信息无疑是构成信息资源的核心要素。

综上所述，笔者认为在研究信息资源的定义时，不仅要考虑到信息资源是经过人类选取、组织、序化的有用信息的集合，还要注意信息资源的要素中应有信息技术、信息人员等。

（二）信息资源的经济特点

1. 信息资源的生产性

一方面，信息资源本身是一种重要的生产要素；另一方面，信息资源是非信息生产要素的"促进剂"，可以通过与这些非信息生产要素的相互作用，使其价值倍增。

2. 信息资源的稀缺性

一方面，信息资源的开发和获取需要成本投入；另一方面，在既定的技术和资源条件下，任何信息资源都有一个固定不变的总效用，即使用价值，随着被使用次数的增多，这个总效用会逐渐衰减。

3. 信息资源的使用方向可选择性

同一信息资源可以作用于不同的对象上，并可以产生多种不同的作用效果。

信息资源，作为一种经济资源，由于具有效用上的有用性和需求上的稀缺性，因此，只有对信息资源进行合理的、有效的配置，才能够满足整个社会的信息需求。

（三）资源配置

相对人的需求而言，经济物品，或者说生产这些物品所需要的资源总是不足的。这种资源的相对有限性就是稀缺性。人的需求有轻重缓急之分。在解决稀缺性问题时，人类社会就必须对如何使用资源做出选择。选择包括三个问题：第一，生产什么物品与生产多少；第二，如何生产；第三，生产出来的产品如何分配。

稀缺性是人类社会各个时期都要面临的问题，以上的三种选择，即"生产什么""如何生产""为谁生产"，是人类社会所必须解决的问题。这就是资源配置问题。

作为经济发展的基本条件和表现形式，资源优化配置是指为最大限度减少宏观经济浪费和实现社会福利最大化而对现代技术成果与各种投入要素进行的有机组合。资源的优化配置，是通过个别利润率与平均利润率之间的差别，在资源投入方向上不断变化，保持微观经济的竞争优势和实现宏观经济效率的最大化。显然，个别利润率与平均利润率之间的差别始终存在，资源流动固然会使得原有的差别不断缩小，但在流动过程中，新的差别又会产生。从经济发展的角度看，资源配置是一个不断继起的动态过程。

因此，资源配置不仅要找出现有资源与生产要素的最佳组合，为了发展的目的，还必须发挥和利用那些潜在的、分散的及利用不当的资源。

（四）信息资源配置

信息资源，作为经济增长中一种必要的投入要素，不仅可以替代自然资源，而且有助于更有效地配置物质资源。当信息资源的使用能够替代物质资源，或者能够实现物质资源的节约时，应将其视为生产函数的内生变量，与物质资源共同作为生产的构成要素。从整个社会的角度看，资源的有效配置意味着包括信息资源在内的所有资源的有效配置。基于对信息资源概念的理解，笔者认为信息资源配置问题不仅限于静态存量信息的集合的优化配置，还包括信息技术、信息人员的优化配置。其内容也不只是已有信息集合的布局与组织管理，还应当是面向宏观国民经济的运行，调配包括信息资源在内的物质资源、人力资源、管理资源、金融资源等各种资源，以保证整个社会的信息产出数量和产出结构的优化。

（五）效率

在研究信息资源的优化配置问题时，所涉及的"效率"一词在不同的场合分别指以下 3 种：投入产出效率。当我们将效率概念应用于个别企业的时候，是指该企业的生产效率，即投入产出效率。生产效率是指经济活动中投入与产出的比率。该比率越大，投入产出效率越高，反之则越低。投入产出效率计算简单，便于理解，被广泛应用于企业管理中，用以分析微观企业运营效率和在同行业中的竞争地位。生产效率所要面对的问题主要是该企业是否利用一定的生产资源生产出了最大量的产出，或者是否在生产一定量产出时实现了"成本最小"。

配置效率。在一般的意义上指的是社会经济效率，即研究现有生产资源，包括有形资源和无形资源，与其所提供的人类满足之间的对比关系。在研究社会经济效率问题时，主要的问题便在于资源是否在不同生产目的之间得到了合理配置，是否最大限度地满足了人们的各种需要。用于分析这一问题的概念，就是经济效率（Economic Efficiency），也称资源配置效率。

X 效率，这一概念是由美国经济学家莱本斯坦于 1966 年提出的。X 效率被用以分析企业内部非生产技术的运作效率。这种观点认为：厂商总是在既定的投入和技术水平下实现产量最大化和成本最小化，投入产出效率仅仅是用以描述与每个企业的决策行为无关的纯技术关系。现实生活中存在着大量与新古典理论描述的企业运营方式完全相悖的事实：第一，企业不完全是内部有效率的；第二，企业并不一定按边际原理进行生产经营；第三，存在着劳动和资本以外的重要因素影响着企业生产经营效率；第四，其他条件基本相同的两个企业，由于内部组织结构，决策程度和员工的精神面貌等方面的差异，可以使产出有很大的差别。莱本斯坦将由此造成的低效率称为 X［低］效率，由此造成的高效率称为 X 高效率或 X 效率。

二、信息资源配置效率的衡量标准

信息资源配置的目标是提高信息福利水平。信息福利由两个部分组成：一是通过占有和消费信息产品和信息服务所带来的福利，这是信息资源直接带来的福利；二是通过信息资源对物质资源的改善所带来的福利增长，这是信息资源间接带来的福利。要提高社会整体的信息福利水平，首先，宏观上要求整个社会的信息资源配置是有效率的。其次，要求个别信息企业、个别非营利的信息机构的投入产出效率与 X 效率是高效率的。再次，要求信息资源的配置要兼顾平等问题，避免信息鸿沟的产生。

（一）资源配置效率与福利边界

资源配置效率往往用帕累托最优（Pareto Optimality）或帕累托效率（Pareto Efficiency）来衡量。"帕累托最优"是指对资源配置已达到了这样一种状态，即为了使一部分人福利水平变好，不得不损坏另一部分人的福利水平，也就是在给定的资源条件下，如果没有替代的资源配置方案使得一部分人比在原有配置下得到更多的福利，而又不减少其他人的福利，则原有的资源配置即为帕累托有效配置，这种状态被称为帕累托最优状态。资源配置效率的应用由于难以量化而受到很大的局限，只能够通过比较两种不同的资源配置方式来定性描述其配置的有效程度。

与帕累托最优相反，帕累托无效（Pareto Inefficiency）或经济无效率（Economic Inefficiency）则是指一个经济还可能在其他人效用水平不变的情况下，通过重新配置资源和产品，使得一些人的效用或福利水平有所提高。在存在经济无效率的情况下，资源的重新配置就可能使得某些人的效用水平在其他人的效用不变的情况下有所提高，则称之为帕累托改进（Pareto Improvement）。资源配置效率是一个抽象的概念，借助图 1 我们可以更容易理解帕累托最优、帕累托改进、帕累托无效、福利边界（Welfare Frontier）的含义。

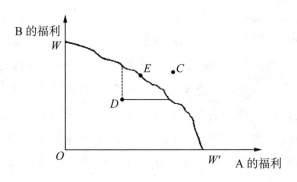

图 1　经济福利边界图

假定只有 A 和 B 两个人，A 和 B 的经济福利取决于他们各自消费多少商品和劳务，由于社会总的资源是有限的，他们消费的总量也是有限的，图中 WW' 曲线就表示总量有限的商品和劳务全部分配于 A 和 B 之间两人可达到的福利水平的各种可能组合，WW' 曲线被称为福利边界（Welfare Frontier）。WW' 曲线以外区域的点，如 C 点，是任何资源配置方式都不可能达到的，WW' 曲线上及曲线内的各点才是可能的福利水平组合，WW' 曲线上的各点即帕累托最优状态。如果某一种资源配置使 A 和 B 的福利水平处于 D 点，那么 D 点是低效率的，即帕累托无效状态。因为从 D 点到曲线上的 E 点，A 和 B 的福利水平可以同时提高，而 E 点也是可以达到的，这就是帕累托改进。到达 E 点之后，要想再获得帕累托改进就不可能了，因为从 E 点移动到 WW' 曲线边界内的任一点，一个人福利水平的提高必然伴随着另一个人福利水平的下降，或者可能两人的福利水平同时下降，WW' 曲线上的任何一点都能满足帕累托最优的定义。

（二）帕累托最优标准的适用性分析

帕累托最优是否适用于分析信息资源配置，这要考察帕累托最优分析的存在基础。运用帕累托最优分析资源配置，前提是所配置的资源必须是实物形态的资源，实物形态的资源在时间和空间上具有唯一性，它们只能"替代"而不能时、空"共享"。信息资源不具备实物资源那样的时空唯一性特点，因此将帕累托最优理论用于分析信息资源的配置效率，存在着先天缺陷。

信息资源具有时、空共享性特点，难以被独占使用，信息的持有者不会因为传递信息而失去它们。信息作为资源投入，具有非实体性特点，属无形资产范畴。但是，由于人们采用了一种重要的保护性方法，即知识产权制度，给予原来无形的具有共享性质的智力成果以专有性，使之成为无形资产并像实物形态的资产一样，参与社会经济体系的运行。知识产权制度赋予智慧产品的创造者在一定期限内依法对其智力劳动成果享有独占使用的权利，这些智慧产品与物质财富一样可以被其主体转让和许可使用，与物质形态的资产一起，融入市场经济体系的运行之中。在运用帕累托最优标准分析考察信息资源的配置效率时，必须充分考虑信息产品是无形资产的特点，必须充分考虑知识产权。因此，在完善的知识产权制度保障和规范的知识产权运行的环境下，可以近似地运用帕累托最优考察信息资源的配置。

（三）信息资源配置效率的综合衡量

信息资源配置一方面必须服从于总体社会资源优化配置和社会福利最大化的宏观目标，另一方面又必须立足于信息生产、信息服务有效的微观基础。要提高社会整体的信息福利水平，首先，宏观上要求整个社会的信息资源配置是有效率的。即由原来帕累托无效状态，通过帕累托改进，达到帕累托最优状态。这样，各部门、行业或地区之间的信息资源布局才会合理。其次，要求个别信息企业的投入（投入的数量、方式和结构）和产出

（信息产出的数量、质量、形式和品种）是高效率的。X 效率对所有信息机构的发展也至关重要。一些传统的图书馆和情报机构管理效率较低，这种低效率的形成，都是由内部的管理问题造成的。我们要提高信息资源的配置效率，必然要求每一个微观的信息单位，不论是否以营利为目的，其内部的运作都要是有效率的，而 X 效率理论，为我们指导信息企业的内部管理提供了有力的依据。再次，在考虑信息资源配置的效率问题时，还要考虑平等的问题，在追求效率的同时，注意兼顾平等。社会各地区间、成员间不应该产生巨大的"信息鸿沟"，信息贫富差距应被控制在一定的范围之内。

三、信息资源优化配置的内容

信息的分布具有时间、空间和数量特性，同时，就信息自身而言还具有类型特征。因此，在讨论信息资源的有效配置时，需要讨论三个方面的内容，即信息资源时间矢量、空间矢量、数量矢量配置，这三个方面既有不同的特征和要求，又需要相互之间紧密的配合。

（一）信息资源的时间配置

信息资源的时间配置是指信息资源在时间坐标轴上的配置。这种配置从时态上有过去、现在和将来之分，从时段上又有大小、连续与不连续之分。信息资源在时间矢量上配置的经济意义是由信息资源内容本身的时效性决定的。一条及时的信息可能价值连城，使沉睡良久或濒临倒闭的经济部门复苏，而一条过时或过早的信息则可能一文不值，甚至在使用后产生极其严重的恶果。换言之，信息效用的实现程度与时间起始点和时间段的选择密切相关。信息资源有效配置的难点在于控制和协调无过时规律的信息在时间矢量上的配置，因为这不仅仅需要理论上的知识作基础，更需要有丰富的实际配置经验，需要配置者进行多方面的结合。

（二）信息资源的空间配置

信息资源的空间矢量配置是指信息资源在不同的地区、不同的行业部门之间的分布，实质上是在不同使用方向上的分配。千差万别的用户信息需求共同作用的结果是区域间信息资源的流通，也就导致了区域间信息资源结构上的差异。信息资源在空间矢量上有效配置的任务就是寻求一种最佳的影响权重和排列组合方式，以使信息资源的开发利用取得最佳的效益。

信息资源的空间配置就是在部门、行业或地区之间的宏观布局。一个国家在经济发展中不能将稀缺资源平衡分散于各个部门、行业和地区，而只能有选择、有重点地加以发展，并通过选择和布局后的发展扩散，带动经济的全面发展。

信息资源的空间配置包括区域配置和行（产）业配置。

（1）信息资源的区域配置。由于信息具有易于扩散和传播的特点，与实物产品相比，信息产品的"运输"（即传递）费用十分低廉，因而，信息生产没有必要在地区间均匀地分布，更应优先考虑选择在经济技术发达的地区投入资源发展信息生产，然后，再通过改进信息的交流和扩散机制，推动信息的广泛传播和利用。

（2）信息资源的行（产）业配置。信息资源行（产）业配置在宏观上表现为信息产业在整个国民经济投入产出中的比重。所谓"科技、教育优先发展战略"在本质上是一种宏观层次的信息资源行（产）业优化配置，在微观上则表现为信息产业内行业和部门间的资源配置，即优化产业结构，解决"瓶颈"问题，加强信息基础设施建设，以实现信息产业的协调发展。

（三）信息资源的数量配置

信息资源的数量配置包括信息资源的存量配置和增量配置。我们在进行信息资源配置的时候，首先面临的是如何将现有的信息资源进行合理的配置，确保有限的投入能够获得最大化的产出，与此同时，还必须不断地增加信息资源的数量，并且将这些新增加的信息资源合理地配置到实际的信息活动中去，确保信息资源的利用效率。一旦生产出来的信息产品不能得到充分利用，产品的数量就不能正确地反映出信息产业资源配置的有效程度。

信息活动是一种连续性的智能活动，而不是一种简单再生产，某一时期信息产出总量的最大可能性不仅取决于投入，还要取决于社会知识存量（包括前期信息活动所形成的基础性信息产品存量和人力资本存量），现期信息活动所形成的社会信息存量又构成未来信息活动的基础。因此，在安排信息投入的方向时，必须权衡当前产出数量与长期发展潜力的关系，以保障信息产业的持续发展。基于这种理解，信息资源配置的对象显然不仅限于静态存量信息的集合，其内容也不只是已有信息集合的布局与组织管理，还应当是面向宏观国民经济的运行，调配包括信息资源在内的物质资源、人力资源、管理资源、金融资源等各种资源，以保证整个社会的信息产出数量和产出结构的优化。

四、信息资源优化配置效率的实现

优化信息资源配置的目的是提高信息福利水平，因此我们有必要首先理解信息福利的概念。

（一）信息福利

在经济学中，个人的经济福利取决于他们各自消费多少商品和劳务，由此出发，我们可以从两个不同的层面来思考信息福利这一问题。

1. 直接信息福利的共享性

在直接的意义上，个人的信息福利取决于他们各自消费多少信息商品和信息服务。对于物质资源而言，由于社会总的资源是有限的，人们的消费总量也是有限的，资源配置就是要将总量有限的商品和劳务在不同的个体之间进行分配，达到福利水平的各种可能组合，并试图使某些人的效用水平在其他人的效用不变的情况下有所提高。对于信息资源而言，由于大部分具有使用的非消耗性和非排他性，任何个人增加对信息产品和信息服务的消费或"占有"并不会减少其他人的信息福利，因而，整个社会最大限度地信息资源共享就意味着信息资源的最优配置。换言之，信息资源共享程度的提高就意味着信息资源配置效率的提高。信息福利边界不再是代表一组集合的曲线，而是一个表示社会现有信息资源总量的点。

2. 间接信息福利的体系性

在间接的或者整体的意义上，信息产品和信息服务在很多时候并不是最终消费品，而是一种"体系性活动"，通过增加物质产品的产出使得既有的福利边界向上移动。由此而引起的福利水平提高，在广义上同样可以视为信息福利。

（二）信息资源优化配置的效率实现

研究信息资源配置的效率应从以下 3 个方面入手：信息企业经济效率、信息行业经济效率与社会总的经济效率。换句话说，衡量信息资源配置效率需要从宏观（社会总体）、中观（信息产业）和微观（信息生产者和消费者）3 个不同的层次来加以考察。微观信息资源有效配置是中观信息产业资源有效配置的基础，中观信息产业资源有效配置和微观信息资源有效配置又共同构成宏观有效配置的前提。

1. 微观信息资源优化配置

研究信息资源配置的有效性，不可能脱离信息企业的运行效率，信息企业生产的有效性是信息资源配置有效的基本条件。信息生产的有效性是指信息企业在生产可能性边界上生产，即信息生产的产出/投入最大化。

微观信息资源配置的有效性要求不仅是用有效的方式生产，还要求能最好地满足消费者的需要，即生产出来的信息产品能够反映消费者的偏好。我国信息市场存在着供给与生产不匹配的矛盾，反映出信息生产偏离了消费者的需求偏好，产出结构比例不合理。因此，解决有效信息生产不足和信息生产能力闲置的矛盾，是目前我国信息资源配置面临的重要问题。

信息资源的有效配置还要求生产的信息商品（假定这种信息商品存在需求）能够以适当的方式实现价值，这就意味着信息市场必须高度发达。而事实上，目前我国的信息市场资源交换效率较低。因此，从信息市场资源配置效率的角度看，只有发展和完善信息市场，才能发展信息产业，推动整个国民经济持续增长。

2. 中观信息资源优化配置

中观信息资源优化配置即信息产业间的资源配置，它的任务是在信息投入总量既定条件下追求信息产业产出总量最大化。这里的信息产出总量不仅是一个单纯的最终产品数量的最大化，还要求各种比例关系的最优化。中观信息资源配置的主要任务分为两个方面：（1）各种投入要素在信息产业间进行合理的调配，以确保有限的资源被用于能够带来最大收益的用途。（2）信息共享问题。早期的信息资源共享主要是文献信息资源共享，文献信息资源共享是指将一定范围内的文献情报机构共同纳入一个有组织的网络之中，各文献情报机构之间按照互惠互利、互补余缺的原则，进行协调和共享文献信息资源的活动。目前，在网络化环境下，信息共享的模式发生了根本的变化。网络型信息资源共享，是指全国所有的图书情报机构之间都可直接相互连接，共享信息资源。网络型信息资源共享赋予了信息资源配置以新的含义，使信息资源共享取得了突破性的进展。网络环境中信息资源配置的目标是，在由多个信息系统相互连接而形成的信息网络中，从网络整体需要出发，进行信息资源配置，通过网络中各信息系统的协调合作，逐步形成一个互通有无、互相补充、方便用户的信息资源体系结构，从而在有限的客观条件下，利用群体优势，以尽可能小的投入使网络中各类信息资源发挥尽可能大的效益。

3. 宏观信息资源优化配置

在宏观的层次上，信息资源配置必须服从社会经济效率的总体目标，其任务是合理安排信息活动投入与产出的总量，使其在数量和结构上能够满足社会经济效率最大化的要求。由于信息产业是知识、技术密集型产业，具有较高的技术和知识含量，较之传统的劳动密集型产业和资本密集型产业，信息产业不仅具有高附加值的特点，而且成长性好，具有长期发展的潜力，是未来全球经济发展的主要增长点。因此，要加大信息产业的整体投入力度。作为一种体系性产业（System's Industry），信息产业追求的是体系性利益（System's Benefits）。从本质上看，信息产业通过产品和服务的生产销售带来收益，其更重要的贡献是服务于其他产业，并在所有产业的产值和收益中占有一定的"份额"。以上两点要求加大信息产业的投入力度，并且运用适当的制度保障这种投入的持续性和稳定性。同时，要以一个科学的标准评价信息产业对其他产业的经济贡献，并通过某种方式将这种科学标准反映到资源配置机制之中，以保证信息的投入产出控制在适度规模。

五、结语

多数学者借鉴经济学的资源配置理论研究信息资源的配置效率问题。虽然完全竞争市场能够以最低的成本自动导致资源的有效配置，但在现实中其前提条件却经常不能被满足。换言之，完全竞争市场只是一种理想，或者说只是一种高度简化的模型。在实际的经济活动中，市场机制常常无法有效地自动配置资源，从而使得放任的自由市场均衡偏离帕累托最优。这在经济学中被称为市场失灵（Market Failure）。信息市场相对于物质产品市场更容易出现市场失灵，这是由于信息资源与有形的物质资源不同，信息资源中的很大一部分具有公共物品属性，因此，要对信息资源进行优化配置不仅要考虑市场机制，更要考虑信息产权机制和政府干预政策。只有多方位、多途径地综合考虑才能真正实现信息资源的优化配置，实现信息资源配置的高效率。

参考文献

[1] 梁小民. 西方经济学教程 [M]. 北京：中国统计出版社，1998.

[2] 马费成，李纲，查先进. 信息资源管理 [M]. 武汉：武汉大学出版社，2001.

[3] 马克·波拉特. 信息经济论 [M]. 李必详，钟华玉，吴桦，等，译. 长沙：湖南人民出版社，1987.

[4] 周毅. 信息资源配置效益问题研究 [J]. 情报理论与实践，2002（5）：324-328.

[5] 李玲霞. 信息资源的综合配置探析 [J]. 统计与决策，2002（9）：13-14.

[6] 邱均平，段宇锋，颜金莲. 网络信息资源的经济管理研究（Ⅱ）——论我国互联网信息的有效配置 [J]. 情报学报，2001（4）：386-394.

[7] 黄郴. 网络信息资源的无限共享模式 [J]. 情报理论与实践，2001（2）：84-85，114.

[8] 王晓光. 信息资源共享效率初探 [J]. 情报科学，2003（11）：1125-1128.

[9] 周毅. 信息资源配置的质量问题探讨 [J]. 情报理论与实践，1998（1）：17-19.

原载《情报科学》2006 年第 7 期，
作者孙瑞英，马海群。

从近年来关键研究主题看《图书情报工作》对我国图书馆学情报学当前学术研究的影响

根据梁战平、吴慰慈、靖继鹏、黄晓斌等专家学者的调研统计、归纳分析及判断，图书馆学情报学近几年的关键研究主题大致为信息资源管理、数字图书馆、知识管理、信息政策与法规、信息构建、元数据、信息素质及教育、语义网、信息经济、信息检索、信息技术应用等。鉴于《图书情报工作》的学术定位及专业分工，笔者试图借助既有的文献计量成果，加之部分的自行统计分析，通过6个方面来反映该刊物对我国图书馆学情报学当前学术研究的深刻影响，虽不全面，但相对客观地评价了该刊物的专业贡献。

一、知识管理

知识管理不仅包括对知识本身的管理，还包括对知识有关的各种有形资源和无形资源的管理，涉及知识组织、知识设施、知识资产、知识活动、知识人员等全方位、全过程管理。目前研究热点在于：知识组织、知识链、知识发现、自然语言理解、知识管理工具、知识转换模式和4力场研究、实践社区、最佳实践库、智能代理、知识网络化研究等。

谢伟涛[①]以重庆维普资讯有限公司的中文期刊数据库（1989—2002年）作为统计情报源，并以"知识管理"为关键词进行检索，共检索到论文942篇。这942篇论文分别发表在456

---

① 谢伟涛：《我国知识管理研究论文的统计分析》，载《科技创业月刊》2004年第6期。

种期刊上，但期刊分布不均衡，多的 33 篇，少的 1 篇。从原文表 2 可看出，情报学、图书情报学、图书馆学、企业管理、经济理论、科学管理类期刊及计算机应用类期刊较重视发表知识管理论文。其中《图书情报工作》发文量为 33 篇，排名第一。

另外，唐小海①以重庆维普资讯有限公司的中文期刊数据库（1989—2004 年）为主要情报源，以"知识管理"作为题名和关键词进行检索，限定图书情报范围内，共得到论文 585 篇。这 585 篇论文，分别发表在 181 种期刊上，具有分散性。平均每种刊物仅刊登 3.23 篇论文，而占刊物总数 31.49% 的 57 种学报类期刊，仅刊登论文 60 篇，占总篇数的 10.26%。原文表 3 中列出了发表知识管理研究论文数 6 篇以上的前 26 种期刊，这 26 种期刊占所统计期刊总数的 14.36%，所载论文数为 361 篇，占论文总数的 61.71%。可见，它们是知识管理研究领域的核心期刊，尤其是前 9 种期刊所载论文数占全部论文数的 35.73%，超过论文总数的 1/3。根据布拉德福定律，这 9 种期刊处于第一区（核心区），是从事知识管理研究的重要情报源。其中《图书情报工作》发文量为 43 篇，排名第一。两组文献计量统计均充分反映出《图书情报工作》在我国知识管理研究领域的遥遥领先地位。

二、元数据

元数据直译为关于数据的数据，一般属于计算机领域中的术语。元数据是能够更好地组织资源的基础，它能够提高相关资源被检索和存取的可能性，提供对主题领域更清晰、全面的认识，并提高用户区别相似资源的能力。随着数字图书馆的发展，元数据研究在图书情报学领域逐渐受到重视。

谢伟涛、肖冬梅②以重庆维普资讯有限公司的中文期刊数据

① 唐小海：《我国知识管理研究论文的统计分析》，载《科技情报开发与经济》2005 年第 2 期。

② 谢伟涛、肖冬梅：《我国元数据研究论文的统计分析》，载《图书馆建设》2003 年第 6 期。

库（1989—2002 年）作为统计情报源，以关键词作为检索方式检索元数据研究论文，共检索到 1994—2002 年的论文 408 篇。这 408 篇论文，分别发表在 87 种期刊上，各期刊分布很不均衡，多的 22 篇，少的只有 1 篇。从原文表 2 可以看出，情报学、图书情报、图书馆学以及计算机应用类期刊比较重视发表元数据研究论文。原文表 2 是发表元数据研究论文 5 篇以上的 16 种刊物，这 16 种期刊所载论文数约为全部论文数的 44.61%，可以将其作为我国元数据研究的核心期刊。尤其是前 8 种期刊所载论文数占全部论文数的 32.60%，约为论文总数的 1/3，是从事元数据研究的重要情报源。其中《图书情报工作》发文量为 22 篇，排名第一。

另外，李伟、陈晓毅、赵淑君①以重庆维普资讯有限公司的中文期刊数据库（1989—2003 年）作为主要统计情报源，选择任意字段作为切入口，以图书情报学科为检索域，对 2003 年 12 月 31 日以前的文献进行检索，共检索到论文 394 篇。元数据的研究是图书情报学领域一个新兴的课题，1999 年我国才有了关于元数据的第一批文献。1999 年以来，共有 101 种期刊发表过有关元数据研究的文献，其中，发文 10 篇以上的期刊有 10 种，发文量 210 篇，占论文总数的 53.30%（参见原文表 1）。其中《图书情报工作》发文量为 30 篇，并列排名第一。两组文献计量统计说明，《图书情报工作》是我国元数据研究的最核心期刊。

三、信息构建（IA）

信息构建（Information Architecture）是把传统图书馆学情报学同现代科学技术结合，组织信息和构建信息环境，以满足用户的信息需求的一门科学和艺术，已引起国际情报学界重视和关注，成为情报学的核心，并且信息构建的理念被合理地运用到情

① 李伟、陈晓毅、赵淑君：《图书情报学领域元数据研究的文献计量学分析》，载《现代情报》2005 年第 1 期。

报学研究领域中。

国内有关 IA 的研究起始于 21 世纪初，较早发表的论文为周晓英的《信息构建（IA）——情报学研究的新热点》（《情报资料工作》2002 年第 5 期），此后诸多专业期刊均发表了一系列有关 IA 的研究文章。笔者在中国学术期刊全文数据库中，使用"信息构建""IA"主题词进行检索，经过甄别、筛选、去重处理后，共得到 67 篇研究论文（未包括"信息架构""信息空间构建""信息建筑"等可能相关的主题词）。按照期刊发文量统计：《情报资料工作》为 12 篇，排名第一；《图书情报工作》《情报理论与实践》各为 9 篇，并列排名第二；《情报学报》为 3 篇，排名第四；此外，《现代图书情报技术》《情报科学》等核心期刊也都刊登了数篇有关 IA 的研究论文。尤其是周晓英的论文《信息构建的基本原理研究》（《图书情报工作》2004 年第 6 期），成为国内 IA 研究的理论奠基之作。由此，我们可以断定，《图书情报工作》是国内 IA 研究的核心期刊之一。

四、信息政策与法规

20 世纪 50 年代以来，信息政策研究在国外兴起，20 世纪 80 年代后成为研究热点。我国在 20 世纪 80 年代以前局限于对科技情报政策的研究，研究分散，层次低。20 世纪 80 年代，我国翻译评介了大量国外信息政策。20 世纪 90 年代，除译介外，还进行了总结、比较。对国外信息政策的翻译、评价、总结、比较，促使我国理论界、实践界接受新思潮，使我们对于信息政策的研究从科技情报政策的研究，扩展到社科信息政策、信息产业政策、信息经济学政策的研究等，从而在理论上完善国家信息政策，在实践上给国家信息政策以参考。相对来说，20 世纪 90 年代以来，信息法制研究的进程十分迅速，信息法学已成为被法学界、社会学界、管理学界、信息管理学界等研究领域广泛认可的新兴学科，已经成为近年来的研究热点。

朱莉、朱庆华①采用文献计量学的方法，以中国期刊数据库和中文科技期刊数据库为调查对象，共选了"信息政策""信息法规""信息法律""信息法制""信息立法""信息法学"以及"情报政策"7个关键词进行论文检索，经过合并去重后，统计出1990—2001年的信息政策与法规研究论文共277篇。这277篇论文，分别发表在48种图书情报类期刊、31种大学学报、8种政策法律类期刊、14种工程技术类期刊和6种经济管理类期刊上。其中按发文数量统计的前15种来源期刊分布如原文表2所示。其中《图书情报工作》发文量为12篇，排名第4，为我国信息政策法规研究做出较为突出的贡献。

另据谭英、戴君琴②采用关键词"信息政策""信息法规""信息法律""信息法制""信息立法""信息法学""情报政策""网络信息法""信息网络法""网络信息政策""网络信息立法"等，对中国学术期刊网、中国科技期刊数据库、《人大复印报刊资料》、全国报刊索引等大型数据库1994—2003年的数据进行检索统计，载文量居于前10位的期刊主要是图书情报核心期刊，详见原文表2。其中《情报资料工作》载文22篇、排名第一，《图书情报工作》《情报杂志》载文各16篇，并列排名第二，说明《图书情报工作》是我国信息政策法规研究成果发表的重要期刊。

五、信息资源管理

信息资源管理（IRM）被认为是现代信息管理的制高点，面向高速信息网络的信息资源管理是整个IRM的核心，是新的世纪人类对自身创造的信息资源进行有效管理和开发利用的基础及前提。这一领域的研究已经远远超出了情报学的范畴，而需要综合应用信息科学、管理学、社会学、经济学、法学、心理学等多学

---

① 朱莉、朱庆华：《20世纪90年代以来我国信息政策与法规研究论文的定量分析》，载《情报理论与实践》2003年第4期。

② 谭英、戴君琴：《我国信息政策研究评析》，载《情报资料工作》2005年第1期。

科的理论方法，从技术、经济、人文三个不同的角度进行全方位研究。因而，信息资源管理的研究在更广泛层次上体现了图书情报学与其他学科的交叉渗透及对社会的贡献和影响。

严贝妮[①]以"信息资源管理"为标题词，分别检索 1989—2002 年中文科技期刊数据库和中国期刊全文数据库，并经过去重处理，共得到关于 IRM 的研究论文 206 篇。根据原文表 2 可看出，前 10 种期刊发文 94 篇，占统计文献的 45.63%，是 IRM 领域的核心期刊，10 种刊物中前 3 种都是图书情报领域的核心期刊。其中《图书情报工作》排名第一，该刊自 2000 年开始，就开辟了"信息管理与利用"专栏，在 2000 年第 10 期以"网络信息资源管理"为主题刊登了一组专题文章，对推动我国的 IRM 研究起到了重要作用。另据周群[②]对中国学术期刊网 1994—2003 年的数据进行检索，发现有 400 余篇有关信息资源管理方面的论文发表于各种期刊，但核心期刊论文只有 100 篇，从原文表 1 可以看出，这些核心期刊发表的论文数量不等，其中《情报科学》15 篇，排名第一，《图书馆杂志》12 篇，排名第二，《中国图书馆学报》《图书情报工作》各 10 篇，并列第三。该数据也表现出《图书情报工作》在信息资源管理研究领域的重要影响。

六、数字图书馆

数字图书馆（Digital Library，DL）的理论研究和实践活动始于 20 世纪 90 年代初的美国。在 10 多年的时间里，世界各国都掀起了数字图书馆研究的热潮。在我国，数字图书馆建设已经进入第二和第三阶段，即资源整合与面向用户的数字化服务阶段，是信息时代应用的重要标志。数字图书馆需要跨行业、跨学科、跨地区、跨国界的合作，共同解决技术问题、运营问题和法律问

---

① 严贝妮：《1989—2002 年我国信息资源管理领域研究论文文献计量分析》，载《情报科学》2003 年第 11 期。
② 周群：《1994—2003 年信息资源管理研究进程及发展趋势》，载《图书情报工作》2004 年第 11 期。

题等，而不同学科将从不同领域对发展数字图书馆做出贡献。

邓湘琳[1]以重庆维普资讯有限公司的中文期刊数据库1994—2002年的数据为主要情报源进行统计分析，以"数字图书馆"作为题名和关键词进行检索，经过对所得数据进行处理，共检索到1994—2002年论文1313篇。这些论文分别发表在231种期刊上，但各期刊分布很不均衡，多者有76篇，少的只有1篇。从原文表2可以看出，图书馆学、情报学及图书情报类期刊比较重视发表数字图书馆研究论文。原文表2中列出了发表DL论文数量在前42位的期刊，这42种期刊占所统计期刊总数的18.2%，所载论文数为905篇，占论文总数的68.93%。根据核心期刊的测定方法——累积百分比法可知，这42种期刊刊载的论文量超过了总论文量的2/3，它们基本上可以作为我国数字图书馆研究的核心期刊。

另外，金国强[2]从引文分析角度总结了我国数字图书馆研究状况，他对中国期刊全文数据库1994—2002年的数据进行检索统计，发现我国图书情报专业期刊被引次数较多的有6种，其中《中国图书馆学报》排名第一，为387次，《图书情报工作》排名第二，为257次，详见原文表5。该研究从引文分析角度体现了《图书情报工作》对我国数字图书馆研究的核心导向作用。

此外，兰小筠、张燕舞、王惠翔、高凡，邓湘琳等的文献计量统计结果，同样反映出《图书情报工作》在数字图书馆研究领域的领先地位。

当然，语义网、信息技术应用、信息检索、信息经济学、信息素质及教育等主题，也都是图书情报学科近年来的重要研究领域，但可能是由于前言所述之期刊定位的不同或其他原因，《图书情报工作》较少涉猎这些主题。然而从上述分析，我们仍然可以从科学计量角度客观地判断《图书情报工作》近些年来在图书

---

[1] 邓湘琳：《我国数字图书馆研究进展的计量分析》，载《情报科学》2003年第1期。

[2] 金国强：《从引文分析（1994—2002年）看我国数字图书馆研究》，载《情报资料工作》2005年第2期。

情报学科关键研究主题领域的重要贡献（可能《图书情报工作》还存在另一些有重要贡献但本文未涉猎的关键研究主题领域），也可以由一个侧面向作者及读者展示《图书情报工作》期刊的定位与价值取向。

参考文献

［1］梁战平. 情报学若干问题辨析［J］. 情报理论与实践，2003（3）：193-198.

［2］吴慰慈，罗志勇. 新技术革命对图书馆学情报学体系的影响［J］. 河北大学学报（哲学社会科学版），2001（3）：102-111.

［3］靖继鹏，郑荣. 我国情报学学科发展的创新机制及创新领域研究［J］. 情报学报，2005（3）：268-276.

［4］黄晓斌. 我国图书馆、情报与文献学研究热点的发展——近年来国家社会科学基金立项项目的分析［J］. 情报资料工作，2003（1）：13-16.

［5］朱烨. 我国信息政策研究（1994—2003）综述［J］. 图书馆建设，2005（3）：27-30.

［6］马费成，陈锐. 面向高速信息网络的信息资源管理（一）——从技术角度的分析［J］. 中国图书馆学报，1998（1）：12-17，45.

［7］兰小筠，张燕舞. 我国数字图书馆研究论文（1994~2001年）定量分析［J］. 情报科学，2002（6）：595-598.

［8］王惠翔，高凡. 近6年我国数字图书馆研究论文定量分析［J］. 图书情报工作，2002（5）：37-40.

［9］邓湘琳. 我国数字图书馆研究论文的统计分析［J］. 现代图书情报技术，2002（4）：14-16.

原载《图书情报工作》2006年第8期，
作者马海群。

浅析版权保护与信息资源公共获取的利益平衡问题

一、版权保护与信息资源公共获取的合理性

(一) 版权保护的合理性

创新是人类进步的源泉，是社会发展的根本动力。纵观自《安娜法》以来近三百年版权制度的发展历史，伴随着信息传播技术的发展，版权制度经历了 19 世纪以前的印刷版权时期、20 世纪的模拟信息版权时期到 21 世纪的数字信息版权时期。经历了从封闭走向融合，从单一走向多样，从差异走向整合的历程，呈现了不断强壮的趋势。这种趋势主要表现为：版权保护的客体范围不断扩大；版权人的专有权和邻接权的不断增加；版权作品保护期限不断延长；版权法的修改频率加快；等等。任何事物经历了这么久的演变并有不断加强的趋势都足以证明其存在的合理性和必然性，而且版权保护的宗旨是鼓励作品的创作与传播利用，促进社会的发展，体现私人利益与公共利益的平衡，因此，必然具有其存在的合理性。

(二) 信息资源公共获取的合理性

谈到信息资源的公共获取，陈传夫等人认为信息资源的公共获取是指信息能否通过便捷地、免费或合理付费方式被一般公众无障碍地获取，具体而言，信息公共获取可以最大限度地消除目前广泛存在的社会信息不对称、信息资源浪费和信息寻租现象，减少信息获取的社会成本。信息资源是国家创新体系中最活跃的要素之一，我国是科学数据和文献的大国，但信息资源共享效率和效益却很低。据有关方面估计，我国科学数据资源总量占世界

的10%，我国每年发表的科技文献量约占全球的1/8，但是，科学数据的共享所产生的效益则只占全世界的0.11%。二者的反差是很大的，信息资源大量处于闲置状态，科学数据获取的障碍造成国家在文献资源领域投资效益并不理想，已经严重阻碍了我国科学家的创新活动。为什么资源的丰富并没有彻底改变我国公众获取信息的困难？相反，社会信息不对称的情况依然存在，信息鸿沟在继续扩大。我们把这一问题归纳为信息资源的公共获取的问题，即信息能否通过便捷地、免费或合理付费方式被一般公众无障碍获取的问题。信息公共获取可以更好地推动全社会对知识的共享，促进社会整体的受教育水平和知识创新能力的提高。事实证明，信息资源公共获取的问题已经迫在眉睫，不容忽视。

二、版权保护与信息资源公共获取的利益冲突问题

版权保护与信息资源公共获取的利益冲突实际上正是信息创作者（如版权人）、传播者（如图书馆、出版商）和使用者（社会公众）三者之间的利益失衡问题。换言之，即版权保护与文化发展、私人利益与公共利益之间的利益冲突的问题。具体表现如下。

（一）版权保护标准不断提高而使公众利益受到损害

随着网络的普及，版权作品的受众范围扩大，版权的一些专有特征逐渐弱化，数字侵权的隐蔽性加大，侵权举证越来越难，版权人感到自己的权利有随时被剥夺的危险。在这种情况下，国际社会认为有必要加强对版权的保护，来维护权利人的利益。因此，版权保护的适度扩张是必要的。版权保护标准提高的同时也严重压缩了公众利益空间，使社会公众利用信息资源举步维艰，处处面临着侵权的危险，造成了信息的全面压抑，它虽然保护了版权人的短期利益，但损害了版权人的长远利益，同时使公共利益受到损害，并最终可能威胁人类文化知识的传播和进步，这并非我们所愿。

（二）图书馆的公益性与版权的私有性之间的矛盾

信息资源是经济时代国家重要的战略资源，便捷高效地获取信息是教学、科研与文化活动的基础。图书馆代表的是公民利益，是国家为保障公民自由、平等地获取信息和知识而进行的制度安排，最大限度地满足每一位公民对信息知识的需求是图书馆义不容辞的责任。因此，在图书馆的实际工作过程中一直存在着图书馆公益性与版权的私有性之间的矛盾，原有的版权法中关于合理使用的规定曾使二者达到了一个平衡点，但随着数字化资源的出现，二者的矛盾已经不再是合理使用原则所能平衡的，由此图书馆具有的公共信息服务机构的公益性与版权的私有性之间的矛盾则成为亟待解决的问题，有待于立法界与图书馆界的进一步深入研究。

（三）图书馆信息资源共享与版权独占性的矛盾

信息资源共享是图书馆发展的必然趋势，也是图书馆的本质要求。但图书馆本身并不生产信息资源，构成图书馆资源的主要是具有知识产权性质的资源。版权则具有个人财产权的性质，一旦经法律授予则无须任何手续即可自动获得，成为一种绝对权，具有私有性。也就是说版权具有独占性，即版权人有权要求独占知识产品的各项权能，没有法律规定或未经权利人的许可，任何人不得使用权利人的知识产品。这样图书馆所追求的无偿的信息资源共享与版权人所希望的对其产品的独占并获得报偿之间就形成冲突，并亟待解决。

三、版权保护与信息资源公共获取的利益平衡机制的构建

版权在本质上是一种私权，代表着私人利益，而信息资源公共获取是对公共资源的分享，代表的是一种公共利益，笔者试图从技术措施、管理措施、法律措施三个角度建立版权保护与信息资源公共获取的利益平衡机制。

（一）版权保护与信息资源公共获取的利益平衡机制的技术措施

由于网络的虚拟性，数字信息资源复制的简单快捷和难以控制使得版权保护的传统手段和道德手段的作用变得越来越力不从心，而技术措施的重要性则日益显露出来。为此可以用数字水印等技术措施确保版权人对其作品进行权力限制，以保护版权不受侵犯，同时可以采取法定授权的方式使法定的权力例外受益人（组织）能够获得技术措施的规避权，从而平衡版权保护与信息资源公共获取的利益关系。图书馆作为公共利益的代表，是法定的权力例外受益人之一，有技术措施的规避权和合理使用信息资源的权力。美国的《数字千年版权法》（DMCA）已做出允许非营利性图书馆规避技术保护和措施的具体规定，这对我国有一定的参考作用。也就是说，可以通过技术措施来建立版权保护和信息资源公共获取的利益平衡机制。

（二）版权保护与信息资源公共获取的利益平衡机制的管理措施

从管理措施来看版权保护与信息资源公共获取的利益平衡，可谓众说纷纭，尚未在学术界达成共识，笔者拟从以下几个方面来分析，希望对该问题的研究有所帮助。

1. 网络环境下可以尝试的版权授权方式

到目前为止，解决网络环境下版权授权方式问题的思路有两种，一是扩大法定许可的适用范围，让使用者在更为宽松的条件下得到更多的自由获取作品的权利，另一个思路是通过市场寻求授权许可的方式。目前已有的授权许可模式有著作权人自行行使著作权、由著作权集体管理组织代为行使的集体许可权、出版商代理的授权及交叉授权。另外还有两种授权方式有待尝试或进一步深入验证，即默认许可和要约授权。

2. 值得我国借鉴的公共借阅权制度和版权补偿金制度

公共借阅权又称公共出借权，是指作者享有按图书馆出借自己的图书的总次数而获取版税的权利。实施公共借阅权制度将更有效地保护读者的利益，使得每个公众都有权利自由参与社会文化知识，以享受艺术和分享科学的进步与物资利益。同时公共借阅权也是权利人在其作品复制件经合法发行后，权利演化为一种获得合理报酬的权利。它的实施可以调节版权人与公众的利益关系，使他们各取所需。

对于版权补偿金制度，可以理解为在权利人的利益受到侵害时，法律不必过多或过重地处罚作品使用者的行为，因为公共利益比私人利益更加重大，应该通过制度设计，使权利人放弃绝对权利，满足公众利用作品的需要，并且使权利人转而通过寻求一定渠道得到因为新的作品利用方式而给自己利益造成损失的补偿。补偿金制度的最大特点是双向限制性，一方面极大地制约了权利人的权利行使，使其绝对权利降格成为一种获得合理报酬的权利。另一方面又使公众利用作品的行为受到限制，使法律原本认同的许多合理使用行为变成了法定许可。其目的是使版权资源得到优化配置，使版权利益得到科学分配。图书馆建立和实施具有双向限制性的补偿金制度，通过科学的制度设计使权利人利益与公众利益达到妥协，实现了版权限制和反限制关系的互动、和谐与统一，从而缓和了双方的矛盾冲突，有力地推动了版权问题的解决。

（三）版权保护与信息资源公共获取的利益平衡机制的法律措施

版权法作为一种利益调节器，本身虽然不能创造利益，但它能在保护作者专有权的基础上，通过各种手段平衡版权人的利益和公共利益。它在授予作者某些专有权利的同时也对作者权利的行使进行了一定的限制，目的在于保证社会公众参与文化生活，从而实现公共利益。在国际上，《世界知识产权组织版权条约》（WCT）、《世界知识产权组织表演和录音制品条约》（WPPT）、美国的《数字千年版权法》（DMCA）及WTO的《与贸易有关的知识产权协议》（TRIPs）等重要的法律共同构成了这一法律平台。而在国内，版权法正在不断完善之中，除为了与 TRIPs 接轨而于 2001 年新修改的《著作权法》外，还有一些规范和条例，如 2005 年上半年出台的《互联网著作权行政保护办法》等。值得一提的是我国即将出台的"信息网络传播权保护条例"，它将对信息传播、信息转载等相关问题做出完整的规范。

参考文献

［1］江向东. 版权制度下的数字信息公共传播［M］. 北京：北京图书馆出版社，2005.

［2］陈传夫，姚维保. 我国信息资源公共获取的差距、障碍与政府策略建议［J］. 图书馆论坛，2004（6）：54-57.

［3］熊艳玲. 论版权保护与信息资源共享的利益冲突及平衡——以图书馆为范例的研究［D］. 湘潭：湘潭大学，2004.

［4］秦珂. 数字技术对图书馆公共借阅权的影响与对策探讨［J］. 图书馆理论与实践，2000（3）：13-15.

［5］秦珂. 数字图书馆版权保护导论［M］. 北京：气象出版社，2005.

［6］秦珂. 版权补偿金制度和数字图书馆版权问题［J］. 情报理论与实践，2005（2）：155-158.

原载《数字图书馆论坛》2006 年第 8 期，
作者许波，马海群。

系统科学方法在信息法学研究中的应用

一、引言

任何一门学科研究的方法论，对该学科的建设都具有基础性的意义，它不仅影响到学科体系的完整性，而且直接关系到学科的发展速度和完善程度。系统科学方法的应用突破了原来的范围，在人们日常生活实践中起着越来越大的作用。信息法学（Information Law Sciences）是一门新兴的交叉学科，是信息管理学与法学交叉的一个研究领域，在我国学者张守文和周庆山1995年所著的《信息法学》一书中被作为学科名称提出，书中指出，信息法学是以信息法的现象及其规律为研究对象的一门社会科学。

作为一门边缘学科，信息法学的研究方法无疑是丰富的。信息管理学、法学、经济学及社会学专家们力求以各种科学的方法来认识和研究信息法律现象，探讨理论与实际、认识与实践相结合的复杂结构和过程，为信息法学的发展和完善铺路搭桥。在长期的研究过程中，形成了一系列研究方法，大体上包括哲学的方法、一般科学的方法、专门科学的方法、法学本身专有的方法和信息科学本身专有的方法五种类型。在哲学的方法中，唯物辩证法是信息法学研究方法论的核心，是我们进行信息法学研究的总的指导思想。一般科学的方法包括调查研究方法、分析比较方法、形式逻辑方法、数学方法、系统科学的方法等。专门科学的方法，如伦理学的方法、社会学的方法、生物学的方法等。法学本身专有的方法则有法律推理、法律注释等。信息科学本身专有的方法像文献计量法和回归分析法等。我国学者迄今并未对信息法学的方法论问题开展过正式的讨论和取得比较统一的认识，以往学者多是从哲学的高度或是以学科专有的方法研究信息法学。本文探索系统科学方法在信息法学研究中的应用，以期为进一步的深入研究提供新的研究视角，为探讨问题提供新的客观标准和理论视域。

二、系统科学的形成及其对科学研究的意义

系统科学是以系统观点观察客观世界而建立的知识体系，它的研究对象是具有系统特性的现象和问题，即系统现象、系统问题。所谓系统就是两个或两个以上相互区别、相互作用的单元，有机地结合起来以实现某一功能的综合体。科学研究成果已经向我们揭示过，事物都是作为系统而存在的。科学向我们展示了广袤宇宙中含有无数个样式的系统，也包括构成物质的微小的分子、原子、电子、夸克等不同层次的系统。从无机领域、有机领域到社会领域、文化领域，事物都以系统的形式存在。在社会科学中，以信息法律现象为研究对象的信息法学同样也是一个系统。系统科学方法作为研究社会科学的重要方法之一，也应成为信息法学研究的方法。系统科学是20世纪形成的新兴学科，但系统思想早在古代社会就有萌芽。古希腊思想家亚里士多德认识到事物的系统性，从而提出了著名的判断："整体大于它的各部分总和。"中国古代循环论、天人合一论、"分"与"合"对立统一等，也体现了系统思想。19世纪，科学研究开始出现整体化趋势，反映了人类对自然、社会的研究，从分门别类走向整合性，从此，人类对客观事物的认识呈现出系统性、完备性和全面性。由于整体化趋势的影响，促进了系统科学作为一门新兴学科的形成。而系统科学作为重要的具有方法论意义的科学，又有力地促进了科学整体化的发展。

三、系统科学方法在信息法学研究中的应用

系统科学方法是在 20 世纪中叶产生的，以系统思想为核心的一组新学科群，主要包括一般系统论、信息论、控制论、突变论、耗散结构理论、协同论。这些研究方法之间相互交叉、相互影响，以系统论为基础，从各个层次研究系统的各种问题。系统科学为人类研究规模宏大、关系复杂、要素众多的复杂问题提供了新的思路和方法。系统科学方法在信息法学研究中的应用，最终目的是推动信息法学学科整体化建设。

（一）一般系统论

系统论的创始人是美籍奥地利生物学家贝塔朗菲。系统论要求把事物当作一个整体或系统来研究，并用数学模型去描述和确定系统的结构和行为。系统论强调整体与局部、局部与局部、系统本身与外部环境之间是互为依存、相互影响和制约的关系，是系统科学方法的根基。

信息法学应当被看作是由若干相互作用的要素组成的有机整体，各要素分别处在不同的层次上，并以某种特定的形式与其他要素发生联系，这些联系决定了系统整体功能。比如，网络上发生的涉外信息侵权，涉及侵权主客体和内容、ISP 和 ICP 的法律责任、证据的收集、法律制度的适用、司法管辖等问题，同样，在信息法学研究中至少要考虑诸如信息法律关系、责任认定、收集证据所需的信息技术知识、信息管理和服务机构、个人利益与社会利益、法律适用和司法管辖、国外信息法律与司法、国际交流与合作等。系统科学要求我们把信息法律现象和信息法学研究放在社会大系统之中，了解它们在整个社会中的地位和作用，把信息法学与信息产业、信息技术、信息管理、信息权利所有人、公民等诸方面统一形成一个系统结构，从而制定适应社会需要的信息法律规范，使信息法律服务于社会。

许多学者提出我国信息立法的首要任务就是要对信息法律体

系做出系统分析，明确它所应包含的各项法律制度，并由此形成信息法的大体框架，以便有计划、有步骤地逐步建立和完善我国的信息法律体系（系统），这就是基于一般系统论的研究思想提出的。如贾文中、黄瑞华认为，信息法律体系框架内容应当包括：信息资源管理法、信息技术法、信息产业法、信息流通法、信息人才法、信息机构组织法、信息物资管理法、信息安全保密法、信息产业法、国际信息合作与交流法律制度。陈青苗、庄育飞认为，信息资源管理、知识产权保护、计算机犯罪是立法的重点。周庆山也从社会、法制和主体角度做了分析。根据各位学者的研究所建立起来的信息法学才能有正确的社会学科定位。

（二）信息论

信息论是由美国数学家香农创立的，它是用概率论和数理统计方法，从量的方面来研究系统的信息如何获取、加工、处理、传输和控制的一门科学。其作用和意义主要在于：用信息观点来考察控制系统的形态功能结构；从信息的获取、转换、传输和存储过程来研究控制系统的运动规律；利用信息加工的现代化技术来实现认识和改造世界过程中的信息化。可以说，信息是一切系统保持一定结构、实现其功能的基础。

对信息法学研究的每一个领域，信息论都有重要意义。例如在信息法律立法过程中，第一阶段（提案），提案机关通过对事物的观察（接收信息）去发现问题，通过搜集到的有关资料去采集相关信息，从采集到的信息中寻求启事并利用所采集到的信息向立法机关提出议案。第二阶段（审议），人大常委会会议的代表、有关专门委员会的委员在对相关信息的认识、理解、分析、判断、推理等基础上对提案机关所采集到的信息进行整理、组织、判断、分析与综合，在信息整合的基础上对议案进行审议。第三阶段（表决），参与表决的代表或委员对于信息交合所产生的新的法案进行综合分析、比较和判断。我们不难看出信息贯穿于立法过程的各个阶段。在知识产权法研究中，正是对专利法律法规变化、专利研究状况、专利司法判例等专利信息，商标法律信息与经济信息，版权法律信息与贸易信息的获取、传递、加工与处理使知识产权法逐步完善。信息法学研究同样离不开社会信息，社会信息与自然信息本质特征都是一样的，自然信息通过人类的处理必然转变为社会信息，比如地理信息、生命信息等，此类信息的法律问题也是信息法学研究的内容。因此，用信息论方法来建设信息法学学科，其合理性和作用是显而易见的，无信息便无研究。

（三）控制论

控制论是美国数学家维纳同他的合作者通过适应近代科学技术中不同门类相互渗透与相互融合的发展趋势而始创的。控制论是通过研究系统的状态、功能、行为方式及变动趋势，控制系统的稳定，揭示不同系统的共同的被控规律，使系统按预定目标运行的技术科学。维纳曾指出：反馈是控制论的一种重要方法。负反馈是指系统的输入对输出的影响减少，使输出越来越接近一个预定的值，系统越来越稳定。正反馈则指系统的输入对输出的影响增大，系统的输出与预定值的偏差越来越大，使系统的稳定性遭到破坏。

从信息法学系统进化和发展来看，由于社会系统的不断发展运动，总会出现新的社会关系，产生不稳定的因素，通过正反馈放大这些因素，最后就有可能使系统发生质变，出台新的信息法规和政策，改变信息法学的体系结构。然后在新的条件下，通过负反馈调整和修改部分信息法规、政策和条例，使信息法学系统保持稳定。

进一步看，法和法制本身就是社会控制系统，信息法的作用和实施表现为一种调节控制力和控制过程，旨在实现对社会生活、社会关系的有效调控，因此，在信息法学研究中不仅要体现对这种控制力和控制过程的研究，还要视控制论为学科建设的重要方法。在法律问题研究中根据控制论方法，庞德提出一种法律学说"社会控制论",并在《通过法律的社会控制 法律的任务》等著作中对这一学说作了完整而精辟的论述。他认为:"文明是人类力量不断地更加完善的发展,是人类对外在的或物质自然界和对人类目前能加以控制的内在的或人类本性的最大限度的控制。"① 王志峰、安玉磊认为,社会控制是一个"目标—过程—反馈"机制。这种机制是各种控制方式和程序的综合,是一个总的达到目标的途径。

(四)突变论

突变理论是数学家托姆在 1972 年创立的。通过描述系统在临界点的状态,研究自然的多种形态、结构和社会经济活动的非连续性突然变化现象,并与耗散结构论、协同论与一般系统论联系起来,一并对系统科学的发展产生推动作用。突变理论通过探讨客观世界中不同层次上各类系统普遍存在着的突变式质变过程,揭示了事物质变的两种方式,即渐变和飞跃。

国内信息立法近几年取得了突飞猛进的发展,但目前没有以专门的信息法的形式出现。成立于 1996 年 5 月 27 日的国务院信息化工作领导小组,不仅推动相关立法的出台,更为信息法制建设和研究创造了良好的政策和管理环境,但目前没有设立专门的信息法立法、司法、执法部门。

20 世纪 90 年代人类社会信息化网络化速度加快,但带来了新型社会冲突和矛盾甚至信息犯罪。这说明信息法学还处于不完善的状态,因此,研究如何运用突变论方法的不同模型,在信息立法的关键时刻,提供量化的理论支持,帮助专家学者预测和发现导致突变的潜在不稳定因素,从而预防向坏的方向突变,诱导良性突变,或者在不可避免的情况下,尽量减少突变带来的损失,成为信息法学研究的重中之重。

在信息法制建设过程中同样存在各种各样的突变现象。例如

---

① 罗·庞德:《通过法律的社会控制 法律的任务》,沈宗灵、董世忠译,商务印书馆 1984 年版,第 9 页。

随着 Internet 的发展，人们进行网上交流的机会越来越多，信息网络带来了许多新问题，传统的法律体系已经无法满足信息技术与信息手段发展的需要。比较突出的问题有：数据库或网上信息技术的版权归属，利用网络或计算机对他人信息进行窃取和破坏，等等。这些在我国已经出现了诉讼先例，由于法律对此缺乏明确的规定，如何处理分歧较大。如果运用突变理论，找到突变的临界点，就可以及早预测或是预防。《中国互联网络域名管理办法》（信息产业部 2002 年 8 月 1 日颁布）、《互联网出版管理暂行规定》（中华人民共和国新闻出版总署、中华人民共和国信息产业部 2002 年 6 月 27 日颁布）、《中华人民共和国电子签名法》（2004 年 8 月 28 日 日颁布）等信息法规的制定，都是伴随着网络与信息技术的发展带来的新的挑战、新的问题的突发而确定的。

（五）耗散结构理论

耗散结构理论是比利时物理化学家普里戈津于 1969 年提出来的。耗散结构论者认为，系统只有在远离平衡的条件下，才有可能向着有秩序、有组织、多功能的方向进化。这就是普里戈津提出的"非平衡是有序之源"的著名论断。系统在非平衡状态下由原来的无序混沌状态自发地转变为一种在时空或功能上的有序结构就称为耗散结构。而耗散结构论则是探索耗散结构微观机制的关于非平衡系统行为的理论。

耗散结构理论第一次从科学上证明了自然界不是存在着，而是生长着。"万物皆流""演化"是普里戈津自然观的核心。同样，演化在社会科学中得到广泛的应用。边沁试图建立一种清晰而系统的完美无缺的法律体系，一种"万全法"，从这一普遍性的制度出发规定每个社会成员行事的规则和拥有的权利。国内外众多学者围绕着边沁的立法理性一直争论不休，根据耗散结构论演化的思想，全面而完备的法典是不可能存在的。信息立法研究中，应该注意信息法学系统的开放性、动态性和非平衡性，避免滋生出要构造包罗万象的信息法的冲动。

耗散结构理论关于负熵流的输入及其对系统发展的重要作用的论述中，也包含了外部环境对我国信息法学系统研究起作用的思想，这里的外部环境泛指一切能够影响信息法学远离平衡态的外部因素。主要包括：(1) 国外信息法制研究。1991 年，荷兰阿姆斯特丹大学信息法学研究所（The Institute for Information Law）召开第一届国际信息法学会议，出版《面向 21 世纪的信息法学》论文集。该机构为欧洲最大的信息法学研究机构，对欧盟的一系列相关立法有很大影响。俄国信息法学专家 B. A. 科佩洛夫的《论信息法体系》一文也是一篇重要的信息法学文献。(2) 国家信息化政策。我国在推进国家信息化建设中，在信息基础设施建设和各类专门社会信息系统发展建设过程中都存在着政策法律的瓶颈。因此，信息化发展要遵循法律政策先行的原则，如电子政务、国民经济、财税金融、工业企业、商品和服务业、文化艺术教育、图书馆档案文物博物事业、医疗卫生、气象疫情灾情等等方面信息化发展的政策法律问题。(3) 国民的信息法制意识。国民是否理解有关信息使用的经济、法律、社会因素，以及获取与使用信息要符合的道德与法律规范。具体指标包括信息与信息技术使用的相关法律、道德伦理以及社会经济问题，存取、使用信息资源时能够遵守法律、法规、信息资源提供的规定以及约定俗成的一些规则，对引用的成果表示致谢，等等。

耗散结构论还指出，决定性与随机性对于描述远离平衡态系统来说，都是基本的因素，因此，需要运用决定论方程与概率论方程相结合的研究方法。耗散结构论强调要把历史因素引入到有关非平衡态系统演化的研究中来，它指出对于诸如系统演化临界点处的考察，一定要注意研究过去、现在与未来之间客观存在的各种内在联系与差异。因为，在临界点处哪怕是微小的变化，也可能导致完全不同的结果。耗散结构论由此表明了对于复杂系统演化进行预测与决策的必要性及其重要意义。在信息法学研究上，耗散结构论既重视信息法的基本理论、法学原理、法制建设、法的主体、法律客体等问题，又重视对国外信息法制建设、国际信息组织法制建设的考察。前者是基于决定性因素对信息法自身的研究，后者是基于随机性因素对信息立法历史的考察回顾。

（六）协同论

协同论是理论物理学家赫尔曼·哈肯在 1973 年创立的。他科学地认为在某个大系统中的许多子系统既相互作用，又相互制约，它们由旧的结构转变为新的结构，有一定的规律。研究本规律的科学就是协同论。协同论是处理复杂系统的一种策略。协同论的目的是建立一种用统一的观点去处理复杂系统的概念和方法。协同论的重要贡献在于通过大量的类比和严谨的分析，论证了各种自然系统和社会系统从无序到有序的演化，都是组成系统的各元素之间相互影响又协调一致的结果。

协同论认为不同的系统中的行为有惊人的相似之处，他们都可以采用相同的数学模型来描述。例如，关于网络技术标准方面的立法，不同国家之间的借鉴甚至移植都是可能的。因为立法所规定的社会关系带有较强的技术性和较高的独立性，而这一类立法也带有较少的社会价值取向性。协同论研究方法的重要价值在于既为一个学科的成果推广到另一个学科提供了理论依据，也为人们从已知领域进入未知领域提供了有效手段。

笔者认为，信息法必须遵循行为协同论。根据系统结构决定系统功能的原理，系统的行为首先应具有完整性，信息法作为国家的法律之一，它的管理手段应是多样的。立法机关的立法行为和司法行为，在信息法行为过程中发生非同一性影响。表现为公平与效率的非线性相干。同时，"行为"与"责任"是协同互动的，没有"责任"体系作为保障的行为，无法保证不偏离法律为行为预设的轨道。法律为行为主体规范了行为方式，同时也要为其设定当行为违反法律时，必须承担的责任。在信息法学研究中，如果说应用耗散结构可以使信息法学系统与外部环境交换得更好的话，那么应用协同论就可以使信息法学各子系统之间的相互协同取得更好的效果。

四、总结

系统科学方法要求人们把研究对象看成一个整体过程，全面地把握和控制对象，综合地探索系统中要素与要素、要素与系统、系统与环境的相互作用和变化规律，从而有效地认识和改造对象。运用系统科学方法研究信息法学，可以发现不同事物之间存在的内在联系，并建立起某种联系，从不同学科中找到共同点，从而把不同事物沟通起来。同时，还可以把包括信息法律在内的所有法律制度（系统）作为一种有着多种成分的、多层次的、相互制约相互作用的、具有特殊调整功能和整体目的的特殊的社会调整系统。在信息法学研究中应用系统科学方法，不仅仅要研究法律系统与社会一般调整系统的关系及其运动、发展的规律，其最终的目的是推动信息法学学科整体化建设。

参考文献

［1］张守文，周庆山. 信息法学［M］. 北京：法律出版社，1995.

［2］刘锦. 系统科学方法在当代中国法学研究中的应用［J］. 海南大学学报（社会科学版），1999（1）：41-44.

［3］王晖，宓文湛. 科学研究方法论［M］. 上海：上海财经大学出版社，2004.

［4］马海群. 信息法学［M］. 北京：科学出版社，2002.

［5］贾文中，黄瑞华. 试论信息法的体系［J］. 情报理论与实践，1997（1）：12-14.

［6］陈青苗，庄育飞. 论信息立法体系［J］. 图书馆学研究，1999（3）：51-53.

[7] 王志峰，安玉磊. 通过两维的社会控制走向法治——以当代中国法律为例对社会控制论的探求 [J]. 重庆邮电学院学报（社会科学版），2004（4）：68-71.

原载《图书馆论坛》2006 年第 4 期，

作者国磊，马海群。

数字图书馆信息资源开发利用需要更高效的著作权法律制度的支撑

一、引言

信息资源开发利用是数字图书馆建设的核心内容，在现行国家信息政策的引导下，应注重分析影响数字图书馆发展的法律制约因素，建立更加高效的著作权制度体系。

二、研究背景

本文研究视角基于如下的国家信息资源管理政策。

其一，《中共中央办公厅、国务院办公厅关于加强信息资源开发利用工作的若干意见》（中办发〔2004〕34 号）明确提出："支持和鼓励信息资源的公益性开发利用""增强信息资源的公益性服务能力""促进信息资源公益性开发利用的有序发展""重视发挥中介机构的作用，支持著作权拥有人许可公益性信息机构利用其相关信息资源开展公益性服务""妥善处理发展公益性信息服务和保护知识产权的关系"。笔者认为，该意见是迄今为止最具有针对性的国家信息资源管理政策指南，它为包括数字图书馆在内的信息资源开发利用及相关法律问题处理，提供了重要的指导方向与原则。

其二，中共中央办公厅、国务院办公厅印发的《2006—2020年国家信息化发展战略》提出："建立和完善信息资源开发利用体系""鼓励企业、个人和其他社会组织参与信息资源的公益性开发利用""完善知识产权保护制度，大力发展以数字化、网络化为主要特征的现代信息服务业，促进信息资源的开发利用"。可见，信息资源开发利用已经不再是理论意义上的国家战略层面问题，而是具有了更强的现实可操作性。

其三，数字图书馆建设的核心内容及关键法律问题——信息资源建设及著作权法律，是本文的研究主题。一方面，数字图书馆建设具有多维视角，如技术、社会、文化、经济、信息系统等，笔者认为信息资源开发利用是数字图书馆建设的核心内容。另一方面，数字图书馆建设涉及诸多法律问题，如著作权、计算机软件保护、数据库保护、特殊权利体系、商标权、专利权、反不正当竞争等，而从实践来看，对数字图书馆建设影响最大，也是最关键、最常见的法律问题主要是著作权法律制度。以至于可以断言，近十年来版权已成为数字图书馆建设的最大障碍。

其四，《信息网络传播权保护条例》（下文简称《条例》）最新公布（2006-5-18）和实施（2006-7-1）。自从 2001 年我国著作权法修正案出台以来，由于创作者被赋予了一项极为重要的新权利——信息网络传播权，不论是学术界还是司法界，争论最多、关注最多的是与著作权法修正案配套的信息网络传播权保护条例的内容设计及实施时机。对于数字图书馆建设来说，该《条例》的正式出台有喜有忧，而笔者认为应当分析现行著作权法律体系的不足，通过图书馆界同人的不懈努力，建立有利于图书馆发展的更加高效的著作权法律制度。

三、数字图书馆信息资源开发利用中的著作权制度制约

自 2001 年我国修订《著作权法》以来，相继修订、制定并实施了一系列配套的法规规章，如《计算机软件保护条例》（2001）、《中华人民共和国著作权法实施条例》（2002）、《著作权行政处罚实施办法》（2003）、《著作权集体管理条例》（2004）、《互联网著作权行政保护办法》（2005）、《信息网络传播权保护

条例》（2006）、《最高人民法院关于审理涉及计算机网络著作权纠纷案件适用法律若干问题的解释》（2004）、《最高人民法院关于审理著作权民事纠纷案件适用法律若干问题的解释》（2002）等，基本上形成了较完善的著作权保护体系。但相对于数字图书馆信息资源开发利用而言，现行著作权制度尚表现出种种桎梏。

（一）数字图书馆信息资源开发利用的关键环节：资源建设、信息传播与共享

在国家倡导大力开发利用信息资源的大背景下，数字图书馆肩负重要的历史使命。人们对数字图书馆的定义多种多样，有关数字图书馆特征与功能的描述也不尽相同，但不容置疑，信息资源建设方式的多重性、信息传播的网络化、信息共享的必然性，是数字图书馆突出的重要特征，同时，信息资源建设、传播、共享是数字图书馆信息资源开发利用的几个关键环节。由于各环节都涉及著作权法中所规定的作品的使用情况，因而也就成了数字图书馆可能引发著作权问题的最常见、最敏感部分。

数字图书馆信息资源建设方式主要包括文献信息资源的数字化（它需要采用信息转换技术、信息识别技术、信息压缩技术、信息储存技术、信息保护技术等），购买数字化制品和数据库，下载网上信息资源等三大部分。目标是大规模集成整合信息资源，提高其综合利用价值。数字图书馆信息资源建设中作品的数字化、下载等都涉及著作权问题。

信息传播途径的改变是数字图书馆建设中一个很重要的特点。与传统图书馆不同，数字图书馆是靠网络生存的。作品的数字化和网络传输是数字图书馆存在的基本条件。数字图书馆就是利用现代先进的计算机技术将大量的、各种类型的信息进行数字化转换，再进行组织、加工、储存，建设信息资源互联网传播扩散与增值服务平台，然后运用数字技术进行传送，使不同地域、不同环境的大量用户得以广泛利用图书馆资源和各种信息资源。但数字图书馆是否有权利或者应当具备何种权利实现网络传播，

需要法律的明确定位。

数字图书馆信息资源共享功能主要体现在：突破了读者获取信息的时空限制，破除了阻碍信息资源共享实现的壁垒；大大提高了读者可获取信息的数量和质量，扩大了信息资源共享的空间和范围；创新了信息资源的载体，丰富了信息资源共享的内涵和形式。建设数字图书馆的主要目的在于实现全社会对信息资源的共享。全国文化信息资源共享工程是通过数字图书馆全新的信息资源组织模式构建的数字信息工程，它是数字图书馆信息共享的生动实例。然而，信息共享与著作权之间存在一定的冲突。

可见，数字图书馆上述三大环节的运作，都需要得到国家政策法律的规范和有力支持。

（二）现行著作权法律制度的缺陷及相关问题分析

从公益性数字图书馆信息资源开发利用角度看，现行著作权法律制度尚存在诸多需要完善之处，一些现实问题值得我们关注与思考。

1. 缺乏对数字图书馆的认识及法律性质与地位的合理定位

我国数字图书馆建设与发展已有 10 年光景，但由于法律规范的限制和社会形象的定位，数字图书馆仍处于一种进退维谷的境地，具体体现为角色尴尬、权利缺失、行为受缚。从图书馆角度来看，数字图书馆是传统图书馆业务和信息服务工作在网络空间的拓展，属于非营利的社会公益性服务；从国家角度来看，数字图书馆是立足于大文化范围的跨部门跨行业、具有战略性的国家信息资源建设基础工程和知识创新工程，是对民族文化财富与文明的保存与传播，具有一定公益性，但由于资金、技术、效率等因素需要进行某种商业性的管理与运作；从商家角度来看，数字图书馆是具有极大经济利益和商业价值的新领域，开发商纷纷斥资开发建设以获取经济回报，具有明显的商业营利性质，他们的存在有其合理性，因为在一定程度上满足了社会对数字资源的需求。由此，形成了不同类型的数字图书馆经营模式，它们主体的法律性质不同，在法律规定上权利与义务方面应予以区别。

2. 忽视图书馆在信息网络传播中的社会价值和个体价值

信息网络传播提供了全新的交流模式，在更深的层面上改变了人们的生存状态、思维方式和社会文化，它负有比传统传播更深远、更广泛的社会功能、作用与责任。图书馆作为政府设立的公共获取知识与传播信息的机构，一直发挥着重要的社会价值和经济价值。国际图书馆协会联合会 2000 年在《关于在数字环境下版权问题的立场》中提出：图书馆的公共借阅和信息传播可以帮助商业性的信息拓展市场，促进销售。图书馆实际上是所有形式信息的催化剂。数字图书馆在强化信息网络传播功能、体现个体价值方面更是功不可没，如传统环境下利用率不高的学术期刊及著作，在数字图书馆中大大提高了被点击和利用的概率。但目前信息网络传播所表现出的社会价值和个体价值，尤其是图书馆在这些价值体现中的作用，仍未被现有法规和司法实践所认可与接纳。

3. 信息网络传播权仍是一项缺乏应有限制的权利

2001 年我国《著作权法》（修订）出台时，增加了信息网络传播权保护条款，没有同步规定对该权利的限制条款，在一定程度上造成了权利保护与限制的失衡。著作权人权利保护的强化，意味着对公众自由接近知识和信息的限制的强化，可能导致一种事实上的信息垄断，加重使用受著作权保护的作品的代价和风险。历时 5 年，《条例》终告出台，但仍有许多不尽人意之处。

从简短的发展历程看，2001 年，由于图书馆界在《著作权法》修订时的缺位，现行著作权法中图书馆没有任何的豁免权，为推广和普及阅读带来了很大的障碍，所以对于国务院制定的《信息网络传播权保护条例》，图书馆界投入的热情非常之高。通过 2005 年中国图书馆学会哈尔滨峰会的发起和酝酿，在中国图书馆学会 2005 年年会上图书馆界向社会公开发表声明，并组织专职工作人员全面投入《条例》的制定参与工作，及时向国家立法部门传达自己的声音，最后形成条例草案中第四条第五款和第六条内容，简称"四六条"。

通过各方立法博弈，《条例》正式出台后，内容涉及图书馆的条款主要是第七条和第十条。图书馆界的某些主张得以拓展，另一些主张则未获支持。《条例》通过馆内合理使用权的确定，正式认可了图书馆作为信息网络传播者的法律地位，这可以说是图书馆界参与立法进程的最大收获之一。但图书馆界主张的馆外法定许可权未获支持，一方面说明信息网络传播权的合理限制尚不充分，另一方面也值得我们思考并探索更加有效的法定许可制度。

4. 图书馆馆外法定许可权未能设置的原因及不足

《条例》未设定图书馆的馆外法定许可权，据有关人士分析有如下两个主要原因，但笔者认为这些原因都有待商榷。

其一，在国家鼓励创新的大环境下，应重点鼓励与保障创新源头——著作权人的权利。这种主张原则上没有问题，但科技创新与技术创新绝不仅限于创作环节，还有更为重要的转化、传播、实施等使用过程，科技成果传播与使用过程的利益分配机制不应被排斥在法律框架之外。如果鼓励创新有余而鼓励使用不足，最终会因为创新成果得不到充分使用而损害创新者的利益。我国目前正在制定国家知识产权战略，应用战略被提到与创新战略同样的高度。因此，从立法上应当注重对使用人进行合理的权利配置，代表公益利益的数字图书馆作为重要的社会传播机制，应当拥有一定的法律地位或法定豁免权，以实现对著作权人权利的一定限制，从而更有效地主张公共利益。

其二，各方争议较大的主要是出版界、数字开发商的反对意见。反对者的理由是为了维护著作权的尊严，这样一来图书馆对著作权维护的功能可能被掩杀，甚至可能给作者乃至公众一种错误的导向，即图书馆是著作权维护的对立方。此外我们发现，所谓的争议主要发生在传播者之间，作者与用户的反应并没有十分强烈，但图书馆代表的是纯公益性，而其他传播者代表的未必是纯公益性。有研究者曾提出过度强化保护导致了著作权异化现象，如部分创作者并没有因著作权的保护而有所收入，而学者还必须出钱订阅，才能取得使用权。图书馆也需每年花费昂贵的费用订阅，才能拥有纸本及全文数据库的使用权。

5. 《条例》实施后尚存在仍需解决的其他问题

其一，如何实现出版界、数字开发商乃至政府的观念转变，充分认识"无传播即无权利"的核心本质。版权虽然是私权，但版权具有很强的公共性、外部性，绝大多数权利人希望自己的作品得到最大化的传播，这样才能真正实现自己的权利。国家鼓励知识传播，因此，立法时应为之提供便利和更宽广的空间。

其二，图书馆行业如何建立遵法守法的自律机制以及进一步影响立法进程的参与机制。正如李国新教授所言，一方面图书馆界面临的主要任务是要认真厘清图书馆活动与信息网络传播权保护相关的事项，研究在现行法律框架内图书馆活动能做什么、不能做什么，认真负责地执行《条例》，建立起服从于现行法律法规的行业自律机制，展现图书馆作为一个负责任的社会公共机构的形象。另一方面，以实践检验《条例》对图书馆活动以及知识和信息通过图书馆向公众传播的影响，检验《条例》在平衡各方利益主体权益方面的实际效果，并由此进一步参与立法、影响立法。

四、建设更高效率的著作权法律制度

效率是知识产权制度产生的基础，也是知识产权制度追求的重要的价值目标。体现了版权创造者与使用人之间利益平衡的许多版权制度就是以效率原则来确立的。在网络环境下，应当建设适合数字空间的更高效的著作权法律制度，而重构合理使用制度、优化法定许可制度则是两个关键的突破点。

（一）坚持和重构合理使用制度促进公益数字图书馆发展

合理使用制度恰如其分地维持了著作权人的创作激情和公众

利用信息之间的平衡，协调了著作权人与社会公共利益的冲突，它是著作权制度兼顾社会效率与公平的最直接和重要的体现。合理使用制度不能成为技术的牺牲品，必须动态地坚持，为此有必要将合理使用的原则适当延伸到网络环境下的数字化作品中，并根据网络时代的需要进行必要的调整和重构，包括理论基础、标准和规则的整体审视，以维护公众合理使用数字化作品的权利。与《著作权法》（2001修正）相比，《条例》为数字图书馆构建了有一定空间的合理使用制度，但仍需扩张。基本思路是著作权的适度保护与数字图书馆行为的适度扩张，即引进适度保护理论，体现著作权保护与使用中的效率与公平，给予公益性数字图书馆更多的合理使用空间。

（二）优化法定许可制度

由于互联网络的特点，缺乏法定许可将可能导致更多的侵权问题，为此，我国法律界有识之士多年前就提出数字图书馆应被赋予法定权限的观点。法定许可是高效率的著作权授权方式，推行法定许可制度体现了网络时代的精神。虽然《条例》未通过法定许可条款，但真正有价值的知识产权保护体系，应当是动态的、全方位的、有区分的，体现不同使用条件下的不同的授权模式。法定许可可以被看成是一种特定的授权方式，从长远来看，推行优化了的法定许可制度是数字图书馆法定许可权获得著作权法律制度认可的重要途径。

1. 采取授权要约的方式解决数字图书馆授权问题

授权要约是指著作权人在符合著作权所有理念、公约、法律的前提下，在图书出版的同时以要约的方式，声明著作权人的权利和作品使用条件，并通过代理机构向著作权人支付报酬，使用者只需符合（履行）授权要约确定的条款就可直接使用著作。对于数字图书馆建设来说，授权要约既提高了时间效率，又因减少了成本而增加了经济效益，就目前而言，是值得关注的符合数字时代需求的、高效率的著作权授权新模式，只是其内在机制尚有待探讨。

2. 适度引进版权补偿金制度

补偿金制度的作用在于满足社会对权力制衡的需要，目的是使版权资源得到优化配置，使版权利益得到科学分配，从而体现效率价值。建议在我国著作权法的进一步修改中，充分考虑图书馆的服务性质与社会使命，通过建立补偿金制度对图书馆做出例外的规定，变权利许可体系为报酬请求权体系。基于报酬请求权体系的版权补偿金制度阐释了这样一个道理，即信息广泛传播的价值高于作品权利的保护价值。

3. 建立附带义务的法定许可制度

法定许可是数字图书馆开展工作的要件，但考虑到网络所具有的快速传播、广泛获取、下载便利等性质，法定许可权利的获取应当以承担一定的义务为代价。比如限制用户使用的时间和范围、限制用户的使用方式（浏览、打印抑或下载存储）、适当缩小法定许可使用权等。这样的法定许可制度具有更广泛的权益均衡性和更强的操作性，不论立法抑或执法环节都可以较好地体现知识产权法律的效率价值。

参考文献

［1］庄琦，马海群. 著作权适度保护与数字图书馆行为的适度扩张［J］. 中国图书馆学报，2003（5）：86-89.

［2］和育东. 知识产权法的效率价值及其实现［J］. 电子知识产权，2006（7）：21-24.

［3］赖鼎铭. 著作权是异化的象征［J］. 数字图书馆论坛，2006（3）：20-22.

［4］李国新. 图书馆活动与《信息网络传播权保护条例》［N］. 新华书目报（图书馆专刊），2006-07-18，B42版.

［5］冉从敬，黄海瑛. 著作权合理使用制度的挑战与重构规则初探［J］. 知识产权，2003（6）：43-45.

［6］李德成. 中国书业法律发展的现实与期待［N］. 出版商务周报，2006-01-08，第 6 版.

［7］秦珂. 版权补偿金制度和数字图书馆版权问题［J］. 情报理论与实践，2005（2）：155-158.

［8］张彦，魏美莲. 数字图书馆的授权危机及其化解［J］. 数字图书馆论坛，2006（7）：41-43.

原载《图书馆建设》2006 年第 5 期，

作者马海群。

网络信息资源建设与配置的政策法规实施效率问题及其对策分析

一、引言

在信息时代，作为一种最有价值的权利资源，信息有序流动对于社会发展具有基础性意义。正是基于信息资源的这种战略性地位，各个主体都会采取不同手段极力争夺信息权利优势，这就可能导致权利失衡和秩序紊乱。在网络环境下，如何使网络信息资源建设与配置的政策法规的效率达到最佳状态，成为构建信息和谐社会的一个关键。从现有的研究状况来看，无论国内还是国外，都分别从技术、经济和人文等角度对信息资源建设与配置问题进行了深入研究，但从提高效率角度对网络信息资源建设与配置的政策法规进行优化的研究则很少有人涉猎，虽有作者提出了部分网络信息资源政策法规存在的问题及不足，但研究机制不够深入。笔者认为，在当前世界经济、科技发展速度日趋加快，竞争日趋激烈的背景下，以效率为导向进行网络信息资源政策法规的优化研究应成为网络信息资源建设与配置的核心问题之一。

二、《中华人民共和国电子签名法》实施效率分析

之所以选取《中华人民共和国电子签名法》（以下简称《电子签名法》）作为比较研究的对象，是因为该法的颁布实施被业界广泛喻为"我国第一部真正意义上的信息化法律"，对我国的网上支付、电子政务等信息化建设有非常积极的促进作用。其本质在于规范电子签名行为，确立电子签名的法律效力，促进电子商务物流信息的交流。

（一）《电子签名法》实施成就分析

《电子签名法》颁布实施的最大作用就是确认了使用电子签名签署的电子文件具有与传统签字盖章的纸质文件相同的法律效力。《电子签名法》的正式实施，赋予了可靠的电子签名与手写签名或者盖章具有同等的法律效力，引起金融、商务、税务网上交易和处理的一次革命，并将大大加快我国电子政务和网上支付活动的发展，推动资金流、物流和信息流的传播与流通，提高经营效益。另外，《电子签名法》对业界的影响也是相当可观的。

首先是对金融界的影响。《电子签名法》的出台将对银行的经营和改革起着极大的推动和促进作用。国内各商业银行全部开通了网上银行，近几年网上银行交易额阶跃式发展。最大的商业银行年交易额已达 20 万亿，有的商业银行网上银行客户最大的一笔交易额高达 15 亿。商业银行的网上交易急须电子签名法做法律保证。其次就是《中华人民共和国票据法》的改革。有了《电子签名法》作为母法，银行就可以制定网上电子支付规则，制作电子支票，实现网上快速的资金结算。即便不在网上支付，支票也可数字化，并附有数字签名，将支票转为数字化，银行可以减少被假图章欺诈，减少交易风险，节省大量的纸张印刷，减少费用，提高效益。再次是对《中华人民共和国合同法》实施的大力推动。有了《电子签名法》做保证，网上招标、网上采购都可以以电子合同为依据。为了适应传统业务经营需要，还可以将电子签名与传统的手工签名或印章做成电子签名可视化，即在验证了电子签名真伪的同时，可调用打印经图形化处理过的手书签名或图章，这样既可适应传统习惯认证方法，又将签名向先进电子技术领域推进一步。此外，《电子签名法》的颁布实施也展现出一个成功的电子签名立法模式——技术中立型立法模式。这种立法模式不具体确定实现电子签名的技术方案，只要达到一定的要求，任何电子签名技术手段均享有与传统手写签名同等的法律地位。

（二）《电子签名法》实施中的不足

《电子签名法》在实施的过程中所反映出来的一些缺陷也是无法回避的。

1. 《电子签名法》催生相关法律修订

《电子签名法》明确规定了电子签名可以具有印章的同等法律效力，这样原来的银行票据法的有关内容必须做适当修改，以适应网上电子支付的要求。比如，《中华人民共和国票据法》（2004修正）第四条规定："票据出票人制作票据，应当按照法定条件在票据上签章，并按照所记载的事项承担票据责任。持票人行使票据权利，应当按照法定程序在票据上签章，并出示票据。其他票据债务人在票据上签章的，按照票据所记载的事项承担票据责任。"该法第七条规定："票据上的签章，为签名、盖章或者签名加盖章。法人和其他使用票据的单位在票据上的签章，为该法人或者该单位的盖章加其法定代表人或者其授权的代理人的签章。在票据上的签名，应当为该当事人的本名。"由此可见，我国现行的《票据法》并不承认经过数字签章认证的非纸质的电子票据的支付和结算方式，不能保证电子商务中支付和结算的顺利进行，无法适应《电子签名法》的实施和电子商务发展的需要。

《中华人民共和国合同法》（1999年版）对电文签名的法律效力的态度也并不明朗。从《中华人民共和国合同法》第十一、十六、二十四、二十六条的规定看，明显肯定了电子合同的效力，立法者显然已考虑到了电子商务的需要将"电子合同"归入合同的"书面形式"："合同书、信件和数据电文（包括电报、电传、传真、电子数据交换和电子邮件）等可以有形地表现所载内容的形式。"但是依其第三十二、三十三条规定："当事人采用合同书形式订立合同的，自双方当事人签字或者盖章时合同成立；当事人采用信件、数据电文等形式订立合同的，可以在合同成立之前要求签订确认书。签订确认书时合同成立。"显然，第

三十二、三十三条属于一组对应性条文，这里的"合同书"指传统书面合同，对其的签章也似可理解为传统的签章，而对用数据电文订立的合同，则未做同样的规定。

2. 管辖权问题

《电子签名法》出台的最终文本中没有提到管辖权问题，一旦出现纠纷，应该由交易甲方、乙方还是认证服务机构所在地的法院来裁判？值得注意的是，管辖权问题在国际上也还没有有效的解决方案，例如在法国诉某网站拍卖纳粹物品一案中，法国判某网站败诉，可是美国联邦法院认为网站在美国，只要符合美国的法律就可以，不考虑法国的网民可能通过国际互联网进行交易，因而不承认法国的判决。

3. 税收问题

我国的税法对电子商务如何征税确实还没有相应的规定。就目前来讲，对电子商务是按货物流动来征税，或是按资金流动来征税，或是通过全盘考虑来征税，都在探讨中。另外，由于税收涉及管辖地的问题，还需要国际法的规范。发达国家希望是将税款截留在总部，而发展中国家自然希望在本国收取税收，像印度的税法规定倾向不管资金是否在本国内流动，都需要征收税款。由于法律的不衔接，在税收上很容易产生空隙。据业内人士介绍，在电子商务领域，交易瞬间完成，税收主体身份难以确认，谁该来纳税，谁来交所得税，谁来交流转税，都没有约定，这就给税收征管带来很大不便。另外由于我国征收税款是使用发票的，而电子商务则很少有索要发票的行为，传统的税法很难应对电子商务带来的挑战。

4. 配套的法律有待出台

制约中国网络交易发展的信用、法律、结算体系、物流配送等并没有得到实质解决，而这个链条中任何一方的缺失都可能影响到电子签名的效力。而且作为一种加密技术，电子签名的使用还会进一步增加在线交易成本，仅此一点就会降低人们对使用电子签名的兴趣。类似的难题还有，如何保护电子签名人的个人信息，如何规范认证服务机构的行为等。另外，在目前的电子商务环境中，政府和企业对电子签名的认知度和适应性还不够，电子签名的普及还需要一段时间。《电子签名法》要想顺利落地还有待于大量配套规章和司法解释的补充完善，这或许还需要今后进一步商榷。

尽管《电子签名法》不可能解决所有的电子商务法律问题，还需要相关的实施细则和网上支付配套法规、部门规章、地方性法规规章或行业性规范做支撑，但是，以《中华人民共和国电子签名法》的正式出台为里程碑，中国的网上支付和相关法律法规已经开始逐步走向成熟和健全，更为规范的网上市场指日可待。

三、"政府信息公开条例"的制定及其影响

"政府信息公开条例"的研究和起草是从 2000 年开始的，主要目标是通过立法促进政府信息资源开发，解决部门间互联互通、资源共享的瓶颈问题。随着行政体制改革的深入，信息资源垄断将被打破，政务信息资源共享水平将逐步提高，并将推动政府社会管理能力和为公众服务能力的提高。"政府信息公开条例"已被列为国务院 2006 年一类立法计划，有望今年内出台。"政府信息公开条例"施行后，将对政务信息公开做强制性要求，原则是以公开为前提，不公开为例外。

事实上，政府信息公开已经开始在一些地方成为现实。《广州市政府信息公开规定》已正式通过发布，成为我国政府信息公开领域的第一部立法。从 2003 年 1 月 1 日起，广州市行政区域内的所有政府信息，包括事权、财权、人事权，都在遵循合法、及时、真实和公正的原则上公开，以保障个人和组织的知情权，增加行政活动的透明度。2003 年 5 月，国务院有关会议要求各部委加快推进信息公开步伐。继 2003 年 1 月广州市在全国率先实施政府信息公开规定，各地方也同样颁布了地方性政府信息公

开法规，如：2004 年 2 月北京市有关部门在网上就《北京市政府信息公开管理办法》（以下简称《办法》）公开征求社会各界意见。《办法》列出政府机关应向社会公开的 15 项内容，包括：北京市社会经济发展规划及完成情况，事关全局的重大决策，政府机关的机构设置、职能和设置依据，行政许可相关事项，等等。2004 年 4 月《深圳市政府信息网上公开办法》正式实施，规定：重大突发事件的披露及处理情况、公务员录用程序和结果、交通管制和社会治安情况等 35 类与公众有密切关系的政府信息，必须及时在政府信息网上发布，可以免费下载。杭州市政府常务会议审议通过《杭州市政府信息公开规定》，要求不涉密的政府信息都要通过广播、电视、报刊和网络免费向社会公开。2004 年 5 月《上海市政府信息公开规定》正式实施，《成都市政府信息公开规定》正式实施，重庆市人民政府常务会议审议通过《重庆市政务信息公开暂行办法》，武汉市人民政府常务会议研究出台政府信息公开规定，将政府信息公开确定为一项法定义务。2006 年 1 月 1 日，中国政府网正式开通，使公民参与公共政策的议程设置成为可能，而政府也可以通过网站来了解社情民意。

我国政府信息公开条例在实际的运行中，无论是国务院正在制定的"政府信息公开条例"，还是地方政府出台的"政府信息公开规定"，其法律地位还远远不够，在实施中也会遇到诸多困难，如政府部门的体制、惯性问题，信息公开的成本问题等都需要进一步理顺与解决，它们和公开政府信息的重要性和严肃性是不成比例的。因此，政府信息公开立法首先要解决分散立法的现象，目前有关政府信息公开的具体规定散见于不同的法律、法规之中，要制定一部统一的"政府信息公开法"。其次要解决法律地位问题，要从目前的行政机关制定行政法规、规章逐步提高到由立法机关制定法律的高度，在《条例》实施的基础上尽快制定法律。再次要把政府信息公开作为系统工程来建设，需要有若干个相关的法律来加以配合，要处理好政府信息公开和保护国家机密的关系，以政府信息全面公开为基础对原来的保密法和相关法律法规加以修改和补充。

由推行政府信息公开面临的诸多问题，可以看出要优化我国网络信息资源政策法规，必须从根本上改变目前我国网络信息资源政策法规所处环境的不足，对影响网络信息资源建设与配置政策法规发挥作用的问题加以解决，对症下药，以期达到预期的目标。

四、提高我国网络信息资源建设与配置中的政策法规效率的对策分析

网络信息资源建设需要政策法规的支持，在建设过程中还会遇到阻碍，因此，要不断地总结经验，发挥政策法规的指引作用。正如布坎南所说："没有合适的法律和制度，市场就不会产生体现任何价值最大化意义上的'效率'。"[①] 我国目前已有《著作权法》《商标法》《计算机软件保护条例》等与信息资源配置有关的法律规范，对于促进各专门领域的信息资源配置起到了很好的作用。为了达到有效配置信息资源的目标，相关学者有必要建立与发展有中国特色的与网络信息资源配置相关的法律规范体系，从而实现网络信息资源建设与配置的政策法规效率的最大化。

（一）参考国外的先进经验

作为信息化发源地的美国是制定信息政策最早的国家，也是信息政策制定最多的国家。回顾美国政府信息政策对其信息化建设的影响历程，可以充分看到信息政策在信息产业发展过程中所起到的保障和促进作用。比如 1993 年 2 月美国提出的"国家信息基础设施"（National Information Infrastructure，NII）计划，被

---

① 詹姆斯·M. 布坎南：《自由、市场和国家——20 世纪 80 年代的政治经济学》，吴良健、桑伍、曾获译，北京经济学院出版社 1988 年版，第 89 页。

认为是美国企业和产业在世界市场中能否具有竞争优势的关键；"全球信息基础设施"（Global Information Infrastructure，GII）计划（1994 年 3 月）、"下一代互联网"（Next Generation Internet，NGI）计划（1996 年 10 月）、"Internet 2"计划（1997 年 10 月）和"美国政府保护重要基础设施"的报告（1998 年 5 月）等信息化发展方案，使美国的信息基础设施建设始终处于世界领先地位。从 1996 年至今，美国国会在数据库立法保护问题上，相继推出了 HR3531、HR2652、HR354、HR1858 以及最新的 HR3261 和 HR3872 议案，为数据库权利人提供了版权和特别权利的双重保护。在我国网络信息政策建设上，可以参考美国、日本等发达国家的"大信息政策观"，即重视对技术信息的政策引导、信息与经济的紧密连接、本国的信息政策与国际大环境接轨等，以克服我国从科技信息政策入手的不足。

（二）完善相关网络信息资源政策法规体系建设

我国的信息立法任务还相当繁重，许多方面仍无相应的法律加以规范，目前，网络信息政策法规多是一些规章和条例，这些"政出多头"的规范表现出零乱性、无纲领性，并且个别的还相互冲突和矛盾。因此，需要对网络信息资源法律制度的整体框架做系统分析，明确它所应包含的各项法律制度，并由此形成信息法的大体框架，在此基础上，有步骤、分主次地起草和制定有关法律法规，逐步建立和完善我国的网络信息法律体系。

（三）积极探索适合中国国情的信息资源立法模式，积累经验逐步推进

计算机信息技术遍布全球，信息技术设施的建设、管理以及信息活动都具有很强的国际性，但我国的立法不能脱离本国的国情。我国的经济和信息产业的发展水平还相对较低，国内各地区发展水平不同，因此，信息资源立法要符合具有中国特色社会主义法律体系的基本原则，不能接受其他国家强加于人的观点，要

保持我国的独立自主性。目前，我国各地方信息化发展水平有较大差异，不宜搞一刀切，可以先从地方立法入手，摸索和积累经验，逐步推开。如北京、上海、广州目前已经就政府信息公开、信用信息管理、信息市场、网络信息管理等领域出台了一系列相关条例，这些地方条例的出台，不仅推动了信息化发展水平比较高的地区的信息资源的开发和利用，还为其他地方，乃至国家制定相关立法打下了良好的基础。

（四）继承与发展相结合，对仍能适用的传统法律做出修改扩展

网络信息技术造就了一个信息社会，但它并没有也不可能脱离现实社会。网络信息技术的出现引发了一系列新的法律问题，需要制定新的法律规范，但不应完全脱离原有法律。一方面原有的基本法学理念和许多传统法律规范在信息技术中仍然适用，另一方面制定新的法律规范应当对原有法律既有创新又有继承，特别是要符合宪法，与原有的法律体系协调一致。

（五）完善执法问题

任何制度都不可能自行发挥作用，它需要执法者的实施、守法者的自律以及两者的良性互动。随着网络信息资源法律制度体系的逐步完善，执法能力高低将成为影响制度效果的关键性因素。目前对于执法问题，最突出的是知识产权执法难。由于没有依法加以规范，大事化小，小事化了，助长了违规行为，导致了部分信息资源主体法制观念淡薄。可以看出，如果没有一支高素质、合格的执法监管队伍，任何良好的法律制度都有可能流于形式。因此，必须针对队伍的缺陷，尽快加强队伍建设，提高执法能力和效率。网络信息资源立法应在各项法律法规中明确规定地方监管部门的执法权限和职责范围，要求地方政府和司法机构给予积极主动的配合，同时，应赋予地方监管部门足够的处罚措施，以形成有效的法律威慑。

（六）加强网络信息资源政策法规的国际衔接能力

随着全球网络信息基础设施的深入发展，网络信息活动国际化特征日益显著。发展中国家的网络信息政策法规在许多方面与国际惯例、国际公约、发达国家的法律制度不兼容，这就为发展中国家以后的发展带来了重重困难，如我国知识产权制度在高新技术条件下专利主题范围、专利国际申请的语言和程序等问题上，都存在一定的弱点。为此，我国可以参考发达国家在制定网络信息政策时的经验，一方面积极参与国际规则的制定，另一方面，通过预留"接口"，为与其他国家和国际网络信息政策接轨做好准备。

（七）加强网络信息资源政策法规的普及宣传

普及网络信息法律知识很重要，各级信息主管部门都应学好法、用好法，大力宣传网络信息资源法律法规。全国人大常委会曾做出决议，要求有计划有步骤地在一切有接受教育能力的公民中普及法律常识。网络信息化社会，普及信息法律常识，具有重要的现实意义，因此，各单位和机构应当以多种形式开展宣传、培训和辅导网络信息法律知识和业务的活动，使网络信息法律制度化。

参考文献

［1］周毅. 试析信息政策与法规在信息资源配置中的介入和作用［J］. 图书情报工作，2002（7）：54-58，81.

［2］袁园. 我国信息资源建设对信息政策的需求［J］. 肇庆学院学报，2004（4）：82-84.

［3］罗曼. 信息政策［M］. 北京：科学出版社，2005.

［4］杨绍兰. 美国政府的信息政策对其信息化建设的影响［J］. 国外社会科学，2004（1）：62-65.

［5］李雪英. 美、日、中信息政策比较分析［J］. 情报资料工作，2006（2）：21-24.

［6］王诚. 通信文化浪潮［M］. 北京：电子工业出版社，2005.

［7］袁园. 我国信息政策对信息资源建设的影响［J］. 现代情报，2004（5）：51-53.

［8］马海群. 网络信息资源建设的政策调控与实施机制研究［J］. 情报理论与实践，2004（1）：25-29.

［9］马海群，张丹丹. 信息政策系统的运行机制研究［J］. 图书馆论坛，2005（6）：262-266.

［10］马海群，贺延辉. 现行网络信息资源建设法规的适用性分析——以数字图书馆为例［J］. 图书情报知识，2006（1）：9-15.

［11］马海群，李雁行. 以效率为导向的网络信息资源配置的政策法规机制研究［J］. 情报资料工作，2006（2）：17-20.

［12］沙勇忠. 网络信息政策的国际发展趋势［J］. 武汉大学学报（社会科学版），2002（2）：237-241.

［13］龙洁玉. 关于我国信息政策发展问题的思考［J］. 华南师范大学学报（社会科学版），2000（6）：113-115，119.

［14］胡燕菘. 论我国信息政策的建设［J］. 深圳大学学报（人文社会科学版），1998（3）：102-107.

［15］臧卫东. 当代国家信息政策研究［J］. 交通与计算机，1997（6）：1-7.

［16］马费成，李纲，查先进. 信息资源管理［M］. 武汉：武汉大学出版社，2001.

［17］郭星寿. 我国社会科学信息政策研究的回顾与展望［J］. 图书情报知识，1994（4）：10-14.

［18］党跃武. 论信息政策法规［J］. 四川图书馆学报，1998（4）：19-27.

［19］付立宏. 论国家网络信息政策［J］. 中国图书馆学报，2001（2）：32-36，81.

［20］黄先蓉. 试论国家信息政策与法规体系［J］. 情报学报，2002（6）：742-750.

原载《图书与情报》2006 年第 5 期，

作者马海群，宗诚。

效率导向下网络信息资源建设的政策需求及实现研究

一、引言

在信息时代，作为一种最有价值的权利资源，信息有序流动对于社会发展具有基础性意义。基于信息资源的战略性地位，各个主体都会采取不同手段极力争夺信息权利优势，这就可能导致权利失衡和秩序紊乱。在网络环境下，如何使网络信息资源建设达到最佳效率和网络信息资源有序流通就成为构建信息和谐社会的一个关键。信息政策具有灵活性、指导性、规范性、普适性、强制性和权威性等特点，网络信息资源建设迫切需要信息政策的支持。

二、网络信息资源建设政策需求的必然性研究

信息资源建设中对政策的需求是由信息资源建设自身的特点、我国网络信息资源建设的现状以及市场导向下网络信息资源建设效率低下这三方面决定的。

（一）网络信息资源建设自身存在风险

信息资源建设是一项非常复杂的系统工程，不仅包括需求分析、软硬件系统规划及购置、系统开发，还包括信息本身的组织与管理、系统维护等。信息资源建设项目往往投资大、开发周期长，加上在信息资源建设时追求系统的规模和设备的档次，对有效避免风险认识不足，因而存在一定的隐患。

网络信息资源建设的风险主要体现在五个方面：一是技术发展风险。摩尔定律告诉我们，无论是微电子技术、计算机技术，

还是通信技术，它们都是以每 18 个月增加一倍的速度在增长，这一势头已经维持了十多年，所以技术的发展对网络信息资源建设是一大威胁。二是系统开发风险。一个信息系统在设计、编码、测试的各个阶段都存在数据匹配和进度等方面的风险。三是信息资源管理风险。如信息过量，难以消化；信息真假难以辨识；信息安全难以保证；信息形式不一致，难以统一处理等。四是信息系统安全风险。技术进步导致出现了规模大、高度分散和网络化的信息资源系统，这样的系统虽提高了利用的效率，但却以易受攻击和危及安全为代价。五是系统维护风险。系统在生命期内，硬件技术或软件技术的进步，导致了新的信息格式与原有的信息格式不兼容问题和格式转换问题，同时，系统升级导致了兼容性问题。

信息政策能够规避网络信息资源建设自身的风险。信息技术和信息安全对信息政策的需求表现得最突出。在"十一五"期间，我国将出台促进信息技术应用的鼓励政策，以此推动信息技术推广应用的法制化进程。国际上具有代表性的信息安全体系标准 BS 7799 包括两部分，即 BS 7799－1：1999《信息安全管理实施细则》和 BS 7799－2：1999《信息安全管理体系规范》。现在该标准已引起许多国家与地区的重视，在一些国家已经被推广与应用。组织贯彻实施该标准可以对信息安全风险进行全面系统的管理，从而实现信息安全。

（二）我国互联网络的发展呈现不平衡态势

根据《2005 年中国互联网络信息资源数量调查报告》（以下简称《调查报告》）显示，截至 2005 年 12 月 31 日，我国域名数为 2 592 410 个，成为亚洲最大的国家顶级域名，在全球所有国家顶级域名中的排名从 2005 年初的第 13 位上升到第 6 位，我国网上资源增长更加迅速，网页总数约为 24.0 亿个，与同期相比增幅为 269%，其中动态网页数比例超过静态网页数，占全部网页数的 64%。网页字节总数约 67 300GB，一年内增长

46 763GB，与同期相比增长率达到 227.7%。这充分说明 2005年我国网络信息资源增长速度较快。同时，从这份报告中可以看到，我国互联网络的发展很不平衡，数字鸿沟呈现进一步加大的态势。

华东、华北、华南三地区的网站数量占全国总量的近九成，网站数量排在前四位的省市依次是北京、广东、浙江和上海，这四个省市的网站数量占全国网站总数的 53.5%，并且域名数量占全国域名总数的 48.2%。网络信息资源的开发利用依赖于相关技术和设备，这势必会导致信息资源向某一局部区域过度富集，从而产生网络信息资源贫富的两极分化现象。

除了地区差异问题，《调查报告》还显示出我国互联网络信息资源在持续发展的同时，也存在一些需要解决的问题。利用网站发布新闻的实际比例与期望值尚有一定距离。超过 60% 的企业产品、服务、企业新闻等信息通过网站进行发布的企业网站比例为 28.5%，通过网站发布信息比例低于 20% 的企业网站比例为 36.3%；利用网站发布公告、新闻、政策等信息比例超过 60% 的网站占全部政府网站的 44.5%，发布比例低于 20% 的网站占全部政府网站的 21.7%。

另外，网下业务与网站相关服务的结合程度不够紧密。在企业业务与网站结合方面，结合比较紧密和非常紧密的企业网站比例为 48.7%，结合不太紧密的有 34.2%，基本没有结合和结合一般的有 17.0%。在政府日常办公事务与网站相关服务的结合程度方面，结合得比较紧密和非常紧密的政府网站的比例为 65.2%，结合得不太紧密的比例为 27.2%，基本没有结合和结合一般的比例为 7.6%。

仔细分析这份报告还可以发现，虽然我国互联网络数据库增多了，但有很多属于低水平重复建设，交流共享意识、信息服务意识、知识战略储备意识等尚处于较低水平。虽然网络信息的数量飞速增长，但建设效率却很低。

针对以上情况，地区性网络信息资源建设需要国家信息政策的倾斜，不仅仅是要建设一个上海"数字海洋"示范区，还要把这样的示范区推广开来。不同行业和学科领域，也需要信息政策的指引，究竟哪些是迫切需要开发建设的，哪些已经接近饱和，国家要有大体的掌握，在制定政策时有所侧重。在大型项目的审批和可行性研究方面，给予政策上的支持或限制，这样可以扶持信息贫困地区，减少重复建设和资金浪费。另外，对于政府网站，国家应有一个政策标准对其进行监督和限定，督促其信息披露和完善网上办公等。

（三）市场导向的网络信息资源建设效率低下

经济学中在评价资源配置的效率时，一个基本的标准就是帕累托效率，即在给定的条件下，如果没有其他的资源配置方案使得一部分人比原有配置方案获得更多的福利，同时又不使其他人的福利减少，则该资源配置即为帕累托最优。通常情况下，人们认为市场是实现帕累托效率的一种有效途径。在完全竞争的市场上，价格作为一种能够真实反映资源稀缺程度的信号，可以调节经济主体的行为，最后实现市场的一般均衡，这种一般均衡即帕累托最优。换句话说，在价格机制的作用下，单个行为主体追求个人效用最大化的行为将导致社会资源的有效配置。然而，一般均衡理论所描述的状态只是一种理想化的状态，而现实中的市场往往是不完全的。由于市场中垄断性、外部性、公共物品以及不完全信息的存在，使得价格信号发生扭曲，从而使市场偏离均衡，无法自动实现资源的最优配置。在这种情况下，就需要通过政策法规的作用来干预经济活动的进程，以促使资源配置恢复到帕累托最优状态。

信息市场是信息商品从生产到消费之间的整个流通过程和流通领域，是信息商品供求关系的总和。信息资源的特殊性必然会导致市场失灵现象。具体而言，在信息资源建设与配置中，这种市场失灵现象主要表现为以下四方面：一是市场机制对公共性信息资源配置的失效；二是信息资源配置中可能产生的外部效应问题是市场机制作用的盲区；三是市场机制对信息资源的配置往往带有很大的滞后性；四是市场机制在信息资源配置中具有一定的非竞争性和垄断性。所以，要提高信息资源的建设与配置效率，政策导控机制是不可或缺的。

三、网络信息资源建设政策需求的内容研究

网络信息资源建设对信息政策的需求主要包括网络信息资源的生产加工、有效保障、共享利用和安全保密等四方面内容。

（一）网络信息资源生产加工的政策需求

网络信息资源的生产加工可以分为两类。一类是直接以数字化形式发表在互联网上的资源；另一类是对传统印刷型文献进行数字化加工后形成的资源。第一类资源多数为网站拥有自主知识产权的自建网页，而另一类资源则涉及知识产权问题，这就使网络信息资源的生产加工对新闻出版方面的信息政策提出了需求。

（二）网络信息资源有效保障的政策需求

信息资源拥有量的多少，在一定程度上反映了一个国家信息资源建设的现状，也决定了国家信息化进程的快慢。信息资源建设可以归结为信息的生产结构、收藏结构以及分布结构对信息资源结构的保障供给关系。因此，只有通过信息政策来协调各信息机构，解决信息有效保障供给问题，才能满足信息社会中不同文化层次、知识体系和经济能力的信息用户群体的信息需求，才可以实现信息资源的合理配置和促进国家的信息化进程。一般来说，整个社会的信息资源供给保障系统布局模式可分为系统布局模式、地区布局模式和学科布局模式，这三种模式有各自的优势和缺陷，这就需要信息资源区域政策和合理配置政策来协调和组织，以保障信息资源供应。

（三）网络信息资源共享利用的政策需求

裴成发等认为，信息资源共享要以网络环境为依托，以现代

信息技术为支撑，使信息资源在最大可能的范围内、最可能的情况下，最方便快捷地为全社会公众所享用。信息具有共享性，它不会因为使用而贬值，相反，会因为被有效利用而增值。但在信息资源共享和交流方面仍存在效率低下问题：首先，信息机构或部门之间缺乏合作，部门分割林立，信息资源的闲置与短缺两个极端并存。如何打破这种局面，实现信息资源的共享，对信息政策提出了一系列需求。其次，大型信息系统的建设缺乏统一的规划和组织，标准和规范不同，较难相互兼容、横向联网，为信息在更大范围内的交流造成了障碍。再次，人们日常生活对信息的依赖性越来越强，如何保证大众的信息需求也对信息传播与合理利用方面的政策提出了新的需求。

（四）网络信息资源保密与安全的政策需求

网络信息安全是一个涉及国家安全、国民经济发展和社会稳定的重大问题，它与技术的发展、人们意识的提高、管理体制的建设、各部门之间的协调以及网络本身的组织形态和指挥形式等有关，其中最基础的就是网络信息安全政策和法规。周磊等详细论述了我国网络信息安全存在的问题，包括垃圾邮件、病毒感染、网页篡改、黑客攻击、个人隐私或资料的窃取、侵犯知识产权等，关系个人利益、企业生存、社会稳定和国家安全，所以这些问题向信息政策法规提出了需求。另外，在信息技术选择和利用方面也对信息政策提出了一系列需求。因为现代信息技术大大提高了信息存储和传递的效率，也能屏蔽电脑病毒，提高获取知识和科学技术的效率。但如何正确评估技术、及时认识新技术的潜力以及决定技术的开发方向，尤其是如何结合本国国情引进和利用技术等问题，需要安全与保密方面相关的信息政策的协调和指引。

四、关于基于效率导向的网络信息资源建设政策需求实现的对策研究

单纯的市场导向会造成信息资源建设的效率低下，表现为重

复建设、信息鸿沟等，所以要引入效率导向的理念，同时在网络信息资源建设中需要政策支持。在信息政策建设过程中也会遇到阻碍，要不断地总结经验，从而真正发挥政策的指引效应。

（一）充分借鉴国际的先进经验

美国是制定信息政策最早的国家，也是制定信息政策最多的国家。回顾美国政府信息政策对其信息化建设的影响历程，可以清楚看到信息政策在信息产业发展过程中所起到的保障和促进作用。比如 1993 年 2 月美国提出的"国家信息基础设施"（National Information Infrastructure，NII）计划，被认为是美国企业和产业在世界市场中能否具有竞争优势的关键；"全球信息基础设施"（Global Information Infrastructure，GII）计划（1994 年 3 月）、"下一代互联网"（Next Generation Internet，NGI）计划（1996 年 10 月）、"Internet 2"计划（1997 年 10 月）和"美国政府保护重要基础设施"的报告（1998 年 5 月）等信息化发展方案，使美国的信息基础设施建设始终处于世界领先地位。从 1996 年至今，美国国会在数据库立法保护问题上相继推出了 HR3531、HR2652、HR354、HR1858 以及最新的 HR3261 和 HR3872 议案，为数据库权利人提供了版权和特别权利的双重保护。

另外，美国的一系列信息政策对美国信息产业、国民经济、信息资源开发利用以及信息技术都产生了积极影响，其中许多做法是可参考的。

在信息政策建设上，可以参考美国、日本等发达国家的"大信息政策观"，即重视对技术信息的政策引导、信息与经济的连接、本国的信息政策与国际大环境接轨等，以改善我国从科技信息政策入手的不足等。

（二）规避信息政策自身建设中的风险

由于信息政策本身具有国家承担性、连锁交叉性、前瞻性、系统性和动态性，所以在信息政策制定、实施、反馈的过程中始终贯穿着不确定的风险。那么如何规避信息政策建设中的风险呢？可以从以下几方面入手：

首先，国家或政府在制定信息政策时要以绝大多数使用者的目的和利益为出发点，这样可以减少行政工作的主观性。

其次，建立信息政策的职业化机制，即以信息政策使用者为方向，采用各种研究或论证方法，产生和转变与信息政策相关的信息以便帮助信息政策制定者与使用者发现和解决信息政策问题。

再次，要保持信息政策与政策环境的一致性。政策环境是影响政策产生、存在和发展的一切因素的总和。信息政策环境是信息政策运行的条件，包括经济、技术、自然资源、人口等构成的经济-社会环境，政治、法律、国防等构成的政治-法制环境，文化、教育构成的文化-教育环境，国际环境，等等。这些环境因素看似是信息政策制定的辅助条件，实质在某些方面起关键作用。制定的信息政策过多地超前于政策环境，则在当前的环境条件下无法实施，落后于政策环境，则无法起到指导信息产业发展的作用。信息政策与政策环境一致，可以使制定的信息政策具有实施的可行性和现实的指导意义，并可以规避信息政策制定带来的风险。

最后，要建立及时的信息反馈机制。反馈信息是对信息政策制定过程中的各个环节及其实施效果进行的总结，及时的反馈信息对信息政策制定者避免制定过程中的失误和因信息政策制定的不足带来的风险是必要的，滞后的反馈信息因时效消失而释放了风险，从而不能规避风险。

（三）建立统一调控的全国性信息资源建设机构体系

虽然我国有很多信息政策，但缺乏一个有力的、以国家法律形式确立的、对信息资源建设整体进行全面协调和管理的信息政策。为此，制定一个总的发展政策来指导信息资源合理建设是现阶段的迫切任务。只有明确了总的信息政策，才可以使全国各地的信息机构部门有章可依。

相丽玲等对我国地方性信息法规建设进行了调查分析，其中一条结论就是我国地方性信息政策法规与国家级信息法律法规的总和趋于平衡。也就是说，我国的信息政策法规中有一半是地方性的，而地方性信息政策法规在内容上呈现不均衡态势。这就更加需要建立全国性统一调控的信息资源建设中心机构。在法国，就有国家科学研究中心（Centre National de la Recherche Scientifique，CNRS），负责科技信息开放获取战略与政策（Open Access Strategies and Policy）的实施，已经取得了较好效果。我国也可以建立一个国家信息资源建设中心，由该中心负责研究制定推进国民经济和社会信息化发展的全国性信息政策，指导地方信息机构执行信息政策，协调信息资源建设，推动信息化的普及教育。而省、市级信息资源建设机构行使管理、控制、集中、协调的职能，对县级以下的信息机构进行直接领导和监督。县级以下的信息机构则是执行贯彻信息政策，通过实践运用，检验信息政策的可行性和实施成功与否，及时做出反馈，让国家信息资源建设中心对信息政策进行修改，以便更好地指导信息资源建设。此外，国家信息资源建设中心还肩负与国外权威信息机构建立直接联系的责任，及时获得第一手信息。

参考文献

［1］王伟. 信息资源建设中的风险分析问题［C］//第16届全国计算机信息管理学术研讨会论文集，2003：122-127.

［2］刘辉. 我国互联网络信息资源数量分布统计研究［J］. 中国图书馆学报，2006（3）：61-64.

［3］查先进. 论信息市场失灵与政府干预［J］. 中国图书馆学报，2000（4）：27-29，40.

［4］周毅. 试析信息政策与法规在信息资源配置中的介入和作用［J］. 图书情报工作，2002（7）：54-58，81.

［5］袁园．我国信息资源建设对信息政策的需求［J］．肇庆学院学报，2004（4）：82-84．

［6］裴成发，贾惠芳．信息资源共享模式及效度研究［J］．图书情报工作，2006（4）：31-34．

［7］李建生，王能昌．信息管理与国家信息政策需求［J］．郑州大学学报（哲学社会科学版），2003（6）：108-110．

［8］周磊，刘可静．我国网络信息安全问题及其立法探讨［J］．图书情报工作，2006（5）：67-69，77．

［9］阮延生．美国数据库立法保护议案述评［J］．中国图书馆学报，2005（3）：72-74，85．

［10］杨绍兰．美国政府的信息政策对其信息化建设的影响［J］．国外社会科学，2004（1）：62-65．

［11］李雪英．美、日、中信息政策比较分析［J］．情报资料工作，2006（2）：21-24．

［12］张卫红．信息政策制定过程中的风险研究［J］．情报杂志，2003（10）：19-20．

［13］袁园．我国信息政策对信息资源建设的影响［J］．现代情报，2004（5）：51-53．

［14］相丽玲，史尚元．我国地方性信息法规建设的调查与分析［J］．情报科学，2006（5）：697-700，731．

［15］Herbert Gruttemeier. The Way to Open Access——French Strategies to Move Forward［J］．图书情报工作，2006（1）：28-33，27．

原载《图书与情报》2006年第5期，
作者马海群，周丽霞。

效率和公平：网络信息资源建设和配置中信息政策法规的价值

一、网络信息资源建设与配置概述

随着计算机技术、通信技术的发展，网络越来越普及，网络信息资源也迅速增长，网络信息资源的配置和利用成为现代资源管理的重点。网络信息资源同其他物质资源一样，最根本的特点之一就是有限性和稀缺性，任何稀缺资源都有一个配置问题，网络信息资源也有合理配置、合理布局的问题。所谓网络信息资源的配置就是通过设计、调整网络上信息资源的分布和流向，以尽可能小的配置成本取得尽可能大的配置效益，即在网络建设的基础上，进一步规划不同节点上信息资源的重点、范围、类型、时间和数量分布，以达到使用节约的人力、物力、资金和时间来保证网上信息资源的全面性和及时性，最大限度地为人类谋福利。

网络信息资源配置的目标就是实现信息资源的均衡，实现社会经济福利的最大化。所谓均衡合理配置，指在兼顾公平和效率的前提下，权衡国家、地区、部门、组织和个体用户的信息需求，分好轻重缓急，有计划地合理地配置信息资源。由于用户信息需求是动态发展的，因此信息资源分布的均衡是相对的，而不均衡是绝对的。均衡不同于"平均"，虽然获取和利用信息资源是每一个公民的权利，但人们的信息需求又可分为战略需求和一般需求，战略信息需求理应优先得到相应的信息资源配置，因为战略信息需求满足后所产生的社会和经济效益有利于特定国家和地区的进步，符合大多数一般用户的利益。同理信息资源配置向欠发达地区倾斜，虽然配置效率不够理想，但有助于缩小各地区之间的社会经济差距，有利于长远的均衡配置。由此可见，在网络信息资源的配置中要兼顾信息资源配置的经济效益和社会效益，也就是要兼顾公平和效率，从而实现网络信息资源在全社会范围内的相对均衡。

二、我国网络信息资源建设现状及存在的问题

我国网络信息资源的开发利用方兴未艾，加强信息资源的建设显得尤为重要。就目前我国网络信息资源的建设状况来看，存在的问题与公平和效率相关。

（一）我国网络信息资源建设中存在效率缺失的问题

（1）由于受我国信息资源管理体制（采取条块分割的模式，它分属文化、教育、科研等多系统领导，是以行政隶属领导关系为主，受行政约束）的影响，在网络信息资源的建设中，信息配置主体之间缺乏合作与协调，致使网络信息资源的配置缺乏统一的规划，网络信息资源的组织没有专门的机构来调控，各网络信息资源之间缺乏协调，网络数据库建设分散无序，网络数据库主题覆盖范围存在着严重的局限性和重复性，而且不同数据库之间的数据交流困难，信息难以整合。这严重地影响了网络信息资源的配置效率。

（2）缺乏一个统一协调，能相互兼容控制的信息资源管理系统。行业部门、企业、公司的信息资源管理系统各自为政，分散了对信息资源的有效管理，并且缺乏统一的规范和标准，使各信息部门间的管理系统难以兼容或结成网络，造成信息的重复浪费和不必要的人力物力损失。

（3）目前，网上信息资源存在不对称性，使得信息的质量、内容和更新周期没有一个完善的体系结构和机制，质量参差不齐，节点信息更新周期差别很大，这就难以保证网络信息资源在时间上配置的合理性，也就必然影响信息资源效益的实现。

（4）网络信息类目划分时，标准不够合理。对信息资源在同

一层次的划分标准不统一，出现同时采用两个或两个以上划分标准的现象。这样，在资源划分时就产生了重复和遗漏的现象。在各类的展开中，有不符合基本的逻辑规则的现象发生，存在整体不能包含局部的现象。也就是说，存在一个类目不能包含它的下一层次的子类的现象。网络上有的类名不能准确反映类目内容，有些类目名称的设置不够合理，给用户查询信息造成一定程度的误导。用户在使用搜索引擎时，也经常会搜索出一些毫不相干的内容。这样，给用户查找信息带来了很大的不便，影响用户利用网络信息资源的效率。

（5）网络信息资源在复制上的方便性，使得有关信息未经授权就被大量复制、使用乃至非法转让，从而造成信息所有权的丧失。这不仅造成网络信息资源利用率低，而且影响信息生产者的积极性，进而影响网络信息资源的生产效益。

（二）我国网络信息资源建设中存在公平缺失的问题

在我国并非所有社会成员都有机会进入互联网这个新的空间，它需要入门券：计算机、网络接口、上网费用、教育……。对于欠发达的地区而言，它还需要稳定的电力供应、电话线路等。互联网络并不能成为所有地区和个人拓展成长空间的现实工具，反而有可能拉大"有者"和"无者"之间的经济水平的差距。

（1）我国信息化发展不均衡，在信息资源、信息网络、信息技术应用、信息产业等方面，东部地区信息化发展水平高，西部地区信息化水平低，在我国西部与农村地区，部分人口形成了知识贫困和信息贫困。他们在基础设施上、信息获取手段上、信息获取成本上的差距，反映了不同地区、城乡居民在信息资源的获得上差异较大。如我国西部与农村地区，信息获取成本很高，在一些欠发达地区，计算机仍然是奢侈品。

（2）我国信息资源配置不均衡现象严重。我国信息资源的配置主要集中在政府部门，他们是信息资源的主要提供者和使用者。从地区分布看，沿海地区信息资源远比内陆地区富裕和密集，而农村地区信息资源远比城市贫乏，甚至有些边远地区还处于无信息资源状态。

（3）信息不对称，导致了信息垄断与信息贫乏并存。由于缺乏政策协调，有些部门把利用价值高的信息资源束之高阁，使其难以被共享交流，造成了信息资源的闲置与短缺两个极端并存的现象。这种现象影响了公民的公开请求权和信息获取权，一方面导致了不平衡，另一方面也导致了低效率。

（三）我国网络信息资源建设中存在的问题的分析

从对我国网络信息资源建设的分析中不难发现，我国网络信息资源建设中效率和公平有待加强，效率主要体现在网络信息资源的管理、组织以及利用等方面，反映的是人与信息资源之间的关系，追求的是结果的时效性。公平主要体现在网络信息资源的获取和分配上，主要反映的是人与人之间的关系，注重的是利益和机会上的平均。由此可知，网络信息资源效率属于生产力范畴，公平则属于生产关系和上层建筑的范畴，而生产力决定生产关系和上层建筑，从这个角度讲，目前网络信息资源建设中效率的问题亟待解决。

信息资源、信息网络、信息技术应用、信息产业等方面的低效率，导致信息化发展、信息资源配置的不公平，从而产生了信息垄断等现象的出现。在市场经济中，贯穿于各个环节之中的市场竞争实际就是效率的竞争，自由竞争的最高目标也就是获得尽可能高的效率。效率已成为一个社会经济运行优劣的标志，效率高，经济运行良好，效率低，经济运行则较差。与公平相比，网络信息资源建设的效率更具有主动性和引导力，效率应当是更为根本的。也就是说，若不彻底解决网络信息资源建设中的低效率问题，也就不可能实现真正的公平。因而效率是公平的前提和条件，效率为公平提供了物质基础，没有一定的效率，公平就只是一句空话，其价值根本无法实现。此外，从效率和公平在社会发展因素的序列中的关系来看，效率优先是必然的，兼顾公平是必要的。因此，在目前的网络信息资源建设中应以解决低效率的问题为主要任务，同时兼顾公平。

三、信息政策法规的价值目标的定位

效率与公平，作为人类社会发展过程中永恒的主题，是目前国际社会所关注的经济和社会的命题。而信息政策法规作为信息活动中产生的社会关系的调节器，作为经济发展和社会进步的推进器，作为社会稳定发展的加速器，必然要将公平和效率纳入其基本的价值范畴中。这是信息政策法规本身的价值所在，也是作为主体的人对信息法规的要求，更是信息社会对政策法规的要求。

（一）信息政策法规的效率价值

随着社会信息化进程的加快，信息社会的形成，信息政策法规对社会经济生活影响日益加深。它的效率价值问题受到广泛的关注，并逐步成为当代信息政策法规的基本价值目标之一。效率观的导入导致效率价值目标在信息政策法规中得以确立，具有很大的实践意义，体现了社会进步的必然。所有的法律活动和全部信息政策法规说到底都应以有效地利用信息资源，最大限度地增加社会财富为目的，也就是应以提高经济效益为目的。信息政策法规的功能应通过对权利的最优配置及保护达到整个社会的最大产出，它的根本任务不只在于公平地分配"蛋糕"，还在于如何把"蛋糕"做得更大。

信息政策法规是一个特殊的资源配置系统，它不直接提供对信息资源的具体设定以及运用方式，而是界定了人们参与信息资源配置的权利，为人们实际配置资源提供不可缺少的方式。因此信息政策法规效率价值根本在于，提供了一种方式或结构，使社会成员在这种方式的安排下可以获得在这一方式之外得不到的利益，并且这种方式保证其成员在获得此种利益的

动机下，以追求效用增加为目标，获得帕累托最优原则下的最优交换比率。

（二）信息政策法规的公平价值

所谓公平，是指一种相称或平衡关系。确立公平的意义在于通过规则的制定，促进实践主体利益的合理实现，并使竞争充分而有效地展开。从人类历史已有的体制来看，最能体现利益与竞争原则的是市场机制，市场机制是最有效率的经济体制，其公平要求也是最具效率的规则体系。公平作为法律追求的永恒的价值目标，同法律的产生和发展紧密相连，只要有法律存在，就有公平价值蕴含其中。因此信息政策法规中也蕴含着公平价值。公平价值在于调整不同利益主体间的矛盾，而其根本目的则是促进社会整体的发展和人的自由全面发展。当代社会计算机、网络和通信技术迅速发展，信息已成为社会的财富，社会呼唤诚实和公正，信息公平的问题受到重视，因此，信息法规更应把公平作为一个基本价值目标。信息政策法规的公平价值实现依靠信息法建立起公平的秩序。

信息政策法规的公平价值具体包括：一是生存、发展和利益获得的机会要公平，主要指社会主体在生产活动、占有劳动成果和获得成就方面的权利平等，在社会活动中对信息选择机会的平等，交易规则和分配原则的平等。二是社会公平，指社会收入再分配公正和救济弱者。

从上面可以看出，信息政策法规决定着不同主体应享有什么样的信息权益，同时处理不同主体的信息权益关系。其实质在于将信息资源能够有效地组织、分配，使信息资源各去其处，使社会主体各得其所，而从实质上讲，就是使信息资源配置最优化，从成本与效益对比关系衡量，就是能获得最大程度的、全面的、持续的效益。

（三）信息政策法规价值目标的选择

笔者认为，在市场经济中信息政策法规体系的价值目标应当以效率为导向（效率优先），兼顾公平。所谓效率优先是指在网络信息资源建设中信息政策法规要以促进生产力发展和社会经济效率的提高为首要目标。这一目标符合生产力标准的要求，既是社会主义的本质要求，又是社会主义市场经济体制的内在要求，是实现公平的前提和基础。在网络信息资源建设中，只有效率才能为公平提供物质基础，只有效率提高了，信息资源丰富了，社会财富增加了，才能为信息资源分配问题的解决提供物质保证，真正的公平关系才能建立起来并得到完善。正如路德维希·艾哈德所言："与其喋喋不休地争辩国民财富的分配，倒不如集中所有的人力来增加国民财富要明智得多……有了一个较大的蛋糕，就不难让每人分得较大的一份，如果只有一个较小的蛋糕，尽管讨论了怎样分法，总不可能使每人多得一点。"① 因此信息政策法规要以效率为导向。

当然，信息政策法规不能只关心效率，效率也不是社会生活的全部。它还必须更广泛地关注信息利用的公平问题、自由问题、社会稳定问题等。因此从本质上讲，信息政策法规的效率与公平是一体的，它们同时反映信息资源的配置情况。之所以用这两个不同的概念来描述同一状态的信息资源的配置状态，是因为各自强调的侧重点不同。使用公平一词时，侧重于权利和义务、权力和责任在主体之间配置的合理性；使用效率一词时，则强调这种配置状态的有效性。实际上，合理性和有效性是一体的。

四、网络信息资源建设中信息政策法规的价值分析

（一）网络信息资源建设中的信息政策法规与效率

既然效率是社会发展的基本价值目标，那么在网络信息资源建设过程中信息政策法规的重要意义之一，就是通过界定人们参与信息资源配置的权利，为人们实际配置信息资源提供必不可少

① 路德维希·艾哈德：《来自竞争的繁荣》，祝世康、穆家骥译，商务印书馆1983年版第13页。

的手段，从而实现效率的最大化。作为一个资源配置系统，信息政策法规通过一定的结构形式合理地安排资源，使利益互补，并且通过维护这一结构形式，调整信息资源流向，使人们实现其利益。这里仅从以下几个方面说明信息政策法规在网络信息资源建设中的效率价值。

1. 信息政策法规鼓励并保障利益追求

（1）信息政策法规对网络信息资源建设具有保护和规范作用。追求信息财富是提高生产力，促进经济增长的决定性动机。承认和保护人们的信息利益，使之成为一种权利，进而激励人们在政策法规许可的范围内尽可能地实现信息利益，这也是人类需要政策法规的一个理由。因此在网络信息资源建设过程中，通过知识产权法，实现对计算机软件、数字产品、数据库和多媒体等信息产品产权的保护，维护信息产品所有人的权益，确保信息产品生产者、经营者、消费者的利益，为信息产品市场交易的有效运行创造条件。加强对个人隐私的保护。在信息市场中通过建立适宜的政策法规环境，鼓励企业、个人及其他各类社会组织积极参与市场活动，同时对各种市场行为及信息交易活动予以引导、规范，消除不法行为，以政策法规的形式赋予人们追求信息利益并为之奋斗的正当权利，使信息资源得到最有效率的利用。

（2）信息政策法规对网络信息资源配置具有协调作用。人们在追求信息利益的过程中可能会产生对立和摩擦，这种对立和摩擦会造成资源的浪费。因此，信息政策法规在承认和保护个人信息利益的同时，还要权衡和调节各种利益冲突，以便把对立和摩擦降低到最低限度，这就是对网络信息资源配置的协调作用。信息政策法规在网络信息资源动态配置过程中具有协调主体利益、配置结构、配置时间与空间等作用。如协调网络信息资源配置中产生的各种利益冲突；协调网络信息资源配置中因信息环境变化而引起的各种矛盾。

2. 在市场经济中信息政策法规作为节省交易费用的工具，影响经济绩效

（1）信息政策法规在信息交易过程中能够帮助人们获得"正确的价格"。德姆塞茨认为：当一项交易在市场认定时，就发生了两束权利的交换，权利常常附在一种有形的服务上，但是正是权利的价值决定了所有交换物品的价值。在信息资源建设过程中，虽说信息产品的价值都具有很大的不确定性，但权力的大小是制约信息产品市场价格高低的极为重要的因素。如在信息资源的建设过程中，信息垄断必然带来信息产品价格垄断，提高公众获取信息的成本。正因如此，尼科尔森认为，法律制度通过明确界定人们的权利从而能够帮助人们获得"正确的价格"。信息政策法规的价值也在于此。

（2）信息政策法规是网络信息资源市场运行机制的载体和保障。市场机制是在社会化大生产条件下资源配置更为有效的方式。市场供求、价格、竞争、风险机制的充分运作可以有效地调节网络信息资源在生产、传输、分配和开发利用过程中的经济利益和经济关系，以市场为驱动可以更好地实现网络信息资源配置效率。但市场机制也有其缺点，如：市场调节是一种事后调节，市场无法解决信息垄断，市场不能解决"外部不经济"问题等。而这些问题的解决需要由国家或政府采用一定的政策或法规进行规制和干预，这样既弥补市场的缺陷，又为市场的正常运行提供所需要的外部环境。所以说信息政策法规是信息市场正常运行的保障。

（3）信息政策法规具有减少交易过程中的不确定性的作用。信息政策法规设计人类行为的界限，或订立人类行为的准则，或约束人类行为，这实际上是使社会主体在进行各种信息活动中指导自己的行为。因此，在一个复杂的信息社会中，尽管存在着各种不确定性和风险性，但人的行为仍然是规则的和可预测的。人们设立法律制度的目的在于创造交易秩序和减少交易中的不确定

性，从而降低交易成本。

3. 信息政策法规具有资源配置的作用

目前，我国信息还未全部电子化。而网络工程是一项综合性、专业性、技术性比较强的工作，不是一个人、一个组织、一个部门所能完成的。为了减少损失和浪费，提高效率，信息政策法规对网络信息资源配置方向、空间布局、流向变动以及组织管理等方面进行了一定的限制。如规定了我国网络信息资源配置的总目标，即均衡配置，兼顾效益与公平；规定了网络信息资源配置的基本原则，即统筹规划、国家主导，统一标准、联合建设等；制定了网络信息资源配置规划和确认网络信息资源配置主体的身份和职责；等等。通过政策法规赋予经济主体有效使用稀缺信息资源的权利。

（二）网络信息资源建设中的信息政策法规与公平

如果说网络信息资源建设的经济效益主要体现的是资源建设的效率价值，那么网络信息资源建设的核心则体现了资源配置的社会公平价值。信息政策法规如何保障网络信息资源建设过程中公平的实现呢？这主要表现在以下几个方面。

1. 保障社会主体获取利用信息机会平等

现阶段我国信息资源在分布和占有上存在的不均衡导致了各类主体利用信息的机会不一。在政策法规导向作用下进行网络信息资源配置，一方面，各种网络信息资源平等地向社会主体一致开放，不因每个人的地位、天赋或能力等而有差别，同时，根据不同主体的网络信息资源占有的实际情况进行资源的倾斜配置，以保证形成公平的信息机会，如信息公开制度的建立，通过该项制度尽可能地让社会公众知晓并公开共享各种政府机构信息。另一方面，作为社会基础设施，网络设施的利用不应因地区、经济发展状况而有差别，应消除信息富有和信息贫困差距，消除在信息获取手段和获取成本等方面的差距，要使人人得到信息网络基础设施发展之后所带来的好处。如加快中西部地区信息基础设施的建设，使人们获得既包括基本的电话服务，也包括互联网等通信服务，使他们以低成本获取外部信息，进而获得各类发展机会。

2. 保障社会主体发展起点的机会平等

与市场经济相适应的政策法规，重心在于对各类社会主体地位的平等安排上。这对信息政策法规的具体要求表现在两个方面：一方面，社会主体法律资格的平等。机会平等首先意味着，在信息资源的建设过程中，所有人都有通过正当的方式参与的均等资格和均等机会，不能因人而异，限制或取消一部分人的资格。另一方面是平等待遇。这是指在信息资源建设过程中，社会主体应被提供相同的法律政策环境和待遇，有平等的机会。这对解决信息资源建设过程中的信息腐败、信息垄断，乃至由此产生的信息寻租都有重要的意义。

总之，信息政策法规在网络信息资源建设中的价值是非常大的，要正确处理好政策法规的效率和公平价值，协调好两者之间的关系，坚持效率优先，兼顾公平的原则，也就是以效率为导向。信息政策法规对效率的关注是市场经济的要求，如果不保障和促进效率，那就不能促进经济的发展。而且在网络信息资源建设中，为了使信息政策法规的配置符合社会的最大利益，有时对某一行为的规范可能出现非公平的现象，然而，这种非公平的效率追求可能是实现更高层次公平的需要，因此，现阶段在网络信息资源建设中信息政策法规更应坚持以效率为导向，结合网络信息资源建设的实际状况，在各层次和各类型的效益之间进行权衡，以实现综合的效益。

参考文献

［1］王慧博. 试析网络环境下信息资源的有效配置［J］. 情报杂志，2004（1）：61-63.

［2］解建立，吴红岁. 信息资源有效配置探析［J］. 经济师，2002（7）：238-239.

［3］靖继鹏，吴正荆．信息社会学［M］．北京：科学出版社，2004．

［4］胡昌平，杨曼．论网络信息资源的组织与配置［J］．情报杂志，2003（3）：52-54．

［5］胡延平．跨越数字鸿沟——面对第二次现代化的危机与挑战［M］．北京：社会科学文献出版社，2002．

［6］路德维希·艾哈德．来自竞争的繁荣［M］．祝世康，穆家骥，译．北京：商务印书馆，1983．

［7］周毅．试析信息政策与法规在信息资源配置中的介入和作用［J］．图书情报工作，2002（7）：54-58，81．

［8］R．科斯，A．阿尔钦，D．诺斯，等．财产权利与制度变迁——产权学派与新制度学派译文集［M］．上海：生活·读书·新知三联书店上海分店，1991．

［9］V．奥斯特罗姆，D．菲尼，H．皮希特．制度分析与发展的反思——问题与抉择［M］．北京：商务印书馆，1992．

［10］张桂生．经济崛起的阶梯［M］．北京：中共中央党校出版社，1998．

［11］马海群，周丽霞，宗诚．网络信息资源建设与配置的调控手段及其效率问题研究［J］．图书情报知识，2006（3）：5-10．

原载《图书与情报》2006 年第 5 期，
作者王株梅，马海群。

信息机构管理优化与 X 效率提高策略

自 20 世纪 80 年代以来，得益于信息技术的发展，我国的信息机构由传统的信息机构发展成网络化、数字化的信息机构。虽然技术的发展有目共睹，但是信息机构的管理水平却没有与技术发展同步跃进。信息机构管理水平的低下导致信息机构 X 效率不高，制约了信息技术的应用，阻碍了信息产业的发展。我们在关注信息资源配置效率的同时，必须重视信息机构内部某种低效率现象及其产生原因。笔者拟在全面剖析信息机构运行模式的基础上，运用管理学与 X 效率理论的基本逻辑，对信息机构的效率"悖论"做出另一种解释，并针对我国信息机构存在的问题，提出提高信息机构 X 效率的有效措施。

一、信息机构的范围及作用

(一) 信息机构的范围

产业的结构和内容随着国民经济的发展和社会进步不断变革，即在社会发展的不同阶段有着不同的产业结构和主导产业。波拉特对美国经济做了进一步考察，于 1977 年使用四分法将社会产业区分为农业、工业、服务业和信息业四大产业部门。

波拉特还研究了四类产业的信息机制，考察了非信息业（农业、工业和服务业）中的信息投入与产出效益，并指出除信息业外，非信息业中也存在信息部门。据此，在结构研究中，他将信息产业中的信息部门的结构称为第一信息部门结构，将非信息产业中的信息部门结构称为第二信息部门结构。信息产业中的信息部门结构包括专门从事知识生产、分配、传播、信息服务以及信息技术设施生产的产业部门；非信息产业中的信息部门结构包括农业产业中的信息部门、工业产业中的信息部门、服务业产业中的信息部门。

通过以上分析可以看出，信息机构不仅存在于第四产业——信息产业内部，也存在于所有的产业模式中，因此，信息机构运行效率的高低不仅影响信息产业的发展，还直接影响国民经济总体的发展。

（二）信息机构在国民经济发展中的重要地位

信息机构普遍存在于各种产业形式中，是当今四种产业中的一个最活跃、最不容忽视的分支机构，在国民经济和社会发展中的重要地位与作用与日俱增。

首先，信息机构是信息资源的核心加工者，是信息资源开发利用的主体，是信息转化为资源、财富和生产力的主要媒介。进入信息时代以来，社会生产力的发展出现了质的飞跃，形成了以创造型信息劳动者为主体，以再生性信息为主要劳动对象，以信息产业为主导产业的新一代信息生产力。在这种生产力条件下，产品中的信息成分，总财富中所包含的信息财富比重都在不断上升。信息成为一种重要的资源在现代经济活动中扮演着越来越重要的角色，信息是价值形成和价值增值的主要源泉。因此，信息资源的开发、利用程度和信息机构的管理水平决定了一个国家的经济和科学技术的发展水平。加强信息机构的管理，提高信息机构开发、利用信息资源的效率，将直接影响生产力的发展。

其次，信息机构的生产运作具有高关联度，关联度是衡量某一机构与其他机构关系密切程度的一个概念，是指信息产业部门对其他产业部门产品或服务的需求程度，或者是指其他产业部门对信息产业部门的产品或服务的需求程度。由于信息传播和信息技术的特点，使信息产业机构与其他产业之间的关联日益密切，进而促使经济发展的模式由物质经济向信息经济转换。信息机构渗透和服务于社会经济的各个领域，由于其强烈的替代性和联结功能，所以从系统优化的意义上提高了社会经济的整体效益。

当前，我国经济结构的调整与升级是我们面临的一个重大问题。信息资源作为一种可再生资源，可以极大地推动社会生产的发展，同时，它还可以优化其他物质资源的利用，降低资源消耗，最大限度地降低生产对环境的负外部性，有效地增加产出。加强对信息机构的管理，使其投入的成本与收益不至于失衡，同时，使一些软的、管理方面的约束成为可控因素，是促进经济发展的有效途径。

二、加强信息机构管理和 X 效率的提出

（一）加强信息机构管理的紧迫性

信息机构的活动包括作业活动（业务工作）和管理活动两大部分，它们之间的关系如图 1 所示。信息机构是通过作业活动直接达成组织目标的，但信息机构为了确保这一基本过程顺利而有效地进行，还需要开展另一项活动——管理活动。管理活动是促进作业活动实现组织目标的手段和保证。

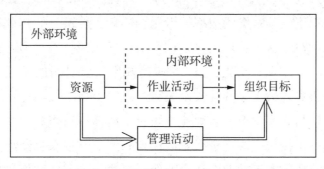

图 1 信息机构的作业活动与管理活动

时至今日，信息产业高度发展，信息机构的规模越来越大，信息机构面临的环境越来越不确定，业务作业活动越来越现代化，在这种情况下，管理就越来越成为影响信息机构生死存亡和社会经济发展的关键因素。在信息机构内部，管理是其正常运行的催化剂，没有有效的管理，信息机构就无法实现既定的组织目

标——满足各类信息用户的需求。但是，目前信息机构的管理方式相对落后，管理水平低下，落后的管理阻碍了技术能力的发挥，阻碍了人力资源的有效开发，阻碍了部门和岗位设置的优化，等等。因此，加强信息机构管理是信息机构实现高效率的前提保障。

（二）X 效率的提出

X 效率这一概念是由美国经济学家哈维·莱本斯坦于 1966 年提出的。"X 效率"一词源于俄国著名作家列夫·托尔斯泰《战争与和平》中关于军事科学的论述：在军事上，军队的力量是军队的数量乘某种未知数 X 的积数……这个未知数就是军队的"士气"……。哈维·莱本斯坦在《配置效率与 X 效率》中提出了与托尔斯泰观点类似的 X 效率理论。X 效率这一概念被用以分析组织内部非生产技术的运作效率。X 效率意即来源不明的非配置效率，其实就是企业组织效率，把企业组织看成是一个有固定效率的黑箱。X 效率理论把组织效率同配置效率分割开来，以个人工作（努力）选择的心理和行为为基础来研究组织的低效率，认为组织不仅存在配置效率的问题，还存在组织（低）效率的问题。这种观点认为：厂商总是在既定的投入和技术水平下实现产量最大化和成本最小化，投入-产出效率仅仅是用以描述与每个企业的决策行为无关的纯技术关系。现实生活中大量存在着与此完全相悖的事实：第一，企业不完全是内部有效率的。第二，企业并不一定按边际原理进行生产经营。第三，存在着劳动和资本以外的重要因素影响着企业生产经营效率。第四，其他条件基本相同的两个企业，由于内部组织结构、决策程度和员工的精神面貌等方面的差异，可以使产出有很大的差别。哈维·莱本斯坦将由此造成的低效率称为 X 低效率，由此造成的高效率称为 X 高效率。

立足于信息生产、信息服务有效的微观基础，要求个别信息企业的投入-产出效率是高效率的，那么信息企业的投入（投入的数量、方式和结构）和产出（信息产出的数量、质量、形式和品种）就要是高效率的，同时 X 效率对所有信息机构的发展也至关重要。我国的信息机构，包括以赚取利润为目标的信息企业和公益性的信息机构。部分图书馆和情报机构存在着人员结构不合理、管理松散、员工出工不出力的现象，由此导致了 X 效率不高。这种低效率的形成，都是由内部的管理问题造成的。要提高信息资源的利用效率，必然要求每一个信息机构，不论是否以营利为目的，其内部的运作都要有效率，而 X 效率理论，为信息机构的内部管理提供了有力的理论依据。

（三）信息机构 X 效率不高原因分析

X 效率理论研究的是一种与信息机构内部运行有关的效率，它关注的是在客观生产条件既定的情况下，存在于信息机构内部的某种低效率现象及其产生原因。

信息机构是个人的集合体，其整体效率常常取决于其内部每个人的行为。由于信息机构的员工对技术、经营方略的使用不同，对工作规范、产权结构、管理水平的评价不同，并且，信息机构员工的工作积极性并没有得到充分的调动，员工的潜能没有充分发挥，因此，信息机构的 X 效率低下。其主要原因是：（1）劳动合同不完整、信息不对称导致的管理者不能进行有效监督，这样员工就具有消极工作的可能性。（2）管理知识的投入受管理者素质的影响，管理知识未被充分利用。（3）生产效率是有弹性的。同样的人在不同的时间，可得到不同的生产效率，这就要求信息机构加强管理，调动每一个员工的积极性，提高整个信息机构的效率。由此可见，信息机构存在着 X 效率低下的客观可能性，特别是在竞争不充分的环境里，个人通常不会最大限度地努力工作，员工的努力不能完全依靠觉悟，反而很大程度上取决于制度，关键是管理者要设计一种合理的激励机制和监督机制，用以加强信息机构的管理，寻求提高 X 效率的途径和方法，从而使信息机构 X 效率提高。

三、信息机构的运行分析

机制是指事物自身运行调节的方式与规律，它直接决定着事物自身的运行效率。因此，为探寻提高信息机构 X 效率的途径，我们必须首先研究信息机构的运行机制。

（一）信息机构运行机制

信息机构的运行机制可用汽车行驶图来形象地描述，见图2。

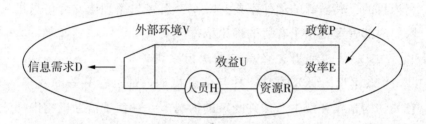

图2　信息机构的运行机制

图2中各因素之间的关系可用下列公式表示：

$$(U, E) = f(H, R, P, V, D)$$

式中，(U, E) 表示衡量信息机构的发展状况和水平的两个因素，即效益和效率，$f(H, R, P, V, D)$ 表示左右信息机构发展的影响因素。

（二）影响信息机构运行效率的因素分析

笔者认为，影响信息机构 X 效率的主要因素有：用户的信息需求、人员的素质、所拥有资源的多寡、外部环境与内部环境、产业政策等。即 $(U, E) = f(H, R, P, V, D)$ 式中的各参数值。

效率和效益是两个有联系但并不相同的概念，效率涉及的只是活动的方式，它与资源的利用相关，因而只有高低之分而无好坏之别，效益则涉及活动的目标和结果，不仅具有高低之分，还会在好和坏两个方向上表现出明显的差距。如果说高效率是追求"正确地做事"，好效益则是保证"做正确的事"。在效益好的情况下，高效率无疑会使信息机构的有效性增大。一个信息企业的效率可能比较高，但如果所生产的信息产品或提供的信息服务不被需要，或者说不能满足信息用户的需求，这样效率越高反而会导致有效性越差，因为此时产品生产得越多，积压也就越多，从而企业赔钱也越多。加强信息机构的管理，就是要保证信息机构在正确的效果的前提下，实现高效率。

$f(H, R, P, V, D)$ 表示左右信息机构发展的影响因素。在左右信息机构发展的 5 个影响因素中，信息需求是最主要的因素，它是信息机构前进的指向牌，信息机构的运行必须以满足用户的需求为基础。政策（财政政策、人才招聘政策、外贸政策、产业政策等，其中产业政策是核心）犹如阵风，一旦风向有利，则信息机构就能加速发展，提高效率。人员处于十分关键的位置，尤其是负责关键岗位和核心业务的人员，其素质将直接影响信息机构的发展速度和水平。资源指信息机构运行过程中的投入，有些资源是有形的、显性的，如以现金、有价证券等体现的财务资源，以信息机构的地理位置、设备的先进性程度等体现的实物资源，以专利、商标和专有技术所有权体现的技术资源。另一些资源则是无形的、隐性的，如员工的知识和智慧，相互间的信任和协同工作的方法，信息机构在社会上的声誉及对外联系的特有方式，等等。信息机构所拥有的资源是其独特能力的基本来源，是其满足用户信息需求的保障。环境对信息机构的正常运行有着重大影响，信息机构不能孤立地看待外部环境的影响，而必须结合自己的内部条件来识别外部环境对于本机构的机会和威胁。环境中存在的机会，只有在与机构自身所拥有或将拥有的资源以及独特的能力相匹配情况下，才有可能成为真正的机会。如果存在于环境之中的机会并不与本机构的资源和能力状况相适应，那么，信息机构就必须首先着眼于改善和提高自身的内部条件。

总之，信息机构要想实现 X 高效率，必须充分考虑公式

$(U, E) = f(H, R, P, V, D)$ 中的各个因素，在对环境进行掌握的基础上，认真研究产业政策，以用户的信息需求 D 为导向，通过有效的管理，把信息机构人员的工作积极性调动起来，有效地开发和利用各种资源，有效地开展管理工作，这样才能确保信息机构在经济效益和社会效益双赢的基础上，实现 X 高效率的愿望。

四、加强信息机构管理及提高 X 效率的对策

信息机构是一群人的集合，其成员必须按照一定的方式相互合作、共同努力去实现既定的组织目标，这样，才能够形成一种整体的力量，以完成个人力量的简单总和所不能完成的各项活动，实现不同于个人目标的组织总体目标。

（一）履行管理的各项职能

信息机构的管理是在特定的环境下，对信息机构所拥有的各种资源进行有效的计划、组织、领导和控制，以便达成既定的组织目标——为信息用户服务。这个过程实际上是由一系列相互关联、连续进行的活动或职能所构成的。具体包括以下几方面。

1. 计划

信息机构存在是为了实现特定的目的——满足用户的各种信息需求，实现全社会信息福利的最大化。因此，就需要考虑如何实现既定的目标和应该采取什么样的行动方案，这就是管理的计划职能。计划是在预见未来的基础上对信息机构活动的目标和实现目标的途径做出筹划和安排，以保证信息机构活动有条不紊地进行。计划工作的内容包括对信息机构所处的环境的分析与预测，信息机构如何以用户的信息需求为指向，向用户提供信息产品或信息服务，采用何种方式提供信息产品和信息服务，以及将这些决策与信息机构的各种资源与人员有机地结合起来。

2. 组织

一家信息企业、一个非营利性的信息机构，都要把总体的任

务分配给信息机构的各个成员、各个部门去完成，在它们之间建立起相互分工而又相互合作的关系，这种关系就形成了一种框架或结构。信息机构组织工作的目的就是要建立一种能产生有效的分工合作关系的结构。信息机构如果内部结构不合理就会出现指挥失灵、人浮于事、内耗丛生的情况，这样就难以保证信息机构目标的达成。信息机构的组织结构，就像信息机构的骨骼系统一样，是信息机构生存发展所不可缺少的重要条件，因此，信息机构必须认真思考如何科学建立信息机构的内部结构，这样才能调动信息机构所有的资源和人员更好地开展活动。

3. 领导

信息机构是由人力资源同其他资源有机结合而成的，人是信息机构中唯一具有能动性的因素，信息机构的领导者首先必须能够了解被领导者的愿望并帮助他们实现各自的愿望，采取有效的激励措施，调动员工的积极性，这样员工才能安于工作，乐于工作。领导者要善于与被领导者沟通，营造组织气氛，建设组织文化。领导者不仅要对各种各样的激励因素做出反应，而且常常需要利用所创造的组织气氛和组织文化去激发或抑制某些激励因素，使员工保持高昂的士气和良好的工作意愿。

4. 控制

为了确保信息机构目标及为此制定的行动方案顺利实现，管理人员必须自始至终地根据计划目标派生出来的控制标准对信息机构的各项活动的进展情况进行检查，发现或预见偏差后及时采取措施予以纠正，实现对信息机构各项活动的有效控制，同时信息机构的管理者还要根据信息机构内外环境的变化，对信息机构的战略计划目标和控制标准进行修改或重新制定，以保证信息机构今后的健康发展。

总之，信息机构要想实现 X 高效率，必须通过计划、组织、领导、控制等管理的各项职能，有效地进行管理者与员工的信息沟通，在监控环境因素的基础上，合理地分配人、财、物等资源，把信息机构的人员的工作积极性调动起来，对各种资源有效地开发和利用，这样才能确保信息机构在经济效益和社会效益双赢的基础上，实现 X 高效率的愿望，见图 3。

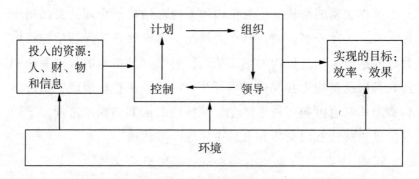

图 3　信息机构的管理职能

（二）以流程再造为导向的信息机构组织结构设计

传统的信息机构是以手工操作和计算机操作相结合的半自动化作业方式，一项业务活动的开展过程往往需要由几个专业化部门来共同承担，从而产生了频繁的跨部门联系和协调的需要。为此，配备了多个管理人员，并制定了细致严密的工作程序规则，希望通过管理人员的指挥和程序规则确保工作能按部就班地进行。然而，这种先分后合的传统组织设计方式导致了信息机构各部门的人员只是习惯于"对内"就各自所承担的局部工作负责，"对上"遵照领导的指示执行，但没有人在工作中以全局的、外向的眼光对整个业务流程及其所服务的信息用户负起责任，结果管理者疲于协调也终究改变不了整个流程效率低下、信息用户的满意度低、对信息市场变化反应迟缓等问题。目前，信息机构已发展到数字化的边缘，如果信息机构的部门和岗位设置仍旧是过去传统的方式，或只做了些小的调整，就会影响工作流程的合理化进程，影响整个信息机构的运行效率。面对信息用户的日益挑剔、竞争日益激烈、变化日益频繁三股力量冲击的当代信息机构，必须彻底改变传统的工作组织方式，将工作流程涉及的一系列跨职能、跨部门边界的工作活动集成和整合起来，以首尾相连的、完整连贯的一体性工作流程来取代以往的被各部门割裂的、片段黏合式的破碎工作流程。这样才能迅速适应信息市场的变化，提高信息用户的满意度，提高信息机构的运行效率。

（三）强化激励，提高个人的努力程度

根据 X 效率理论，员工行为动机的强烈程度、理性努力程度是一个变量，在外界条件一定时，个人留有选择努力程度的余地。据哈佛大学一位教授研究后发现，人在无激励情况下，只能发挥个人潜能的 20%—30%，通过适当激励就能发挥出个人潜能的 80%—90%，而发挥程度取决于激励程度。信息机构可采取下列措施对员工进行激励。

1. 实行工效挂钩

将员工的报酬与那些可观察、可计量并且能够反映员工工作努力程度的变量挂钩，是目前一种有效的激励方法。首先，考核单位要具体细化。凡是单个人能独立完成的，最好让个人独立完成，以便于考核奖惩，从而避免团队生产的"搭便车"问题。分配必须拉开档次。其次，在绩效工资分配中，要考虑人员的级别，适当实行级别差异待遇，但是绝不能简单地按级别分配，而应当坚持绩效分配这一主线。

2. 运用"晋升激励"

据马斯洛的需求层次理论，人的需求是多方面、分层次的，人总是为满足自己各层次的需求而努力。通过制定并实施优秀人才脱颖而出的制度和方案，建立后备人才库，不拘一格选人才，利用职务晋升及强化心理预期的方式来激励这部分员工，有利于培养信息机构骨干队伍，而且会在员工中发挥榜样的激励作用。

（四）从人本管理、能本管理到知本管理

人是信息机构各种要素中最能动的要素，其他要素发挥作用必须依靠人员作用的有效发挥。所谓人本管理就是以人为本，即信任人、尊重人、关心人、理解人、激励人、培养人。领导应该把主要精力放在下属身上，关注他们的感情和相互之间的人际关系，以及员工个人的成长和发展等。管理者应该尊重、体谅、关心和支持其下属，提高组织成员的满意程度，并加强群体的团结，提高工作效率。以人为本的管理，不仅是一种使员工努力工作的手段，还是一种目的。其目的就在于使员工在工作中成长为一个人格完善、全面发展的人。信息机构管理不仅要从整体上、战略上进行管理，还要从个体上即从每个员工入手进行管理，同时，要坚持不懈地做好员工教育培训工作。

以人为本的升华就是以能为本，它通过有效的方法，最大限度地发挥人的能力，从而实现能力价值的最大化，把能力这种最重要的资源作为组织发展的推动力量，实现组织发展的目标和组织创新。要善于发现人的潜能，发现人才，培养其能力，做到人尽其才，人尽其长，才尽其用。

以知为本，就是要考虑如何能够激励和活用人员的知识，使人员能够做出可持续的贡献，使人员愿意将其知识用于他们的工作，提高整个信息机构的运行效率。

（五）营造和谐的组织气氛和组织文化

一个国家有它的政治气候和经济气候。同理，一个信息机构也有其内在的气候特征。在有些信息机构中工作，人们能感受到其中的融洽与合作气氛，而在有些信息机构中工作，人们则可能感到冷漠、隔阂和冲突。组织气氛是经由组织中的各项管理活动逐日积累发展形成的，对组织的各方面工作和人员都会产生影响。组织气氛或组织氛围，就是组织成员在组织内部环境所感受到的某种特性或特质。它不是组织中某一成员的偶然的感受，而是组织内所有成员共有的感受，例如对领导风格的感受，对工作评价手段和奖惩制度的感受，等等。这种感受一旦趋于稳定或形成共识，就会对组织成员的士气和行为产生强烈的影响。因此，加强信息机构的管理，提高管理的水平，才能提高员工对组织的满意度，进而提高工作效率。

组织文化是看不见、摸不着的，但又是有心人可以感知得到的，是信息机构管理工作中居中心地位的"软"因素，是信息机构的管理之魂。组织文化是沉积在广大员工的心中并身体力行的东西，随着信息机构运营环境的变化，信息机构使命和目标的转移，信息机构固有的组织文化（即便当初促进信息机构发展）如果不变革，就会成为信息机构竞争和发展的桎梏。所以，信息机构组织文化建设不仅包含着加强文化影响力的内容，还包括文化变革的内容。信息机构领导者对于组织文化建设和变革应该有一个长远的规划，使组织在一个持之以恒、循序渐进的过程中建立起与信息机构的环境、战略和结构相匹配的适宜而有效的文化，使信息机构保持长久的竞争力。

参考文献

［1］王凤彬，李东. 管理学［M］. 北京：中国人民大学出版社，2003.

［2］罗杰·S. 弗朗茨. X 效率：理论、论据和应用［M］. 上海：上海译文出版社，1993.

［3］刘东. 微观经济学新论［M］. 南京：南京大学出版社，1998.

［4］刘小怡. X 效率一般理论［M］. 武汉：武汉出版社，1998.

［5］柯平. 图书馆管理文化三论［J］. 图书情报知识，2005（5）：23-27.

［6］王聪，邹朋飞. 中国商业银行效率结构与改革策略探讨［J］. 金融研究，2004（3）：58-65.

［7］谭凯，张福存. 试论企业团队建设［J］. 煤矿现代化，2003（2）：7-8.

［8］范兴坤. 图书馆发展过程中的内部阻滞因素分析［J］. 图书馆杂志，2005（1）：15-19.

［9］王国杰，韩明. 横向项目团队中的 X 效率问题研究［J］. 内蒙古财经学院学报，2005（2）：56-59.

［10］邓汉慧，张子刚，屈仁均. X 效率理论与团队管理［J］. 江汉论坛，2004（6）：23-25.

［11］姚敏，华金辉. 从 X 效率探讨我国商业银行效率影响因素［J］. 北方经贸，2005（1）：91-93.

［12］袁本芳. 论我国企业人力资源管理中的 X 效率问题［J］. 湖北社会科学，2004（3）：105-107.

原载《情报理论与实践》2006 年第 6 期，

作者孙瑞英，马海群。

美国图书馆数字参考咨询服务成功因素探析

在数字图书馆的各项业务中，参考咨询服务是灵魂，其服务水平的高低是衡量现代图书馆工作质量的重要标志。在世界范围的参考咨询服务从无到有、从传统到现代化的百年发展历程中，美国图书馆始终担当着重要的角色。随着数字时代的来临，在从传统咨询方式向数字参考咨询发展的过程中，美国也持续保持着世界领先地位。本文总结了美国图书馆数字参考咨询服务成功的几大特点同时也是核心因素，并对这些因素进行了探究，相信这对发展我国图书馆数字参考咨询服务具有重要的现实意义。

一、重视行业理论、服务平台及标准的研发

重视研究与开发是美国图书馆事业建设的主要特点之一。美国图书馆在发展数字参考咨询服务实践的过程中也非常重视理论与技术的研发。在美国图书馆界活跃着许多专门的参考咨询服务研发机构，各机构有其独特的研究领域与研究倾向。大致可以归纳为如下几个方面。

（一）重视行业理论研究

理论研究是行业发展的基础，美国图书馆数字参考咨询服务专业研究组织是行业理论研究的中心。如美国图书馆界有一个专门从事数字参考服务研究的组织——"数字参考服务研究会与研究进展"，该研究组织是一个松散性学术研究组织，由 20 位来自图书馆学、数字图书馆、计算机科学和数字参考咨询服务领域的顶尖研究人员组成，旨在为数字参考咨询服务、数字图书馆和信息资源数字化及检索等领域提供一个宽松、开放、创新、前沿的

专业性高层论坛，并在数字参考咨询服务研究方面跟踪最新实践与理论研究动态。强大的理论研究团队，给美国的参考咨询服务的发展奠定了坚实的基础。

（二）注重服务标准的研制

标准化建设是各个行业发展的重要前提。在美国有些机构一直致力于这方面的工作，如美国图书馆协会（American Library Association，ALA）的参考咨询与用户服务协会（Reference and User Services Association，RUSA）。作为参考咨询和用户服务的专业学术组织，ALA 制定发布了许多关于参考咨询与信息服务的标准性文件，比如其中涉及对参考咨询与信息服务人员素质要求的有：参考咨询和读者服务图书馆员专业资质（Professional Competencies for Reference and User Services Librarians）和参考咨询与信息服务人员行为指南（Guidelines for Behavioral Performance of Reference and Information Service Providers）。国际图书馆协会联合会（IFLA）参考咨询专业委员会 2003 年发布《数字参考咨询指南》（"IFLA Digital Reference Guidelines"），文件分为数字参考咨询服务管理和数字参考咨询工作两个部分，对数字参考咨询服务具有普遍的指导意义。

此外，数字参考咨询的合作化发展趋势需要统一的技术标准、信息交换标准。如 1998 年由雪城大学信息研究所提出的 Question Interchange Profile（QuIP）项目，就是一个合作数字参考咨询服务（Collaborative Digital Reference Service，CDRS）、资源共享与交换提问、信息的元数据描述的标准。2000 年，美国的 Answer Base Corporation 又设计了 DRS 的数据格式 Knowledge Bit（KBIT），定义了存取和传递提问、回答（Q and A）元数据的标准，经过各类型图书馆与 DRS 项目的大量讨论、研究与测试，形成了关于数字参考处理的通用标准数据格式，成为管理咨询来往的普通标准的数据式。

（三）重视服务项目的研究开发

美国有许多专门的机构从事参考咨询服务项目的研制。如：

雪城大学信息所（Information Institute at Syracuse University, IIS），其参与的著名项目有 1999 年由美国教育部资助、该所主持的虚拟参考咨询台（Virtual Reference Desk, VRD），目标是为中小学生（K-12 community）提供全国性的 24/7DRS；教育信息资源问讯服务（Ask Educational Resource Information Center, Ask ERIC），该服务为遍及美国和全世界的教师、图书馆员、顾问、行政人员以及所有对教育方面内容感兴趣的人提供教育信息。

此外，影响较大的还有美国国会图书馆 2000 年启动的 CDRS 项目，其目标是通过图书馆等相关机构的国际性合作，随时随地为研究者提供专业参考服务。2001 年 6 月联机计算机图书馆中心（Online Computer Library Center, OCLC）与国会图书馆合作，参与这一项目的进一步开发，CDRS 至此更名为"Question Point"。

（四）注重开发服务技术平台及软件产品

参考咨询服务的开展离不开合适的服务平台及软件，虽然目前网络上有许多实时聊天软件可用于图书馆的参考咨询服务，但由于其未必符合图书馆的要求或价格等原因，图书馆仍需要有专门的咨询软件。比较有影响的参考咨询软件如：美国国会图书馆与 OCLC 合作开发的 Question Point；由美国政府支持，图书馆服务与技术法案（Library Services and Technology Act, LSTA）投资，加州图书馆管理的 24/7 Reference；图书馆系统与服务公司（LSSI）推出的 LSSI Virtual Reference Toolkit 项目；等等。

二、重视参考咨询队伍建设及管理

（一）严格的从业资格

美国图书馆十分重视参考咨询队伍的建设，对参考咨询工作人员的从业资格有严格的要求。美国的图书馆在聘用专业馆员时，既要求某一学科的本科学历，还要求具备图书馆学、情报学硕士学位或其他专业的硕士及其以上学历，这些都是基本要求。

例如，美国俄亥俄大学图书馆参考咨询部现有 12 名工作人员，其中 10 人为专业馆员，他们不仅分别具有不同专业的本科学历及图书馆学硕士学位，而且其中还有 4 人具有双硕士学位，1 人具有博士学位。此外，参考咨询馆员还要具备图书馆学、某个服务专业的学科知识、一定的外语水平，熟悉本馆馆藏和网络信息分布，具备熟练的计算机操作和数据库检索技能，同时，还要有较强的独立工作能力和团队合作精神，良好的写作、口头表达及人际沟通能力等。

（二）注重业务培训

由于服务要求和技术水平的不断变化，必然要求参考咨询人员不断改变其知识结构，因此，美国图书馆特别注重对咨询馆员的业务培训，如使用实时参考咨询软件，服务过程中的技巧，参考源和网络搜索引擎等方面的培训，更新咨询馆员知识结构，提高其服务技能，以适应不断发展的参考咨询工作的需要。

（三）行为规范的制订

行为规范是参考咨询从业人员日常工作的指导性文件，这些规范的制定对管理参考咨询服务人员有着重要的意义。以美国图书馆协会参考与用户服务协会 2004 年修订的《参考咨询和信息服务人员行为指南》（以下简称《指南》）为例，它对咨询人员日常服务的行为做了详细规定，语言简洁、形象、确切、考虑周到。它把参考服务过程分为可亲近性、充满兴趣、倾听与询问、检索、跟踪服务五个组成部分，每个部分又根据需要分为普通（General）、面对面（In Person）和远程（Remote）三个类别，其中普通类适用于各种咨询情况，而面对面和远程类是根据这两种咨询的具体情况提出的额外的规范。通过该指南具有的如下特点，可看出美国对参考咨询人员管理的点滴。

1. "用户至上"的服务理念

该指南处处体现了对用户的人性化服务，比如 2004 年修订版《指南》在"可亲近性"中规定：随时准备迎接到来的用户，用友好的问候开始交谈，应及时回应其他等候服务的用户，在帮助用户开始查询之后馆员应回头检查他们的进展情况等。总之，在整个参考咨询过程中，让用户既能得到满意的答复又感到舒适自由。

2. 注重用户能力的培养

美国参考咨询服务在给用户提供答复时，也注重用户能力的培养，帮助用户学会更好地利用图书馆资源，使其具备解决类似问题的能力。2004 修订版《指南》在"检索"部分规定：向读者解释检索策略、检索顺序以及被使用的信息源，适当的时候应向用户解释如何使用信息源，馆员应提供寻找答案的指示、详细的查询路径（包括全部的网址）和信息源的名称，以使用户学会自己回答类似的问题。

3. 主动提供服务

图书馆为用户提供主动服务是非常重要的，该《指南》就特别强调了这一点。2004 修订版《指南》在"检索"部分规定：当最初的结果被找到后，馆员应询问用户是否需要额外的信息。在"跟踪服务"部分规定：如果用户有另外的问题，馆员应鼓励用户回来，当问题的答复不能使用户满意时，馆员应向用户推荐其他的资源或机构等。

在其他具体参考咨询机构或合作项目中，也有自己的规范和指南，如 Question Point 在其"24/7 合作参考政策与程序"中对咨询馆员在参考咨询过程中遇到的各种问题、具体行为也做了详细规定，对其成员机构的咨询人员具有指导意义。

三、服务形式多样，用户群广泛

（一）多种服务模式相结合

为了满足不同用户的需求，美国图书馆普遍采取多种服务模式。

1. 口头解答咨询服务

设在图书馆内的参考咨询服务台的参考咨询馆员为用户口头

解答咨询问题。这是一种最直接的方式，参考咨询馆员一般会借助计算机的帮助来完成服务。

2. 电子邮件咨询服务

美国图书馆一般会设专人来解答电子邮件咨询业务，这种方式不受时间地点的限制，用户可采用匿名的方式，图书馆还可以保留咨询内容的脚本供用户仔细察看，因此深受用户的欢迎。

3. 基于实时交互的参考咨询

这种方式将商业上使用的聊天（chat）技术改造为实时问答技术，使用户与图书馆员之间能进行实时的你来我往的问答。这是一种以文本为基础的实时交流，使用户和馆员能在短时间内发送和接收较短的书面信息，有的软件还具有网页推送和同步浏览功能，更快捷、直观。

4. 基于网络化协作的参考咨询

协作和共享是未来图书馆发展的必然趋势，美国的数字参考咨询服务就采用了这种方式，即将多个图书馆联合起来，共享资源，共担责任，在馆藏资源、咨询专家、服务时间等方面优势互补。协作和共享既方便了用户，也减轻了咨询馆员的负担，已成为数字参考咨询发展的重要方向。

5. 基于多种模式的参考咨询服务

用户需求的多样化，决定了图书馆服务形式的多样化。一种服务方式不可能完全替代另一种，因此美国图书馆采取多种服务方式的整合，在其参考咨询页面上提供多种咨询方式供用户选择。如美国亚利桑那州立大学图书馆就提供了电子邮件、实时、电话、面对面咨询四种选择。

（二）服务对象广泛

美国图书馆参考咨询工作的一个重要特色，就是他们将对象扩展到 Internet 上的广大的用户群，而不仅局限于本地区、本馆或本国的用户。美国的数字参考咨询服务有着很大范围的用户群，据调查，64% 的图书馆向登录提问的任何人提供咨询服务，

42%的图书馆对他们周围的社区提供在线帮助。比如俄亥俄大学图书馆充分利用丰富的信息资源和现代化的检索手段为俄亥俄州的各级政府机构、私人公司及其他商业机构提供参考咨询服务。据统计，该馆每年接待校外参考咨询服务100多人次。

四、注重服务宣传与用户教育

注重服务宣传与持之以恒的用户教育是美国图书馆服务的又一特点，特别是高校图书馆。在实际工作中，美国大学图书馆都很注重对现有服务方式的宣传，注重读者检索和利用信息的方法和技能的培养，这是参考咨询馆员的一项重要使命，主要采取以下几种方式。

（一）长期服务宣传

美国大学图书馆的参考咨询部门不仅在图书馆主页上进行服务项目的宣传，还定期印刷各种有关图书馆的宣传资料，内容包括每个部室的功能、任务的简介，全馆藏书状况，所有服务项目及各种数据库的介绍，等等，读者可随时取用。此外，每学年初，参考咨询部都有计划地组织新生参观图书馆，介绍图书馆的概况、服务部门、服务设施、服务项目及其利用方法，引导学生更好地利用图书馆的各项服务与资源。

（二）开展技能培训课程

美国大学的图书馆通常每学期都会对用户开展信息素质教育课，有的排入课表，有的属于讲座性质，也有网络远程教育，内容主要包括图书馆资源的利用方式，不同数据库的检索方式、检索技巧等。在平时的咨询服务过程中，也特别注意提供详细的检索路径（包括完整的网址）和查找所使用的资料名称，帮助用户学会自己查找相似的问题。

（三）注重用户的反馈信息

这一点对改进服务水平十分重要，据美国研究图书馆协会的一份统计资料，68%的大学图书馆五年中至少进行过一次用户调研，其中调研次数最多的是参考咨询服务（63%）。目的是从用户的角度对服务质量做出客观的评价，了解用户的确切需求，以期从服务方式、培训课程等方面进行改进。

五、坚持利益共享、责任共担的合作理念

数字参考咨询的核心理念是资源共享，而决定资源共享得以成功实现的合作理念就是利益共享、责任共担，这也是美国数字参考咨询工作得以成功的重要原因之一。主要体现在如下两个方面。

（一）贯穿参考咨询服务过程

以美国数字参考咨询项目的典范 Question Point 为例，它是一个全球化的合作参考咨询服务项目，依照学科优势、地理优势、咨询馆员优势等建立了各参与馆的详细档案库。成员馆可以利用本馆资源回复用户的提问，也可以通过网络从系统的知识库寻求答案，或将问题提交给系统由系统分派给最具回答该问题优势的图书馆来回答。

参与该项目的成员馆本着利益共享的原则将获得如下优势：（1）对参与该项目的图书馆而言，可以通过网络共享其他参与馆的信息资源和人力资源，能给用户提供更多更权威的参考源，并降低服务费用，可随时随地为用户提供服务，拓展了服务时间和用户群。（2）对参考馆员而言，服务过程中可利用该系统的知识库，从前人的经验中获益并减少大量多余的工作，减少工作时间，减轻工作负担，提高工作效率。（3）对成员馆的用户而言，可从任一成员馆的主页登陆，随时提问并接收答复，可以享受该系统中高质量的信息及咨询服务。

在获得共享收益的同时，其成员馆也要承担相应的责任。比如：共担参考咨询开发及运营所需费用；根据员工和设备的多少分担一定的服务时间；答复请求管理器（Request Manager）分配来的咨询问题；共享本馆资源，要将以往的咨询答案贡献给知识

库；等等。

可见，Question Point 的成员馆在享受合作所带来的各种利益的同时，也共担了服务所需的相应费用及责任。

（二）明确经费保障

数字参考咨询服务的开展需要具备一定的软、硬件投入，资源库的建设，人员的配备。因此，经费在其发展过程中一直是大问题。美国的合作模式则缓解了这一压力。美国东南图书馆学会曾在 2001 年年底至 2002 年年初对美国东南部 40 个图书馆做了一次有关数字参考咨询服务的调查，该调查报告显示其经费有三个来源：一是图书馆的财政预算，二是各自所在大学用以支持数字参考咨询运作的专项拨款，三是外援。由所有参加者共同为合作注入经费支持，是支持数字参考咨询能够不断发展的较为有效的保障。这里仍然体现了利益共享、责任共担的合作理念。

六、重视数字参考咨询服务管理

数字参考咨询服务管理涉及多个环节，例如建立数字参考咨询服务的基础、问题和答案的存储与追踪、政策与程序、质量评估标准和程序及其实施、服务人员所需技能和知识及其培训、费用/价格模型、参考服务的外包、合作/协作网等。

（一）服务政策管理

在美国，数字参考咨询服务政策无论是在理论研究上，还是在实践中都很受关注。Jana Ronan 在《问答服务：实时虚拟参考服务指南》中，就提出了最佳实践，最佳政策的口号，并以案例形式对用户、服务、信息素养、用户行为、客户服务方针、隐私、版权等政策的主要要素进行了较为详细的分析和论述。当前美国数字参考咨询服务质量的各种评价体系，也都把明确的服务政策作为重要的评判标准。在《美国图书馆协会实施与维护虚拟参考咨询准则（草案）》中就有关于服务的提供、服务的组织、隐私等的明确规定。

（二）服务人员管理

参考咨询人员的管理是服务管理中的重要一环，对参考咨询工作的质量起着重要作用。美国对参考咨询人员的管理有严格的要求。在第二部分中，我们已提到了美国参考咨询人员的从业资格、业务培训、行为规范等，这里不再赘述。

（三）制定质量控制与评价体系

数字参考咨询的质量是其存在发展的关键因素，因此对服务质量的评价具有重要意义。在目前美国众多的数字参考咨询服务质量评价标准中，AsKA 虚拟参考咨询台协会于 2003 年 6 月颁布的第 5 版评价标准内容详细、考虑全面、版本最新。该标准将质量评价因素划分为两个主要的方面：参考咨询服务过程和参考咨询服务的发展和管理。每个方面的因素又都被划分为两个不同的级别，即基本要求级别和推荐级别。其中，参考咨询服务过程包括易用性、及时性、明确性、交互性、指导性五个方面，参考咨询服务的发展管理包括权威性、专家培训、隐私权、检查和总结、提供相关信息的访问、宣传推广六个方面。该标准涵盖了服务过程及政策的基本要求，对参考咨询服务质量的控制与评价具有指导意义。

美国图书馆的参考咨询工作发展至今已有 100 多年的历史，并随着科技和社会的发展不断开拓、创新。如今，数字参考咨询成为当代图书馆的服务热点，参考美国的成功经验，研究他们在这方面所取得的成果，必将有利于开展我国图书馆的数字参考咨询工作。

参考文献

［1］林中. 参考咨询服务在美国的发展轨迹［J］. 图书馆论坛，2004（2）：138-140.

［2］张华汝. 美国图书馆虚拟参考咨询服务研究机构及其研究概况［J］. 图书馆学研究，2005（12）：80-82.

［3］潘卫．数字参考服务：发展与思考［J］．大学图书馆学报，2002（4）：63-69．

［4］田丽君．美国俄亥俄大学图书馆的参考咨询工作［J］．图书馆建设，1999（5）：66-67．

［5］王秉珍．中美高校图书馆参考咨询工作之比较［J］．图书馆理论与实践，2004（2）：34-36．

［6］张晓雁．中美高校图书馆数字化参考咨询服务研究［D］．成都：四川大学，2003．

［7］蒋永新．当前美国高校图书馆参考咨询工作述略［J］．图书情报知识，2002（1）：73-74．

［8］卢海燕，张曙光．对数字参考咨询建设中几个重要问题的思考［J］．国家图书馆学刊，2003（4）：11-15，20．

［9］梁灵艳．美国图书馆数字参考咨询服务质量评价标准［J］．图书馆建设，2005（3）：63-65．

原载《图书馆论坛》2006 年第 6 期，
作者马海群，李英剑。

第四方物流在现代物流信息化规划中的作用

一、物流对经济产生的影响

随着世界经济的快速发展和现代科学技术的进步，物流产业作为国民经济中一个新兴的服务领域，在全球范围内迅速发展，对世界各国特别是发达国家的国民经济增长发挥着重要的支持和带动作用。物流对宏观经济的影响主要表现在以下几个方面。

（一）促进经济发展

在19世纪到21世纪初的一段时间内，对生产效率的重视导致了专业化经济的发展。生产专业化的发展趋势是经济发展的一个重要表现。专业化生产能大幅度降低成本、降低价格。但在当时不发达国家并没有进行专业化生产以促进其经济发展。这是因为产品需求总量或市场的范围限制了专业化或劳动分工。也就是说，如果一个组织不能将增加的产品及时卖给消费者，使其产品具有经济价值，那么生产专业化是无法实现的。因此，物流对经济发展的贡献在于通过将产品和服务有效地运输到市场，使得厂商能够在比较成本优势中进行专业化生产。

（二）有利于交换功能的发挥

任何一个国家的社会经济都是由许多部门和企业组成，它们分布在不同地区，企业向社会提供产品，同时从社会其他企业获取生产的原材料和生产消费品。企业的相互依赖、相互竞争、错综复杂的关系，也是靠有效的物流活动来维持的。物流提供了生产活动与市场之间联系的桥梁。

（三）降低社会商品的价格水平

一方面，降低物流成本，便可大幅度地降低商品的成本与价格，成为企业的第三利润源泉；另一方面，企业物流活动可以创造时间和空间效用，外地产品的价格有可能低于本地产品的价格，这会促进产品的价格竞争，进而降低社会商品的价格水平。因此，物流技术和管理水平的提高，有利于为社会提供丰富多样的产品，有利于社会商品价格的降低。

（四）推动区域经济的发展

区域经济是一种聚集经济，是人流、商流、资本流等各种生产要素聚集在一起的规模化生产，以生产的批量化和连续性为特征。但是，聚集不是目的，要素的聚集是为了商品的扩散，如果没有发达的商业贸易做保障，生产的大量产品就会堆积在狭小的空间，商品的价值和使用价值都难以实现，区域经济的基本运转就会中断。因此，在区域经济的发展进程中，合理的物流系统起着基础性的作用。

改革开放以来，中国经济与世界经济越来越紧密地融合在一起。据统计，截至 2005 年底，中国累计批准设立外商投资企业 50 多万家，实际利用外资存量超过 2 700 亿美元，并形成了年进口量约 5 600 多亿美元的巨大市场。目前，来华投资的国家和地区超过 190 个，《财富》500 强企业中约 450 家在华投资，外商投资在华设立的研发中心达到 700 多家，跨国公司设立地区总部 40 多家。外资企业的进入，一方面带来了现代物流的观念和先进的运作方式，另一方面，也迫切需要中国能有方便、及时、低成本、高效率的现代物流系统作为其跨国生产和营销的服务保障。过去主要依靠减免税收等优惠政策吸引外资的做法，已不能完全适应境外投资者的需求，尤其是我国加入世界贸易组织后，中国经济与世界经济的联系将更加密切，外资企业会更多地进入中国市场，中国企业及其产品也会更多地走向国际市场，面对这一必然趋势，同样需要发展我国的现代物流。

因此研究现代物流的运作和管理模式对促进经济的发展有着重要的意义。

二、现代物流发展中信息化的地位和作用

1986 年，美国物流管理协会正式将物流的名称从 "Physical Distribution" 改为 "Logistics"，中文翻译为区别这两个概念的前后演变，将前者译为 "传统物流"，而将后者译为 "现代物流"。从 1998 年美国物流管理协会对 "Logistics" 的最新定义来看，现代物流指的是将信息、运输、仓储、库存、装卸搬运以及包装等物流活动综合起来的一种新型的集成式管理模式，其任务是尽可能降低物流的总成本，为顾客提供最好的服务。就现代物流的实质而言，它应包括以下四个主要方面：实质流动（原材料、半成品及产成品的运输），实质存储（原材料、半成品及产成品的存储），信息流通（相关信息的联网），管理协调（对计划、实施和有效控制的过程）。

现代物流的产生与发展大体如下：后勤供应系统采用托盘、集装箱、叉车等先进的运输工具和装卸手段进行军用物资的运送；将军用手段移植到民间经贸往来；发现在物流领域中降低成本的空间非常大，从而物流管理也就被誉为企业的第三利润源泉；社会分工理论和专业化生产的比较优势理论的价值追求，导致第三方物流的出现，物流的重点已由商品储运转移到了一体化物流的战略管理的高度；现代物流与计算机网络技术初步结合，从而更加合理地、有效地、充分地使用和配置资源，进一步改善了企业环境、降低了污染、促进了企业的可持续发展；基于网络（如 World Wide Web —— www）的电子商务的迅速发展促使电子物流（E-Logistics）兴起；网上的 "直通方式" 使企业能迅速、准确、全面地了解需求信息，实现基于顾客订货的生产模式（Build To Order，BTO）和物流服务。

目前，国外已经形成了以系统技术为核心，以信息技术、运

输技术、配送技术、装卸搬运技术、自动化仓储技术、库存控制技术、包装技术等专业技术为支撑的现代化物流装备技术格局。今后进一步的发展方向是信息化——采用无线互联网技术、卫星定位技术（GPS）、地理信息系统（GIS）、射频标识技术（RF）等，自动化——自动导引小车（AGV）技术、搬运机器人（Robot System）技术等，智能化——电子识别和电子跟踪技术、智能运输系统（ITS），集成化——信息化、机械化、自动化、智能化于一体。

经济全球化使得消费多样化、生产柔性化、流通高效化的时代迅速到来，社会和客户对物流服务的要求越来越高，物流成本已不再是客户选择物流服务的唯一标准，人们更多的是注重物流服务的质量。新的科学技术将成为改造物流装备和提高管理水平的核心。现代物流业的高度综合性决定了标准化和信息化是物流产业发展的重要基础。物流信息化已经成为我国物流业发展的"瓶颈"，是影响我国物流业发展的主要障碍。如何加快物流信息化建设，提高我国的物流信息化水平，及科学合理地进行物流信息化规划是物流界和信息界共同面对的重要问题。

三、现代物流信息化规划的具体内容

信息化规划的主要目的是解决信息化建设所具有的综合性、系统性、变革性和可持续性等问题。其核心内容是要从组织目标和信息化战略中抽取信息需求和功能需求，形成总体的信息化框架和系统模型，为进一步系统设计和实施奠定基础。

物流信息化表现为物流信息的商品化、物流信息收集的数据库化和代码化、物流信息处理的电子化和计算机化、物流信息传递的标准化和实时化、物流信息存储的数字化等。为此，进行现代物流信息化规划必须遵循分层次、分目标进行的原则，即从现代物流信息战略规划（Information Strategic Planning，ISP）、信息资源规划（Information Resource Planning，IRP）、信息系统规划

（Information system planning，ISP）、企业资源规划（Enterprise Resource Planning，ERP）等四个层次展开，实现现代物流信息标准化、现代物流信息资源界定规范化、现代物流信息系统实用化、现代物流企业资源整合化等目标。

（一）现代物流信息战略规划

现代物流信息战略规划是以物流业务流程战略为指针，对现代物流信息化中涉及的相关信息制定统一标准，包括信息基础标准、信息管理标准（物流信息分类与编码标准、物流信息采集标准、物流信息数据元与交换标准、物流信息系统及信息平台标准等）、信息服务标准。

我国物流管理体制尚缺乏统筹规划和整体协调。物流是跨部门、跨行业的复合型产业，物流的发展涉及国家发改委、商务部及交通、铁道、民航、邮政、海关、质检、信息等相关部门，缺乏统筹规划和整体协调。尽管不少地方制定了物流发展纲要，但全国性物流发展纲要还没有形成，以至出现一些各自为战、盲目发展的现象。这必然造成物流信息鸿沟、信息封闭，难以实现信息共享。因此，我国现代物流信息化要从信息战略规划入手，建立政策导向、机制导向、环境导向的信息战略，搭建现代物流信息化的信息基础平台。

（二）现代物流信息资源规划

现代物流信息资源是指现代物流有序的信息组织，它强调信息空间的界定、信息类别的划分，以及信息知识网络之间的关系。只有确立现代物流信息资源的界定规范，才能明确信息需求和功能需求，形成总体的信息化框架和系统模型，实现物流信息一致性的存储和使用，而不是一些杂乱无章的、所谓的物流数据库。因此，需要做到完整、科学有序地划分现代物流所涉及的所有信息源，要面向现代物流的经营层、业务层、目标层和作业层，形成规范化的信息知识网络，采取工程化方法进行分层次、逐层细化目标。通过业务主体相关数据类的调查和借助软件工具进行规范化的分析，规划出主题数据库，包括信息空间、知识网络、信息构建等内容。

（三）现代物流信息系统规划

根据《2005 中国物流信息化调查报告》可知：

其一，企业物流信息化意识不断增强，网站成为企业物流信息化的主要手段和形象宣传工具，有 78.2% 的企业建立了企业网站。

其二，信息发布和提高运营效率是建立信息系统的主要驱动力，以这两项为主的系统建设分别为 58% 和 53%。现阶段信息化重点是用于加强外部形象宣传和提高内部管理水平。

其三，信息系统的客户驱动程度为 42%。

整体上看物流信息化水平仍处于初级阶段，物流信息化程度很低，主要原因是对现代物流信息化的概念不清，缺乏统一规划，片面地将企业网站和由供应链系统为主的软件模块设计作为信息化的全部内容，使系统与企业内部资源脱节，致使信息化的作用并不明显。

构架现代物流信息系统规划要根据国家信息化总体建设的要求，充分利用现代信息技术工具和手段，以整合集成各种物流信息资源为目的，以降低物流运营总成本为目标，以生产、流通和消费为服务对象，实现物流、商流、信息流、资金流一体化。

充分利用现代信息技术工具和手段是指利用地理信息技术、多目标决策技术、路径优化模型、数据库技术等最新信息网络技术，依托具有导航特征的高精度电子地图，对物流配送调度业务进行订单处理、优化分析、货物追踪、可视化调度报表输出、订单动态查询等自动化处理。地理信息技术包括遥感（Remote Sensing，RS）、地理信息系统（Geographic Information System，GIS）和全球定位系统（Global Positioning System，GPS）。其中 GPS 主要用于实时、快速提供目标、各类传感器和运载平台的空间位置。RS 用于实时或准时地提供目标及其环境语义或非语义信息，发现地球表面的各种变化，及时地对 GIS 的空间数据进行更新。GIS 则是对各种来源的时空数据综合处理、动态存贮、集成管理、分析加工，并为智能化数据采集提供地学知识。构建的现代物流信息系统应当具有可用性，精确性，及时性，安全性和可靠性，开放性和互连、互通性，可扩充性，灵活性，经济性等特点。运用工程化的思想，对物流信息系统设计的业务环节进行详细的需求分析，实现规划层次化、功能模块化。如图 1 所示：

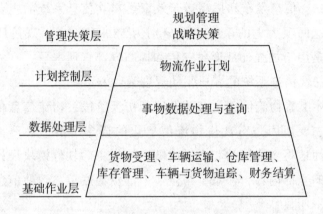

图 1　物流信息系统结构

（四）现代物流企业资源规划

现代物流信息化战略是从企业战略出发，服务于企业战略，同时又影响企业战略、促进企业战略。在这一过程中作为中间变量的是组织的体系结构和过程、IT 体系和过程。其中，企业战略决定组织的体系结构和过程，组织的体系结构和过程又是 IT 战略的基础，是 IT 体系结构和过程的物理原型，IT 体系结构和过程又是 IT 战略的核心内容，在一定程度上又决定着后续的 IT 战略。企业资源规划是企业信息化战略的重要举措，包括库存管理系统、客户关系管理系统、采购管理系统、财务管理系统、人力资源管理系统等，充分整合了企业内部产、供、销、财务、人力等各项管理职能，可以实现生产组织协调、资源合理配置、生产进度有效控制、精确核算成本等功能，能够有效地推动企业生产经营的快速发展。从上节的层次关系图上看出，现代物流企业资源规划的内容，即基础作业层，是整个现代物流信息化规划的基础。现代物流必须与企业资源规划进行协同，才能实现物流、商流、信息流、资金流一体化的过程。

四、第四方物流在现代物流信息化规划中的作用

安达信咨询公司首先提出了第四方物流（Fourth Party Logistics）的概念，甚至注册了商标，并定义为一个可以调配和管理组织自身的及具有互补性服务提供商的资源、能力与技术，并能够提供全面的供应链解决方案的供应链集成商。在第四方物流配送中心建立先进的客户服务、运作管理、决策管理三大平台，实现运营管理、仓储管理、运输配送管理、资源分配与调度管理、成本核算管理、人力资源管理等。通过第四方物流规模化、标准化、规范化的公共平台，将很多中小企业整合在其大平台下，中小企业不直接与客户进行面对面的交易，而只与配送中心打交道，在配送中心整合体的组织协调下，为客户提供专业化、细分化的服务，实现物流配送资源的合理调配、资源共享、信息共享，提高供求之间的响应能力。第四方物流在现代物流信息化规划中具有举足轻重的作用，具体表现在以下几个方面。

（一）整体协调

作为管理者的配送中心，可以整体协调条块割据的所有拥有物流配送资源的企业，在政策导向、机制导向、环境导向下，建立物流信息标准化，整合物流信息资源。

（二）资源整合

第四方物流配送中心基于整合的思想，整合具有双赢理念的物流企业，可以将物流信息资源划分为内部信息资源和外部信息资源。其中内部信息资源包括三大物流企业内部业务活动的信息资源，即运输型物流企业、仓储型物流企业、综合服务型物流企业。外部信息资源是指商品信息和市场信息。根据信息资源在整

个物流活动中的作用，如沟通联系、引导和协调、管理控制、决策支持、价值增值等，界定物流信息空间范围，面向现代物流的经营层、业务层、目标层和作业层，形成规范化的信息知识网络。

（三）协同运作

在第四方物流中心建立以客户服务门户、运作管理系统、资源调度决策管理系统为主的三大平台，利用地理信息技术、多目标决策技术、路径优化模型、数据库技术等，实现物流配送调度业务订单处理、优化分析、货物追踪、可视化调度报表输出、订单动态查询等自动化。调动所有经审核评价成为第四方物流中心物流配送资源的企业的内部资源协同运作，真正实现物流、商流、信息流、资金流一体化。

我国市场机制有待于完善，缺乏市场监管力度，致使成本增大，对经济发展具有一定的阻碍作用。应用具有政府引导下的企业运作形式的、能够整合供应链全过程的、实现物流配送一体化的第四方物流显得尤为重要。

参考文献

［1］吴志惠，刘卫战，李雅惠. 2005 中国物流信息化调查报告［J］. 中国物流与采购，2005（18）：40-43.

［2］孟建华. 现代物流管理概论［M］. 北京：清华大学出版社，2004.

［3］游五洋，陶青. 信息化与未来中国［M］. 北京：中国社会科学出版社，2003.

［4］全国物流标准 2005 年—2010 年发展规划［J］. 水路运输文摘，2005（10）：36-43.

［5］马费成，李纲，查先进. 信息资源管理［M］. 武汉：武汉大学出版社，2001.

［6］周宁. 信息资源数据库［M］. 武汉：武汉大学出版

社，2001.

[7] 张文杰. 电子商务下的物流管理 ［M］. 北京：北方交通大学出版社，2003.

[8] 程国全，等. 物流信息系统规划 ［M］. 北京：中国物资出版社，2004.

[9] 王转，程国全. 配送中心系统规划 ［M］. 北京：中国物资出版社，2003.

原载《现代情报》2007 年第 1 期，
作者马海群，杨艳。

论数字信息资源的国家宏观规划与管理

　　国家信息化包括信息资源、信息网络、信息技术应用、信息技术和产业、信息化人才、信息化政策法规和标准六个要素。学者们普遍认为对信息资源的开发和利用是信息化的核心，因为信息化建设的初衷和归宿都是通过对信息资源的充分开发利用来发挥信息化在各行各业中的作用。但是，信息资源建设在实践中常被忽视，人们往往更注重信息化的基础设施，如设备、网络等，因为这些东西相对信息资源来说更可见，更容易见效。由于对信息资源的开发利用认识上的差距，导致我国在信息化过程中，信息资源总量不足，深层次挖掘不够，存在大量信息孤岛，为广泛的信息共享造成了困难。大量的信息重复采集、整合工作，严重阻碍了信息资源效益的发挥。这种情况在数字信息资源开发利用中尤为突出，而解决这种情况的路径是参考国际发达国家的研究与实践经验，重视数字信息资源的国家宏观规划与管理，完善已有的信息资源相关制度设计，并采取切实可行的措施进行数字信息资源的技术顶层设计，即数字信息资源的规划、分类体系建设及标准化的实施。这些解决情况的路径构成了数字信息整合的实质内容。

一、数字信息资源开发利用及其研究受到全球重视

　　信息资源是知识经济时代重要的国家战略资源，是实现经济和社会可持续发展的基础条件。随着现代信息技术迅速发展，特别是网络环境的形成，信息的生产、存储和传递的方式发生了革命性的变化，数字信息资源以传统信息资源难以比拟的优势逐渐

成为信息资源的主体。自 20 世纪 90 年代中期以来，世界各国及国际上对数字信息资源的建设和利用给予了高度的重视。美国国家科学基金会（National Science Foundation，NSF）作为负责美国国家信息化建设的重要政府机构，在大力加强信息基础设施建设的同时，也大力推进数字信息资源的开发利用。加拿大在 2002年提出的国家创新体系中，将建立国家数字科技信息网作为其重要组成部分。2000 年 7 月，世界经济论坛组织向八国峰会提交专题报告《从全球数字鸿沟到全球数字机遇》，达成数字信息资源开发利用国际协作的共识。2003 年 9 月，联合国信息素质专家会议发表《布拉格宣言：走向信息素质社会》，指出数字信息资源开发利用与信息素质是决定信息获取的要素，NCLIS 顾问Woody Horton 在会议中进一步指出数字信息资源将成为社会战略性转换资源。2003 年 12 月 12 日，信息社会世界峰会论坛（World Summit on the Information Society）明确提出要加强信息资源开发和协作，加强信息资源共享，提出数字团结议程，并在2005 年《信息社会突尼斯议程》中增加具体的全球数字机遇计划。

在我国，虽然近年来信息化建设取得快速发展，但整体水平仍处于发展中国家的中等水平。为此，2004 年 10 月 27 日国务院信息化工作领导小组第四次会议审议通过了《关于加强信息资源开发利用工作的若干意见》（34 号文件），明确提出加强信息资源开发利用工作将是今后一段时期信息化建设的首要工作，把对信息资源开发利用和战略规划工作，尤其是作为其主体的数字信息资源开发利用提高到了前所未有的高度。要想把信息化进一步朝着深层次推进，必须在信息资源的开发利用上下更大的功夫，要形成国家性的明确战略，加大对信息资源开发利用的推进力度。就学术研究而言，国内在 20 世纪 90 年代逐渐引入信息资源管理理论，已出版了以信息资源管理为题的专著和教材 10 多本，发表了大量的学术论文，逐步形成了信息资源管理理论。国内关于数字信息资源管理的研究主要集中在数字信息资源的概念、特点、类型上。数字信息资源系统管理的研究主要涉及管理过程、策略、方案及有序运行条件、机制与障碍等。尤其是一批国家级课题更深化了该领域研究的层次，如《我国社会科学信息资源网络建设研究》《面向因特网的精粹信息开发利用研究》《数字信息资源组织工具的研发与应用》《数字资源整合的理论与方法》等。数字信息资源开发利用实践及理论研究在国内已取得很大进展。

二、我国数字信息资源开发利用中存在的关键问题

美国政府在 1999 年修改后的"联邦信息资源管理政策"中详细规定了信息共享和数字信息资源开发实施细则。尤其值得一提的是，在 2000 年美国组织了大规模的数字信息资源调查，发布了包括 Louis Pitschnmm《公益网络信息资源可持续建设规划报告》、Timothy Jewell《商用数字信息资源选取与保存理论和实践报告》以及 Abby Smith《数字信息资源战略规划报告》在内的有广泛影响的研究文献，系统提出了数字信息资源建设的理论框架。可以看出，以美国为代表的发达国家已经对数字信息资源的宏观管理问题给予了相当的关注，主要表现在如下几个方面：数字信息资源战略与规划，主要讨论数字信息资源开发规划策略和长期战略规划方案；数字信息资源政策和法律框架研究；数字信息资源协作共享及保障，主要研究数字信息资源协作和共享项目的实施和管理以及相关的资源保障问题。

而就国内的数字信息资源开发利用及研究水平来看，尚未能将数字信息资源的宏观管理放到应有的位置，而是过分强调从微观层面和技术角度解决数字信息资源的开发利用，尤其是信息资源规划主要是针对企业而言，忽视了从宏观层面和政策（制度）角度开展数字信息资源战略规划与管理的研究。例如有关学者指出，虽然近几年来我国电子政务发展取得了较大发展，尤其是以

中央两办的 34 号文件为契机，信息资源的开发、利用得到了各方面的普遍重视，但就 2006 年的中国电子政务发展方向而言，一个主要的思路是注重电子政务的顶层设计，统一规划、统一网络、统一平台建设，走集约化、低成本的道路。数字信息资源开发利用也应当充分体现这种思路，因而亟须开展对数字信息资源的国家宏观规划与管理的深入研究，并促进理论创新、制度创新与学术发展。从国内外网络信息基础设施建设进展看，网络信息（知识）的中央集成管理乃是大势所趋，但单纯的技术主义路线很可能是走不通的。因为从历史来看，制度创新与技术更新对于人类社会的进步具有同等重要的意义。本文以解决我国数字信息资源建设存在的问题为目标，从宏观角度对我国数字信息资源规划及管理问题进行系统和深入的研究，明确其中的核心研究领域，形成更加合理的数字信息资源开发利用制度，并重点论述当前数字信息资源开发利用的技术顶层设计问题，如数字信息资源规划、数字信息资源分类、数字信息资源标准化建设等，从而丰富和完善信息资源管理的理论体系。

三、数字信息资源的国家宏观规划与管理的核心问题分析

数字信息资源的国家宏观规划与管理的研究，主要通过对国家数字信息资源战略规划与协调，数字信息资源优化配置与共享等关键问题的研究，形成一套切合我国信息化发展实际和特点的，对国家宏观规划和决策部门有重大参考价值的数字信息资源规划与管理方案。其中研究的核心问题主要包括如下几个方面。

（一）数字信息资源建设的宏观目标及路径选择

我国虽然已经出台了一些信息化专项规划，发布了面向信息资源开发利用的政策指南（如 34 号文件），但专门针对数字信息资源建设的规划方案还是空缺的。因而，首先应当研究的课题是如何定位数字信息资源建设的宏观目标，如何使数字信息资源建

设的宏观目标同信息化的整体战略目标保持一致，进而推进国家总体经济战略的发展，如何针对数字信息资源的特殊性选择恰当的路径（尤其是利用政策的杠杆手段）实现预定的目标。值得我们关注的现实问题还包括国家信息化"十五"、"十一五"规划的目标设定及制订过程剖析，现有涉及信息资源建设的各类规划的有效性分析，等等。

（二）数字信息资源建设的影响因素及国家宏观调控

同发达国家相比，我国数字信息资源建设的边界条件不同，即起点存在巨大差异，因而应当针对当前信息资源开发利用工作中存在的诸多问题，如信息资源开发不足、利用不够、效益不高，政府信息公开制度尚不完善，信息资源开发利用市场化、产业化程度低，相关法律法规及标准化体系需要完善，等等，探讨数字信息资源建设的社会、经济、文化等各方面的影响因素，找出问题的症结，并从国家管理的角度提出宏观调控的方式与手段。

（三）国家数字信息资源规划的理论架构及实施手段

国家层面的数字信息资源规划也应重视信息工程方法论的应用，应当积极借鉴现有的主要应用于企业的信息资源规划方法，并将其拓展到政府、国家与社会层面，进而探讨数字信息资源建设的国家宏观规划的理论、方法与实施手段，使理论架构有新的突破。具体来说，就是基于现有的企业信息资源规划研究成果，采用信息工程化方法，遵循一定的标准规范，利用有效的软件支持工具进行国家宏观层面的信息需求和数据流分析，制定信息资源管理基础标准，建立规范的信息系统框架，实现数字信息资源的国家宏观规划。

（四）数字信息资源规划与管理的政策法规实施效率分析

近十年来，我国网络信息政策法规建设已取得了实质性进展。从立法内容上看，涉及信息网络规划建设、经营管理、信息系统安全、网络用户权利与义务、网络信息服务、惩治计算机犯罪等多方面。尤其是 2005 年 4 月 1 日起实施的《中华人民共和国电子签名法》，更成为我国信息化法制建设的里程碑。然而，普遍存在的问题是信息政策法规的反馈机制缺乏、实施效果不佳，这种情况必然反映在数字信息资源建设与管理领域，因而，有必要收集整理现行有关信息管理的政策法规，考察其贯彻实施及运行情况，重点分析影响数字信息资源规划的相关政策法规的实施状况，并从效率角度探讨其实施效果，充分体现政策法规工具的调控作用。

（五）数字信息资源配置的制度设计研究

数字信息资源的稀缺性导致了对现有存量资源进行优化配置，以满足充分挖掘其潜在效用的需求，以及合理补充和开发增量资源的需要。笔者认为，数字信息资源的国家宏观规划与管理问题需要以先进的理念及科学的方法为指导，有必要引进法政策学等学科理论，从制度设计角度探讨数字信息资源优化配置的制度合理性问题，以达到有效的信息规划与整合。

上述研究与实践可以视为数字信息资源开发利用的基本制度设计，从机制层面上体现了国家对数字信息资源建设与利用的宏观规划、协调与管理。而从操作层面上看，数字信息资源的开发利用还应当有效解决数字信息资源宏观规划与管理的技术顶层设计问题。

四、数字信息资源宏观规划与管理的技术顶层设计：信息资源整合

在我国，实施信息资源规划的经验是从整合、利用信息资源的目标出发，拟定信息系统的构架和功能，先做好顶层设计、再推行信息系统建设。信息资源的规划、分类，管理标准相应协调机构的建立，都是信息资源开发利用的顶层设计问题。它们充分反映了信息资源整合的实质内容。信息资源整合是信息资源载体演化、信息技术集成、组织机制变革、社会信息资源共享等共同

促进的结果，因而，数字信息资源整合问题，也应当首先考虑数字信息资源规划、分类及标准化建设。当然，信息分类及标准化建设是广义的信息资源规划。

信息资源规划是信息资源建设与开发利用的基础和关键。信息资源规划是指企事业单位或政府部门对信息的采集、处理、传输和使用的全面规划，其核心是运用信息工程和数据管理理论及方法，通过总体数据规划，打好数据管理和资源管理的基础，促进其集成化的应用开发。显然，搞好企业信息资源管理的前提是，搞好信息资源规划，从根本上解决信息孤岛问题。社会及国家层面的信息资源同样存在着合理规划与管理问题，例如《国家信息化领导小组关于我国电子政务建设指导意见》（17号文件）已经提出要规划和开发重要政务信息资源。为了满足社会对政务信息资源的迫切需求，国家要组织编制政务信息资源建设专项，设计电子政务信息资源目录体系与交换体系，启动人口基础信息库、法人单位基础信息库、自然资源和空间地理基础信息库、宏观经济数据库的建设。就国家层面的数字信息资源规划来说，在参考企业信息资源规划方法的基础上，注重研究如下问题：数字信息资源的需求分析与把握，数字信息资源的合理分布与数字鸿沟消减，数字信息资源开发、利用、交换、共享的标准化建设，数字信息资源的规模控制与建设方案，数字信息资源的有效配置方式及专项规划编制，数字信息资源的长期保存战略，数字信息资源规划的组织与实施，等等。

信息资源分类是实现信息资源采集、组织、交换、共享和服务的基础。以政务信息资源分类为例，研究人员已经提出了多种切实可行的分类标准，其中，根据面向公共服务的电子政府业务模型设计信息资源分类体系可能具有更强的应用性。面向公共服务的政务信息资源分类体系以政府公共服务为主线，分析政府的基本职能和具体职能，打破政府部门行政界限，梳理与公共服务相关的业务事项以及相关的信息，并对政务信息资源进行归类，建立信息类目，形成信息分类体系。政务信息资源分类体系建立了政府业务与信息资源之间的关联，从信息分类的角度对政务信息按公共服务业务进行跨部门整合，为构建以服务为中心的电子政务，以及"一站式"的政府服务奠定基础。就数字信息资源而言，目前尚缺乏切实可行的分类标准，更不用说是权威统一的数字信息资源分类体系，不利于国家宏观层面上确定数字信息资源管理与开发的重点领域及相应的战略，因而，从技术层面设计适用于各种类型、各个领域、各个层面的数字信息资源的分类体系，是开展数字信息资源国家宏观管理的重要研究与实践课题。

信息分类体系的构建实际上是信息资源的标准化建设问题之一。中共中央办公厅、国务院办公厅 2004 年 12 月 13 日发布的《关于加强信息资源开发利用工作的若干意见》明确提出：加强标准化工作；建立信息资源开发利用标准化工作的统一协调机制，制定信息资源标准、信息服务标准和相关技术标准；突出重点，抓紧制定信息资源分类和基础编码等急需的国家标准。可以看出，信息资源标准已在国家层面上得到重视。信息化标准体系主要由信息技术的基础标准、信息资源标准体系、网络通信标准体系、信息安全标准体系、应用标准体系、管理标准体系等六大类构成。其中信息资源标准体系是信息化资源合理有效应用的桥梁，它主要由数据、信息分类编码、业务数据结构化与交换、文本和办公系统、置标语言、目录体系和 Web 服务等技术标准分体系组成。我国信息标准化工作虽然取得了一定成绩，但信息资源标准建设落后于信息技术和产业发展的要求，应当尽快建立信息资源开发利用标准化工作组和技术委员会，并积极吸收处在开发信息资源、发展信息产业最前沿的企业参与信息资源标准制定。相对而言，数字信息资源的标准体系方案建设更是当务之急。数字信息资源标准体系方案是建立数字信息资源目录体系、信息交换体系的核心，要在数字信息资源的分类方法、元数据、编码规则、标识语言、数据格式、交换协议、资源组织、管理结构等方面制定一系列的标准规范。

五、补充建议

需要特别指出的是，数字信息资源的国家宏观管理的制度设计和技术顶层设计方案的实现基于两个根本性问题的解决：一是认识问题，即一定要以应用为中心，而不是以信息资源本身为中心；二是依赖数字信息资源管理的相应机构来切实落实。因而，笔者建议，应当面向应用，建立集中统一的数字信息资源协调机构，统筹规划数字信息资源的建设工作，按统一标准，对数字信息资源进行整合、开发、利用。从国内体制现状看，涉及信息资源管理的机构较多，如各级信息化领导小组、信息化办公室等，同时，多个政府部门都不同程度地承担着信息管理的职能，如计委管理经济信息，信息产业部门负责信息产业发展，办公厅负责政务信息工作等，这就容易导致政出多门、职责不清问题。当务之急是明确哪一个政府部门统一负责数字信息资源管理工作。应当强化信息化工作领导小组对数字信息资源管理的指导功能，建立集中统一的数字信息资源管理中心，或称信息资源建设协作推进中心，借助已成熟的信息资源规划方法，从国家及政府层面推动数字信息资源的开发利用。数字信息资源管理中心的职责包括：制定数字信息资源开发利用与共享的中长期目标与政策，规划重大数字信息资源项目，建立各部门数字信息资源的共享机制，对各部门的数字信息资源管理进行指导和监督，通过组织、协调和指挥，使数字信息资源管理工作能够按照统一部署、统一规划开展，通过数字信息资源管理中心的有效管理，全面提升数字信息资源开发利用与共享工作水平。

参考文献

［1］开发信息资源 政府责无旁贷——访国家信息化咨询委员会委员曲成义［J］.信息化建设，2005（3）：18-20.

［2］汪玉凯. 2006：中国电子政务发展展望［J］. 信息化建设，2006（1）：10-12.

［3］侯经川. 中央信息管理与网络经济的宏观调控机制研究［J］. 情报理论与实践，2005（1）：13-17，47.

［4］杨君，李纲. 信息资源规划与企业信息化［J］. 情报学报，2003（6）：704-708.

［5］马海群. 我国网络信息立法的内容分析［J］. 图书情报知识，2004（3）：2-6.

［6］解亘. 法政策学——有关制度设计的学问［J］. 环球法律评论，2005（2）：191-201.

［7］汪会玲，刘高勇. 信息资源整合的促动因素分析［J］. 图书情报知识，2005（6）：31-35.

［8］邓尚民，刘文云. 信息资源规划的重要性及其对策［J］. 情报科学，2002（6）：605-606，615.

［9］穆勇，刘守华，吴晓敏，等. 面向公共服务的政务信息资源分类体系简析［J］. 中国信息界，2006（2）：16-17.

［10］房庆. 掌握信息化标准，推动信息化建设［J］. 中国标准化，2006（3）：72-74.

［11］金振蓉. 应尽快制定信息资源开发标准［N］. 光明日报，2001-09-10.

［12］高复先. 信息资源规划——信息化建设基础工程［M］. 北京：清华大学出版社，2002.

原载《中国图书馆学报》2007 年第 1 期，
作者马海群。

信息政策研究的学科化进程及基本问题分析

随着学科门类之间、学科之间的交叉、渗透、融合日益加强，在知识体系、学科不断增多的大背景下，以多元、多层次、多途径的形式进行交会、融合、渗透已成为创建新学科的一种主要方式，在此基础上形成了大量新兴的交叉边缘学科，而且这种学科创建方式已被证明是科学未来发展的一种趋势，也是科学发展的客观要求。对社会发展以及公共决策至关重要并被广泛关注的政策科学，近几年也开始与其他学科知识相互交叉而衍生出大量新学科，比如金融政策学、教育政策学、法律政策学、民族政策学以及刑事政策学等，在这些学科中，有基于丰富的理论基础而提出的，也有基于时代需求而产生的。虽然这些新学科名称的科学性、严谨性、权威性等有待于进一步探讨和论证，但是这些新学科名称在客观上反映了政策科学研究领域的不断拓展与细分化发展趋势。因循这种趋势并基于现有信息政策研究基础的分析，本文试图对信息政策的学科化及基本问题进行探讨，以期呼唤信息政策学的产生。

一、信息政策研究的现状分析与评价

据了解，一方面，国内对信息政策的研究经历了科学技术情报总体规划设计研究，专项情报政策研究，情报政策专项理论研究，以及随着学科名称变化而产生的真正意义上的信息政策研究几个阶段，在真正意义的信息政策产生之前已经有大量的相关研究，如情报政策等。另一方面，学界普遍认同广义上的信息政策的研究内容，即信息政策包含法律、行政法规、政府政策 3 个层次，在实际的研究中信息法律、信息法规、信息政策三者也体现了非常密切的联系，国内很多学者在探讨信息政策问题时往往也涉及其他两个方面的内容。本文试图从国内的信息政策的整体研究情况来探讨信息政策学的产生，结合以上原因，选用信息政策、信息法规、信息法律、信息立法、信息法制和情报政策作为题名检索词和关键词，对中国期刊全文数据库进行论文检索，经过相应的合并去重后，统计分析出 1979—2005 年的有关信息政策方面的研究论文情况。由于信息政策的研究最早兴起于国外，我国对信息政策的研究起步相对较晚，很多研究都需要参考国外经验。因此，在研究中存在着介绍国外政策，分析国内情况，中外对比等情况。笔者参考国内有关学者的研究成果，依据我国信息政策研究发展的实际情况将国内对信息政策研究的成果分为 8 个方面来进行统计分析，具体所涉及的主题及统计数据如表 1 所示。

图书情报与档案管理　无尽的前沿之四　开卷有益

表 1　1979—2005 年我国信息政策研究期刊论文统计

年份	主题									合计
	国外信息政策介绍	国内信息政策分析	中外信息政策比较研究	信息政策理论研究	专题/领域信息政策	信息法制与立法	统计分析、述评、书评	其他		
1980	1	0	0	0	2	0	0	0		3
1981	0	0	0	0	0	0	0	1		1
1982	0	0	0	0	0	0	0	2		2
1983	0	0	0	0	0	0	0	1		1
1984	0	0	0	0	0	0	0	0		0
1985	1	0	0	0	1	2	0	1		5
1986	1	0	0	0	0	0	0	2		3
1987	1	0	0	0	1	1	0	0		3
1988	0	1	0	1	1	1	0	0		4
1989	0	0	0	0	0	2	0	0		2
1990	0	0	0	0	3	0	0	1		4
1991	0	1	0	0	0	1	0	0		2
1992	0	3	0	2	2	2	0	0		9
1993	3	3	0	0	0	0	0	0		6

续表

年份	主题								合计
	国外信息政策介绍	国内信息政策分析	中外信息政策比较研究	信息政策理论研究	专题/领域信息政策	信息法制与立法	统计分析、述评、书评	其他	
1994	8	9	2	3	5	0	5	0	32
1995	5	4	0	1	2	9	1	1	23
1996	6	4	0	0	3	9	2	3	27
1997	10	8	3	4	5	20	0	2	52
1998	14	7	4	5	2	9	0	0	41
1999	14	6	1	2	0	22	0	3	48
2000	15	7	1	2	1	24	1	6	57
2001	15	7	2	2	3	28	0	3	60
2002	15	8	2	5	4	40	1	3	78
2003	15	11	4	4	12	39	4	7	96
2004	15	9	7	3	10	69	3	13	129
2005	11	9	5	3	0	66	6	6	106
合计	150	97	31	37	57	344	23	55	794

由表 1 可知，从论文分布的年代和数量上来看，国内出现信息政策的相关论文最早是在 1980 年，从各年论文的总数分布来看，总体上还是呈稳步上升趋势的。1980—1993 年是国内信息政策研究的初始阶段，学者们开始关注信息政策的研究；1994—2000 年是国内信息政策研究的平稳发展阶段，学界通过参考国外信息政策开始广泛探讨国内的信息政策研究；2001—2005 年则是国内信息政策研究的快速增长阶段，国内信息法律和立法的研究大量增多，信息政策的研究更加广泛化和深入化。

在相关的主题中有关信息法制与立法的论文占了很大的比例，尤其是从 1995 年开始有关信息法制与立法方面的论文数量逐步稳定，2004 年和 2005 年两年还有大规模攀升的趋势。这一方面反映了 20 世纪 90 年代以来国际上对信息法律和立法的关注对我国信息法律和立法的影响程度，另一方面也充分证实了信息法律以及信息法规在信息政策研究中的重要地位。此外在统计中可以看到有关国外信息政策介绍和国内信息政策分析的论文也占有一定比例。国外信息政策介绍的研究最早起于 1980 年，但逐步稳定是在 1993 年之后，其中关于美国、日本、俄罗斯、加拿大和法国的研究论文居多。这些发达国家有关信息政策的讨论和研究进行得比较早，相关文献的内容也比较丰富，为我国学者的研究工作提供了参考。基于国外信息政策介绍的研究，国内学者开始反思我国信息政策现状，并对国内的信息政策的产生、实施情况以及未来走向进行了探讨，这方面研究 1992 年之后趋于稳定。

随着学界对信息政策的关注，有关信息政策理论研究和专题/领域信息政策的研究也受到重视。很多研究者试图从一些基础性的问题对信息政策领域进行探索，如信息政策概念、研究内容、研究方法、体系结构、信息政策的制定原则与需求、信息政策的经济因素等。其中不乏宏观性、综合性的理论研究，以期从更高层次上构建我国信息政策的范围和体系，《论信息政策研究的内容和方法》《信息政策的体系结构》《试析信息政策与法规在信息资源配置中的介入和作用》就是这方面成果具有代表性的论文，它们被其他学者广泛引用和分析。此外专题/领域信息政策的研究也有一定数目的论文，如网络信息政策、社科信息政策、科技信息政策、经济信息政策、文献信息政策、地理信息政策等方面的论文。虽然研究数量不多，但是总体趋势比较稳定，基本上形成了相应的体系和理论。可以说是对信息政策基础理论的有益补充和丰富。除此之外，在统计中还可以看到从 1994 年开始不仅存在单方面介绍国外信息政策的文献，还出现了中外信息政策比较研究方面的论文，内容主要以分析中、美、日三国信息政策的异同为主，学者们参考美、日的经验，结合我国国情，在提高认识的基础上对我国的信息政策提出了一些具有战略意义的建议。如在《中美国家信息政策之异同》一文中作者提出了改变原有的僵化信息体制，鼓励民间私营信息活动，设立专门的信息管理机构，统一指导国家信息政策，协调全国的信息活动，对信息活动进行及时、有效的管理。

由表 1 及以上分析可知：信息政策研究论文数量稳步上升，基础理论研究和专题研究已经取得突破性成果，信息法律和信息立法的研究已经成为信息政策研究的一大基础性支撑，表明在学界内对信息政策问题的关注已经形成了一种较为稳定、根基扎实并呈总体上升趋势的力量，也反映出国内信息政策理论研究方面已经积累了相当规模的成果和素材。

二、信息政策研究学科化的需求及推动因素分析

从上面的分析可知，信息政策研究的理论基础已经大体具备，下面笔者从社会信息化、信息法学对相关学科的推动作用以及信息政策的科研教育情况来分析信息政策的学科化趋势。

（一）社会信息化从宏观上对信息政策研究提出了更高的要求

随着信息革命影响的不断扩大，以及信息化进程的不断推进，特别是全球经济一体化，信息活动开始涉及各行各业。信息政策作为信息资源管理的重要手段已经引起人们的关注，理论和实践已经证明，正确的信息政策能够促进社会经济的协同发展。信息政策通过确定信息化总体格局的政策与方针，指导、规范有关信息的组织与传递等活动，使社会信息化避免不利因素的干扰，并从全局出发，合理地进行信息资源布局，协调各地区、各行业信息活动的开展和利益的合理分配，解决信息的社会化带来的一系列新的社会问题和矛盾，推动整个信息事业和社会信息化的发展。

但是，随着各国越来越多的学者对信息政策予以关注，一个新的问题逐渐显现出来，即各国在对信息政策的研究中，缺少对信息政策自身规律的研究，更没有在此基础上开展应用研究。这就导致同一个信息问题，可能有几个甚至十几个研究机构都对其进行对策研究，且提出各自的互不相同甚至相互严重对立的解决方案，最后，一些政策和建议被证明是错误的。究其原因是多方面的，如研究的视野过于狭窄，分析问题的理论和方法太专业化，提出的建议太极端化，以及信息政策研究的理论方法与个人的价值观混淆，没有形成信息政策研究过程的各类标准等。因此，需要形成一个统一的，具有一定说服力的，建立在一定学科基础之上的研究方法和研究体系来对信息政策的研究进行协调统一。

（二）作为相关学科的信息法学的发展也促进了信息政策学科的产生

需要说明的是，尽管前文论述过，广义上信息政策包括了信息法律、信息法规，在检索文献时也采用了信息法律、信息立法和信息法制作为关键词，但笔者认为，不能机械地把信息法学看成是信息政策学的子学科。信息法学和信息政策学都是由学科交叉而产生——信息法学是由信息科学与法学交叉而产生的，而信息政策学则是由信息科学与公共政策学交叉而产生的，但二者产生的基础是不同的，因而，二者的学科关系有待深入研究。由于信息法学与信息政策学的领域存在着一定的交叉，因此可把信息法学作为信息政策学的相关学科和影响因素，进而探讨信息法学对信息政策学产生的促进作用。信息法学在学界已经被广泛认可并建立了相应学科体系，正在逐步地完善和丰富，信息法学的研究视角、关注领域、学科生长与发展途径、研究手段等，一定程度上为信息政策学提供了良好的借鉴，推动和促进了信息政策学的产生。

（三）建立信息政策学的科研基础已基本具备

1. 从科研力量来看

根据笔者的调查，国内目前已经有北京大学、武汉大学、中山大学、山西大学、黑龙江大学、中国人民大学开设了信息政策与法律方面的硕士研究生课程。目前为止已经培养了一批信息政策方向的高层次科研后备人员。另外，还有不少高校在本科课程当中开设近似的课程，可以说信息政策学研究的基础已经打牢。同时，近年来对信息政策问题的广泛且深入的研究，使学界内形成了一些具有一定研究实力的学者和体现一定研究深度的观点。黄先蓉在《WTO 规则框架下我国信息政策的发展策略》中提出信息政策应该在研究方向上有所转变，走出以内容框架为主体的狭窄研究圈子，逐渐建立科学而完善的研究体系。黄先蓉认为应该从经济学和公共政策学的角度做出理性的分析后给现存的问题提供一些建设性的解决方案，这样信息政策研究能多一些科学意义，同时，还应重视对信息政策法规的评估和反馈，以便为政府部门提出应变措施和修改政策法规的依据。马海群在《我国国家信息政策的重点领域研究与分析》一文中探讨了信息政策概念的多义性、国家信息政策的体系结构和主体问题。肖勇在《论国家信息政策法规的制定原则》中阐述了制定国家信息政策法规应该遵循的八个原则。付立宏在《论国家网络信息政策》中也探讨了国家网络信息政策体系，并从三个层次来加以阐明。

2. 从科研成果来看

除了以上分析的大量关于信息政策方面的论文外，少量著作的问世也在学界形成了一定影响。如罗曼的《信息政策》阐述了信息政策基础理论，北美、欧盟、亚洲、非洲信息政策的特点，分析了网络环境下信息政策面临的新课题。通过对国外成功的理论经验的介绍和分析，为中国的信息政策研究提供有价值的参考。颜祥林、朱庆华《网络信息政策法规导论》融理论分析与政策法规解释为一体，结合国内外已有的研究成果和有代表性的司法判例，以及国外立法的先进经验和近几年来颁布的国际条约，较为系统地阐述了网络信息政策法规涉及的基本理论、制度与规范，并探讨了相关政策法规有待完善和调整的内容。查先进的《信息政策与法规》在探讨信息化背景下社会环境的变迁及其引发的对信息政策法规需求的基础上，系统地分析了信息政策与法规的特点、作用、地位和体系结构，阐述了信息政策法规制定、实施、评估、监控和终结的基本过程与内容。同时，以我国信息政策法规实践为主要背景，重点研究和介绍了信息技术、信息网络、知识产权、信息保密与公开、电子商务等领域中信息政策法规的具体内容。

此外信息政策研究还广泛受益于一些学术会议。2002 年 11 月 20 日至 22 日，武汉大学信息资源研究中心在武汉召开了"信息化与信息资源管理"学术研讨会，专题之一就是"国家信息政策法规体系研究"。会议报告和会议论文基本上反映了我国信息政策法规研究的前沿与最新水平、最新成就。与会代表围绕信息政策法规的进展、信息法制建设、信息政策法规的制定原则、信息政策法规的体系结构、信息政策法规的研究方法和信息政策法规的发展发表了新的观点。以上这些成果都为信息政策学这门学科的建立奠定了牢固的理论和科研基础。

从上面的分析可以看出，学者们对信息政策的研究包括信息政策的学科体系、研究方法和内容，涉猎较为广泛，且观点较丰富。虽然至今还没有形成一个统一的信息政策体系和研究方法，但是大体的结构和雏形已基本形成。有很多学者认为，从对一个问题的研究过渡到以这个问题为主要内容的学科的研究是可能的，也是正常的，所以我们在现阶段对信息政策的学科体系和研究方法的研究势必会对信息政策学的学科体系和研究方法的产生具有重大而又关键的作用，这也成为催促信息政策学科化发展的一个动力。

（四）信息政策作为一个学科与构建一个学科的基本标准还有一定的差距

判断或评判一门学科是否能够建立往往看其是否具备这样一个基本条件，即学科体系、研究对象和研究方法是否已经形成。就目前的调查来看，在互联网上和国家的学科目录中都还没有找到信息政策学的学科名称，关于信息政策学的学科体系、研究内容和研究方法研究者们也较少提及，这表明信息政策学有待于研究者们在未来进行进一步的研究和探讨。

三、信息政策研究学科化发展的理论基础

信息政策研究的学科化发展，不仅有着迫切的社会需求及现实推动力量，还有研究基础为其构建的良好的向规范学科升华的平台。

（一）信息政策学理论的学科基础

任何一门学科的创立，都要以某些先行学科为基点，同时，也离不开前期大量的基础性研究工作。笔者认为信息政策学是信息科学与政策科学相交叉而形成的。信息科学和政策科学二者均是综合性的跨学科科学，二者的跨学科性都体现出既广且深的特点。信息科学几乎跨越一切学科领域，包括政治、经济、社会和

文化等，覆盖面极广。政策科学也是在大量吸收政治学、经济学、社会学、管理学、运筹学以及系统分析的基础上形成的。目前，对信息政策研究的专家也主要来自信息科学、政策学、社会学、法学等领域。因此，从这两个角度来说政策科学、法学、管理学、社会学、信息科学及其分支学科就构成了信息政策学广泛的最基本的学科基础。

（二）信息政策学理论的研究基础

1. 信息政策研究的历史

"information policy" 大约在 20 世纪 60—70 年代被提出，但当时的信息政策主要局限在科技情报和计算机的社会影响等政策问题。从 20 世纪 70 年代后期开始，英美国家信息政策的文献明显增多，信息政策的内涵呈现出多样化和多义性特点。但在此期间，并未将信息政策作为政策研究的单独领域独立出来，而是将研究文献分别归属于各相关的其他政策领域之下。直到 1991 年，美国才在《图书馆学和情报学百科全书》中增加了 "information policy" 这一条目。

在我国，信息政策的研究始于 1956 年制定的《十二年科技规划》。20 世纪 70 年代末，我国开始了专门的情报政策研究。20 世纪 80 年代初，学术界一方面反思我国信息政策的制定与发展，探索信息政策的范畴和体系，另一方面召开一系列学术研讨会议，使科技情报政策成为研究的热点，并对美、日的科技情报政策进行考察、剖析，制定了我国的国家情报政策。20 世纪 90 年代为适应学科的发展和自身理论体系的完善，利于信息工作和信息交流活动的扩展，也为了与国际术语相符合，我国情报政策概念开始向信息政策转换，不少学者已经不仅局限于科技情报政策研究，还扩展到社科信息政策、信息产业政策、信息经济政策等领域的研究。1993 年，我国第一部信息政策专著《国家信息政策》（卢泰宏著）出版，书中对我国信息政策的研究做了全面系统的论述，并初步构建了信息政策的理论模式。从此，我国信息政策研究不论是在理论上还是应用上都逐渐深入，并在社会各个方面发挥作用。尤其是在网络化、信息化飞速发展的今天，越来越多的人已经意识到了信息政策在信息法律之外的巨大的协调控制以及导向作用，人们正试图通过对以往信息政策的分析，来制定新的信息政策进而解决各类复杂社会问题。正是这种强烈的需求，成为信息政策学诞生的强大动力。

2. 信息政策研究的发展现状

在上文的统计分析中可以看到，国内已经形成了信息政策的研究学者队伍，他们无论是对基础理论，还是应用研究都有一定的涉猎，这对我国信息化建设起到了一定的促进作用，初步奠定了信息政策建设的基础。但也存在着一些问题，比如信息政策自身的内容、反馈渠道不完善，以及实施效率评价不及时等。这些都表明，我国已有的信息政策制定、实施、评估和反馈模式需要在新的环境下进一步完善。

3. 已有信息政策研究的特征

（1）定性研究为主导。由于信息政策概念的广泛性，与信息政策相关的一些指示性数据很难获取，信息政策研究中缺乏与信息政策及其所产生结果相关的实际数据，国内的学者基本上采用定性研究。而定性研究基础上产生的基础理论缺乏科学性、透明性。

（2）信息政策研究向信息产业政策、信息及系统安全、信息安全、信息产权及越境数据流等研究倾斜。20 世纪 70—80 年代我国的信息政策主要涉及科学技术等领域，而对产业和公共利用领域涉及较少。到了 20 世纪 90 年代，信息产业的逐步成长，信息化概念的深入，对信息产业的关注更为重视。同时，信息的滥用和广泛传播，公共信息利用的限制，使信息安全、个人隐私、越境数据流问题成为研究的主流。

四、信息政策学科化的基本问题分析

现有的信息政策研究正推动着自身向规范化学科建设的方向

发展，然而，一些基本概念、基本判断、基本学科定位等问题，需要通过研究不断明晰，并最终成为信息政策学科的基础理论，本文试图对其进行尝试性探讨与分析。

（一）信息政策学的概念和研究对象

信息政策学是一个综合性的、跨学科的产物，因此对其概念的研究要从其产生的学科基础开始。按照拉斯韦尔的观点，政策科学是以制定政策规划和政策备选方案为焦点，运用新的方法对未来的趋势进行分析的学问。德洛尔认为，政策科学或政策研究的核心是把政策制定作为研究和改革的对象，包括政策制定的一般过程，以及具体的政策问题和领域，政策研究的性质、范围、内容和任务是理解政策如何演变，在总体上特别是在具体政策上改进制定过程。

我国的政策科学学者给政策科学下过一些定义。有学者认为政策科学主要研究政策制定的理论和方法，是研究如何制定优化政策、避免错误政策的学科领域。有学者认为政策科学是关于制定政策方案、规划政策的事实、评价政策的结果、预测政策的方向的一门学科。从广义和狭义两个方面界定政策科学，有学者认为广义的政策科学是对不同的公共政策的性质、原因和结果进行的研究，狭义的政策研究是对目标、方案及社会效果之间的相互关系的研究。

尽管国内外学者对政策科学的界定有所不同，但一般都承认政策科学以政策系统及政策制定过程为研究对象，这正是政策科学成为一个相对独立学科的关键条件。因此，可以将信息政策学定义为一个综合地运用各种知识和方法来研究信息政策系统和政策制定过程，探求信息政策的实质、原因和结果的学科，其目的是提供信息政策相关知识，改善信息政策的决策系统，提高信息政策质量，其主要的研究对象就是信息政策系统以及信息政策制定过程。

（二）信息政策学的学科性质

就目前而言，给信息政策学的学科性质以准确定位尚为时过早，但可以借鉴政策科学的研究成果及信息政策研究者的多学科来源，从如下两个方面初步认识信息政策学的性质。

首先，与政策科学一样，信息政策学不仅是描述性学科，还是一门规范性学科。它明确地以价值为取向。它不但关心信息政策事实，而且更关心信息政策产生的价值和实施的具体行动。描述性在于它追求有关信息政策的性质、原因和结果；规范性在于它重视价值取向和价值评价，其重要的一个目标就是创造和批评有关信息政策价值的主张，或推荐应该采取的行动过程。

其次，信息政策学是富有综合性的跨学科的学科，这是由信息本身的复杂性所决定的。无论从宏观到微观、从局部到整体、从战略到策略、从效益到效应对信息现象进行研究，都需要用政策加以规范、约束和引导。并且，信息活动中的每一环节又是与信息活动外部因素相互联系、相互制约、互为因果的，因而，每一项信息政策的制定、执行、反馈都必然会涉及信息活动约束范围之外的其他领域，需要用哲学、政治学、管理学、社会学、决策学、心理学、数学、运筹学等学科的知识和方法从多角度对其进行研究。如此复杂的问题就需要一门典型的、具有较强综合性质的新兴交叉学科来加以研究并给出解决办法。

从上述两方面可以看出，信息政策学是一门关心事实更关注具体行动的规范性学科，也是一个横跨多个学科的综合性的交叉学科。它以行动为取向，体现着理论与实践的统一。当然，有关信息政策学的恰当的学科归属，还需业界人员进一步深入探讨。

（三）信息政策学的功能

1. 信息政策学可以更好地连接信息政策理论与实践

我们对信息政策问题研究的主要目的是，通过对我国目前以及今后的信息政策的研究，对其制定与实施起到指导、协调和规范作用，即通过信息政策理论的研究对信息政策的实践环节提供规范性的和具有操作意义的指导。但是信息政策在具体的实践环节中，具有怎样的效益？信息政策实践效果要如何进行相应的评估，并将结果反馈给信息政策制定机构，从而在理论与实践之间搭建起一座联系的桥梁，真正实现信息政策理论与实践的联系互动，进而利用理论来指导实践，同时分析实践的成果来进一步发展理论。这就要求我们从一个更大的范围来考量这个问题，综合各种具体因素，将信息政策作为一门学科进行相应研究，进而解决问题。

2. 信息政策学的确立将会极大地促进信息政策本身研究的进一步发展

从以一个问题为主要研究对象的学科角度对某一问题进行研究，无论是在研究问题的深入层次上，还是研究人员的数量上，以及研究方法的成熟程度上都会远远好于单纯对一个问题进行研究。另外前文也提到，信息政策学的学科体系尚未建立，但信息政策的体系结构已经初见端倪，一方面我们以信息政策的体系结构作为信息政策学体系结构的基础，另一方面，学者们对信息政策学基础问题的关注势必会促进对信息政策基本问题的深入探讨。所以从这个角度说，信息政策学的建立也可以促进信息政策本身的研究和发展。

3. 信息政策学的确立会更好地促进信息法学及相关领域的研究

前文论述了信息法学作为相关学科对信息政策学的推动作用，从另一角度看，信息政策的学科化也势必会带动二者所共同关注的领域更加成熟，相应地也会更好地促进信息法学学科的发展，拓宽信息法学的范围和研究思路，从而更有效地推动信息社会的规范化发展。

（四）信息政策学的研究内容

根据前文表1及有关文献统计分析，笔者认为，信息政策学的主要研究内容包括以下几个方面。

1. 信息政策学基础理论研究

主要涉及信息政策和信息政策学的概念、发展历史、渊源、基本原则、特点、研究方法、信息政策学的研究状况及发展趋势等纯理论的内容，它们主要解决信息政策学的认识论和方法论，是信息政策学的根本与基础所在。

2. 信息政策学核心问题研究

借鉴政策科学的相关理论及学科结构，并对照信息政策研究的现有成果，笔者认为信息政策学研究的核心领域主要包括信息政策系统的研究，信息政策制定、执行、评估、监控与终结过程中的各种问题，以及信息政策分析和反馈等方面问题的研究。这些研究都是信息政策生命周期中可能涉及的现实而重要的问题，是信息政策学研究的关键所在。

3. 现行信息政策研究

研究范围既包括宏观上的信息政策法规，也包括某一行业的具体法规，主要研究其历史、渊源、发展，信息政策的特征、要件、内容、制定和调节机制，各种已有信息法律和信息政策间的协调、关联、映射等，以期从研究中发掘现行信息政策法规的共通和可取之处，为今后信息政策法规的制定奠定良好的基础。

4. 国内外信息政策对比研究

国内外信息政策对比研究主要涉及国内外信息法律政策对比研究、国际上与信息政策有关的公约的研究。比较研究国内外现行信息政策的基本理论，包括研究目的、对象、范围、方法和特点，各国信息政策（包括理论、制定、执行等）的共性、差异、相互影响、协调和趋同化等，以此助力我国信息政策研究。

虽然目前我国信息政策研究成果主要体现为上述领域，但实际上信息政策学的研究内容和研究范围远远比之丰富。因此，有必要大力借鉴政策科学及相关学科的研究，拓展信息政策学的研究内涵，并为未来构建信息政策学学科体系奠定坚实的研究基础。

五、结束语

综上所述，信息政策学是信息科学与政策科学交叉而产生的学科，从宏观上看，社会信息化的大趋势需要把信息政策作为一门独立学科来研究，从微观上看，它可以作为信息政策理论与实践的连接桥梁，而且信息政策作为一个学科的研究基础也为其自身的学科化发展提供了必要的条件。虽然作为学科最基础部分的学科体系结构和研究方法尚缺乏公认的范式，但已经有了一定的研究进展。随着信息政策研究的进一步深入和学者们研究成果的进一步充实，信息政策学的学科体系和研究方法等基本理论研究将会不断发展和完善，信息政策学作为一门独立的综合性交叉性学科将脱颖而出并在信息化建设中发挥重要作用。

参考文献

［1］成启明，高尊宪. 建立金融政策学的构想［J］. 金融与经济，1994（4）：12-13.

［2］肖远军，苟国旗. 教育政策学构想［J］. 四川师范学院学报（哲学社会科学版），1997（4）：59-63.

［3］胡平仁. 法律政策学：平衡权利与权力的科学［J］. 当代法学，2001（3）：1-4.

［4］牛海桢. 民族政策学初探［J］. 西北第二民族学院学报，2001（3）：62-66.

［5］何秉松，王桂萍. 刑事政策学体系探索［J］. 中国刑事法杂志，2001（5）：3-11.

［6］张丹丹. 信息政策系统的运行研究及学科化发展［D］. 哈尔滨：黑龙江大学，2005.

［7］张福学，时永梅. 论信息政策研究的内容和方法［J］. 情报理论与实践，1999（1）：16-18.

［8］黄纯元. 信息政策的体系结构［J］. 情报资料工作，1998（5）：8-13.

［9］周毅. 试析信息政策与法规在信息资源配置中的介入和作用［J］. 图书情报工作，2002（7）：54-58，81.

［10］曹宽增. 中美国家信息政策之异同［J］. 图书与情报，1998（4）：11-14，26.

［11］罗曼. 信息政策［M］. 北京：科学出版社，2005.

［12］黄先蓉. WTO 规则框架下我国信息政策的发展策略［J］. 中国信息导报，2005（1）：14-17.

［13］张丹丹，马海群. 我国国家信息政策的重点领域研究与分析［J］. 情报科学，2004（10）：1172-1175.

［14］肖勇. 论国家信息政策法规的制定原则［J］. 情报科学，2003（12）：1328-1330，1334.

［15］付立宏. 论国家网络信息政策［J］. 中国图书馆学报，2001（2）：32-36，81.

［16］颜祥林，朱庆华. 网络信息政策法规导论［M］. 南京：南京大学出版社，2005.

［17］查先进. 信息政策与法规［M］. 北京：科学出版社，2004.

［18］柯平. 国家信息政策法规体系研究取得新的进展［J］. 中国信息导报，2003（1）：19-20.

［19］马海群. 信息法学［M］. 北京：科学出版社，2002.

［20］Hill Michael W. National information policies and strategies：an overview and bibliographic survey［M］. London：Bowker Saur，1994.

［21］黄纯元. "信息政策" 的多义性及其原因——对英美、日本、中国的相关文献的初步调查［J］. 情报资料工作，1998（1）：19-24.

［22］龙洁玉. 关于我国信息政策发展问题的思考［J］. 华南师范大学学报（社会科学版），2000（6）：113-115，119.

［23］陈振明. 政策科学的 "研究纲领"［J］. 中国社会科学，1997（4）：49-62.

［24］朱烨. 我国信息政策研究（1994—2003）综述［J］. 图书馆建设，2005（3）：27-30.

原载《情报学报》2007 年第 1 期，
作者马海群，戚增媚。

我国信息法学研究方法的创新思维

　　任何一门学科的拓展，都离不开科学的研究方法，所谓"工欲善其事，必先利其器"。传统科学的创新或新学科的诞生，往往都是从方法论的突破开始的。同样，一门学科必须有贯穿其全部领域的基本理论，这种理论既能说明现象，又能指引学科的发展。信息法学与其他学科一样重视基础理论的研究，其中就包含着占据极其重要地位的研究方法。就目前的情况来看，还要进一步优化与完善现有的对信息法学研究方法的探索，进而促进信息法学学科体系逐渐完整，使信息法学研究具备一定的理论深度。并且，信息法学研究的现代性特征表明，建立多元、综合、整体化的研究方法是历史的趋势，也是从事信息法学的学者们的主要任务之一。因此，应当不断完善信息法学的研究方法，这应成为信息法学研究的核心问题之一。

　　在目前的信息法学研究进程中，已有的信息法学研究方法发挥着诸多积极的作用，但它们尚存在一些有待改进的地方。例如从研究成果来看，大多数只是评述信息法学研究过程中所运用到的研究方法，其中不免有重复出现的情况。但是，真正立足于我国现阶段信息法学研究成果，从优化我国现阶段信息法学研究方法的角度进行研究的则很少，虽有学者提出了现阶段中国信息法学研究中部分研究方法存在的问题及不足，但研究机制不够深入，也没有涉及相应的优化措施。因此，本文立足于现阶段我国信息法学已有研究成果，对现有信息法学的研究方法进行总结，试图拓宽我国现阶段信息法学研究的视角，推动整个信息法学研究的进步。

一、现有信息法学研究方法的主要成就分析

纵观信息法学学者所著的关于信息法学的文章，其中明确指出关于信息法学研究方法的文章大体表现为如下几篇。马海群与周丽霞的《信息法学的研究视角与重点研究领域分析》中对信息法学研究方法视角的论述为："科学研究的方法一般包括 3 种类型：经验性方法、理论性方法和综合性方法，这 3 种类型下又包含一系列具体的方法，如观察方法、实验方法、调查方法、类比方法、模拟方法、假说方法、移植方法、规划方法、系统方法等。"① 马海群与乔立春的《论我国信息法学的研究基础与学科建设》中的关于信息法学方法研究和罗冰眉的《我国信息法学研究综述》中的作为信息法学研究的重点领域之一的方法研究，都谈到了价值分析方法和实证分析方法。马海群与贺延辉的《再论我国信息法学的学科建设》中重点探讨了几种主要的信息法学一般研究方法，其中涉及马克思主义哲学方法、系统论方法和移植方法。张艺的《试论信息法学的学科特性与知识框架》中通过列举几个不同层次的问题来探讨信息法学的构建。

在以唯物辩证法作为信息法学研究总方法论的基础上，笔者将学者们所提出的信息法学的研究方法总结如下：价值分析方法，实证分析方法，比较分析方法，调查与实验的方法，信息论、控制论和系统论方法，移植方法，以及包括耗散结构理论、协同学、超循环理论等在内的"新三论"方法等。

二、对信息法学研究方法创新与发展的新思维

在科学研究中，理论与方法的关系极为密切，关系到科学研究的价值性。正如德国学者克劳斯·冯·柏伊姆所言："理论和方法相互依存。一种理论，如果不能从方法上检验和发展，则永

---

① 马海群、周丽霞：《信息法学的研究视角与重点研究领域分析》，载《图书情报工作》2004 年第 9 期。

远是一种没有用处的理论；离开了理论——决定方法富有使用价值的理论——的方法，永远是一种不结果实的方法。方法反过来又影响理论的形成。"① 因此，在信息法学研究的过程中，就要打破信息法学与其他学科的方法界限，观察、探索和充分利用它们之间的各种联系。针对现阶段信息法学的发展状况，笔者认为：在已有研究方法均发挥着积极作用的同时，应依据信息法学研究的对象和学科特征，拓宽探索视角，充分借鉴其他相关学科的研究方法，创新与发展信息法学研究的新思维，最终建构综合与多元的研究方法体系。这个多元化的创新方案具体包括以下几个方面。

（一）研究对象从"有形物"转向"无形物"

信息的一个重要特点就是无形，这种无形具有完全区别于以往有形物的特点。因此，研究对象从"有形物"转向"无形物"应是信息法学研究者研究视角转换与方法更新的基点。例如，知识产权通常是指法律主体对其从事智力活动创造的智力成果依法享有的权利，包括工业产权和版权（或称著作权）两部分内容，而在工业产权中，主要是专利权和商标权。另外，在信息的无形性特点这一前提下，对信息法律所保护的客体的侵犯决定了对其构成侵权的行为也具有无形这一特点。同时，信息犯罪中的证据也同样具有无形性。各种取证方式所获得的证据往往很难证明侵权行为的持续性和连续性的时间、行为的目的、行为的后果等；取证不当还可能陷入陷阱，即取证是否符合取证具有合法来源的合法性认定问题；由于证据的隐蔽性特点，对侵权行为取证往往不易取得或者不易取得全部侵权行为证据；由于证据的技术性特点，对侵权行为取证需要专业的技术人员或者机构参加取证，否则会给判定侵权带来困难；由于证据的无形性特点，侵权行为表现为无形性的侵权，虽然这些侵权必须具备一定的载体，但是在

---

① 克劳斯·冯·柏伊姆：《当代政治理论》，李黎泽，商务印书馆 1990 年版，第 61 页。

取证和举证的过程中往往很难固定或者保证其证据法律效力。诸如上面一些涉及"有形物"向"无形物"转变的法律现象其实早已经出现，人们也在积极地探索解决问题的方法，只是尚无将此总结出来，单独成立为信息法学特有的研究方法。然而，信息技术的迅猛发展，以及在人类社会生活中的普及，致使"有形物"向"无形物"思想的转变变得非常必要的，这也是解决其他信息科学问题的有力方法之一。

（二）效率视角的适当引入

效率，原指一种机械在工作时输出能量与输入能量的比值，是一个数量的概念。我国学者一般认为是工作时所付出的劳动与所得到效益的比率。它的内容有三：一是数量，即人力、财力、物力等方面的支出；二是节省时间，在相同的时间里做更多的事，或指做相同的事耗时最少，完成任务速度快；三是工作质量高，富有成效。

信息法学中所引入的效率，是指所获得的信息法律效果与所消耗的人力、物力、财力和时间的比率，即在单位时间和空间内开展信息法律活动，所获得的改造客观世界和主观世界的效果，与所付出的物质和精神代价的比率。以最少的代价获得最佳效果的，效率就高，反之，效率就低。相应地衡量信息法律效力的指标也就包括质量指标、数量指标、费用指标和时效指标等。

但是，由于信息法律工作有许多复杂抽象的信息法律事务，有许多无形的内容，无法用数字来计算其效率。因此，有不少学者又提出从效能的观点来衡量效率高低，即从信息法律的社会效果来衡量，看是否成功地完成了工作任务，实现了预定的目的，看是否创造了最好的成绩和记录，看是否及时解决了问题和困难。一个权威的信息法律部门，只要在最大限度上促进了社会经济、文化和公共福利事业的发展，就算有效率。如果其决策符合客观规律，机构运转正确协调，指挥灵活有效，办事迅速、准确、无误，所耗时间、人力和物力越少，效率就越高。在此笔者也倾向于此类观点。

总之，可以这样说，效率是信息法的一个重要价值，是一个复杂的多学科研究主题，无论是常规的政策科学、法学、管理学、市场学，还是新兴的法律经济学、新制度经济学、新公共管理思想、产业政策研究、治理理论等，都是以效率研究为核心的。为实现信息法律制度的效率价值，无论立法抑或执法环节，都要使效率原则成为我们思考问题的一个杠杆和标尺。即使影响信息法律效率的因素是多方面的，但是研究信息法律效率的目的就在于探讨提高信息法律效率的途径，通过多种措施并举，提高效率，完善信息法律工作，最终实现我国信息管理的高效化。

（三）对实证分析研究的逐渐重视

实证分析的方法即综合运用与吸收运筹学、系统科学、管理科学、决策科学、数学分析工具等的科学研究方法，从实证分析的角度研究我国信息政策法规的现状，最终得出结论，结果直接和有效。综观发表的绝大多数文章，不难发现，多是侧重于理论分析与研究，且大多数是介绍性、思考性的研究成果，极少有从具体实证中发掘问题的，真正涉及具体案例的研究更是少之又少。但是，信息法学研究应当是源于实证并终于实证的，只有与实证紧密结合才能发掘出真正有价值的东西。实证研究方法是信息法学研究的基本维度和思路。对于科学技术的迅速发展所产生的很多新型法律问题，信息法学却缺乏深入、系统的研究，很难为国家的信息法制建设提供有效的理论支撑和对策支持。信息法学实证研究方法的缺乏不仅是一个学术研究风格的问题，在深层意义上还是一个严重影响学科发展的问题。

当前信息法学所面临的很多困境，都与实证研究方法的缺乏不无关系。实证研究不够，其原因大致有三个方面：第一，某些学者缺乏信息法律意识，也缺乏实证研究的训练；第二，实际资料的搜集相当困难，特别是有关信息法学犯罪证据取证等方面的具体数据；第三，开展实证研究的经费缺乏，例如，有关合同履行情况、有关信息犯罪调查取证情况的实践研究需要大笔的研究经费。

但在对实证分析研究逐渐重视的趋势下，我们还需要注意实证分析本身没有能够深入到理论研究的程度，根基显得不是很牢固，所以要注意通过对实证分析的结果进行剖析，得出结论，并针对现象给出对策，继承优势，弥补不足，由实践上升到理论的高度，再由理论来指导日新月异的实践活动。

三、结语

借助社会科学乃至某些自然科学的方法，信息法学可以更准确和全面地发现和界定事实；而借助人文科学、历史学、文化学等的研究思路，则可以对信息法律现象乃至规则提供更加开放和现实的解释。虽然信息法学的研究方法是诸多学科方法的综合，可以大量融合、借鉴信息管理学、经济学、法学、软科学的理论和技术方法。但是，信息法学的研究方法绝不是上述诸多学科方法简单的综合，而是在信息法学研究基础上，在解决该学科领域的特定问题的研究中广泛吸收相关的方法，最终构造出属于信息法学的特色的方法体系，同时还应认识到，信息法学方法的发展与信息法学理论本身的发展是同步的，相辅相成的，没有发达的信息法学手段、方式和方法，也不会有信息法学理论的发达。

总而言之，信息法学作为信息管理学与法学的交叉学科，其研究工作受到法学乃至一般社会科学研究方法的指导，人们在长期研究过程中总结实践经验的基础上形成的信息法学研究方法乃至一般社会科学的研究方法，对信息法学研究无疑具有普遍的指导意义。同时，作为信息法学基础理论之一的信息法学研究方法的研究也促进了信息法学在理论上的突破与创新，这些突破与创新是信息法学学科体系走向成熟的标志。

参考文献

［1］马海群，乔立春. 论我国信息法学的研究基础与学科建

设［J］．中国图书馆学报，2001（1）：16-20．

［2］罗冰眉．我国信息法学研究综述［J］．情报杂志，2003（6）：13-15，17．

［3］马海群，贺延辉．再论我国信息法学的学科建设［J］．情报资料工作，2002（5）：17-21．

［4］张艺．试论信息法学的学科特性与知识框架［J］．学术研究，2005（8）：74-78．

［5］国磊，马海群．系统科学方法在信息法学研究中的应用［J］．图书馆论坛，2006（4）：19-22．

［6］王知津，金胜勇．图书情报领域中的信息法律问题研究［J］．图书与情报，2006（2）：1-5．

原载《情报资料工作》2007年第4期，
作者宗诚，马海群。

影响数字信息资源建设的关键因素及对策分析

自 20 世纪 80 年代起，我国信息资源建设步伐不断加快。在计算机技术、网络技术及数字化技术发展的促进下，数字信息资源以传统信息资源难以比拟的优势逐渐成为信息资源的主体，由此，数字信息资源建设及管理的重要性日益突出，而分析其中的关键影响因素并提出相应的对策建议，是本文的主要目标。

一、数字信息资源的含义及类型

对于数字信息资源的定义，专家学者大体上能达成一致，从狭义上讲，可称为电子资源，指一切以数字形式生成和发行的信息资源，即以利用数字技术进行制作，存储在光盘、磁带或硬盘等载体上，同时以网络作为主要传播媒介的信息内容本身，其中的数字形式，是指能被计算机识别的、不同序列的"0"和"1"构成的形式。

数字资源中的信息，包括文字、图片、声音、动态图像等，都是以数字代码方式存储在磁带、磁盘、光盘等介质上，通过计算机等输出设备和网络传送出去，最终显示在用户的计算机终端上。

按照数字信息资源比较集中的分布地点，可将数字信息资源分为网络信息资源、图书馆数字信息资源、档案馆数字信息资源三部分。其中，图书馆和档案馆的数字信息资源包括两个方面：一方面是原有资料文献的数字化，即纸质型信息资源的数字化和网络化；另一方面是直接形成数字形式的信息资源。

二、我国数字信息资源建设的影响因素分析

（一）我国数字信息资源建设存在的问题

早在 20 世纪 90 年代中期，我国就曾提出"国家信息化体系"建设方案。该体系主要由六个要素组成，即信息资源的开发利用，网络基础设施建设，信息技术在各行业的应用，信息产业的推动和发展，信息化人才培育，良好的信息化环境的构建。在六要素中，"信息资源的开发利用"占主要地位，因为信息化建设的初衷和归属都是通过对信息资源的充分开发利用来发挥信息化在各行各业中的作用。国内外的信息化实践也证明了信息资源的开发、利用、挖掘、共享能产生明显的效益，是信息化建设的核心。但是我国由于信息技术发展相对滞后，信息资源基础相对薄弱，以及微观管理手段和宏观管理体制上的不足，在信息资源，特别是数字信息资源的开发与利用上还存在不足。大多数都是我们单方面地从国外大量输入信息资源，利用各种联机检索终端和通过网络检索国外的数据库，而很少有我国的信息资源向他国输出。

马海群教授认为，同发达国家相比，我国数字信息资源建设的边界条件不同，即"起点"存在巨大差异，因而应当针对当前信息资源开发利用工作中存在的诸多问题，如信息资源开发不足、利用不够、效益不高，政府信息公开制度尚不完善，信息资源开发利用市场化、产业化程度低，相关法律法规及标准化体系需要完善，等等，探讨数字信息资源建设的社会、经济、文化等各方面影响因素，找出问题的症结，并从国家管理的角度提出宏观调控的方式与手段。

（二）我国数字信息资源建设的影响因素

数字信息资源是一切投入互联网络的数字化信息资源的统称。它们分布在不同的网络节点上，可以利用现代信息技术进行制作、加工、传输、转换和二次开发。与传统的信息资源一样，

数字信息资源涉及人类生产、生活、娱乐以及其他社会活动的各个方面，是随着人类社会实践的发展而不断累积起来的。所以，数字信息资源的开发利用与社会经济、政治、文化等密切相关。

1. 影响数字信息资源建设的经济因素

从经济学角度来看，信息网络是一个巨大的社会经济系统，这个系统将计算机、通信网、信息资源网、信息生产者（提供者）、信息消费者（用户）融为一个有机的整体。有必要按照经济规律，运用经济杠杆，对网络信息活动进行经济管理，使网络信息资源实现最优配置，获得最大限度的利用，发挥最佳效益。

互联网的出现改变了人们的生活方式和思维习惯，但由于社会经济的发展和人们文化程度的差异影响了数字信息资源的利用和开发，进而影响数字信息资源建设。首先，国家对数字信息资源的资金投入有限，而个人建设数字信息资源以及网络信息服务机构需要大量资金投入，但对于数字信息资源的利用程度却无法估计，经济因素影响着数字信息资源的发展。其次，广大网民利用数字信息资源也需要一定的经济基础，只有数字信息资源合理优化，人们才会积极利用，同时，还要求人们具有利用数字信息资源的经济实力和知识水平，这样数字信息资源建设才能步入良性循环，得到充分的发展。

由于投入不足，目前，我国的数字信息资源建设滞后，国内自建的数据库数量少、规模小，网上的信息资源一定程度依赖国外。这种状况不仅导致网络发展"有路无车"的低效率，而且从长远发展看，必然要受制于人，处于极其被动的地位。

2. 影响数字信息资源建设的人文因素

从人文角度来看，人们试图通过政策、法规、伦理道德的相互协调，将行政手段、法制手段和精神文明的力量结合起来，实现高速信息网络资源的规范化和有序化管理，形成有机体系和健康的网络文化，以保证高速信息网络有序运行。

目前，信息安全问题仍比较突出。在全球范围内，计算机病毒、网络攻击、垃圾邮件、系统漏洞、网络窃密、虚假有害信息和网络违法犯罪等问题日渐突出，对数字信息资源建设产生了不良影响，如应对不当，可能也会给我国经济社会发展和国家安全带来不利影响。

互联网是信息产业的重要组成部分之一，需要国家的扶植和支持，数字信息资源因互联网的出现而诞生，数字信息资源的开发利用、结构分布同互联网的发展息息相关，任何有关互联网发展的政策、法规都会对数字信息资源建设产生连锁反应。

3. 影响数字信息资源建设的技术因素

从技术角度来看，人们除了利用信息科学的原理研究解决大系统的稳定性、网络结构的有序性和高速率传输中的各种问题外，主要是用情报学的理论方法研究高速信息网络的信息系统、信息媒介和利用方式。

目前，我国信息技术自主创新能力不足。核心技术和关键装备主要依赖进口。以企业为主体的创新体系亟待完善，自主装备能力亟须增强。同时，信息技术应用水平不高。在整体上，应用水平落后于实际需求，信息技术的潜能尚未得到充分挖掘，在部分领域和地区应用效果不够明显。信息技术应用水平与先进国家相比存在较大差距。国内不同地区、不同领域、不同群体的信息技术应用水平和网络普及程度不平衡，城乡、区域和行业的差距有扩大趋势，数字鸿沟有所扩大，成为影响协调发展的新因素。

另外，网络公平问题突出。网络环境下的信息资源利用比过去更加依赖技术、设备和用户自身的知识素养，这势必会导致信息资源流向发达地区和受过较好教育的群体，进而产生"信息富裕"和"信息贫穷"两极分化的现象，对数字信息资源建设产生循环的影响。

三、我国数字信息资源建设的国家宏观调控对策分析

影响数字信息资源开发利用的主要因素是经济因素、技术因素和人文因素，对于这些影响因素，一方面要依靠市场机制来调控。市场机制与资源配置是同一个问题的两个侧面，市场供求、价格、竞争、风险机制的充分运作可以有效地调节网络信息资源在生产、传输、分配和开发利用过程中的经济利益和经济关系，以利益驱动构建网络资源配置效率的大厦。另一方面，政府手段是有效建设数字信息资源的另一种很重要的手段，福利经济学家霍布森认为，为了保证最大社会经济福利，政府必须干预经济生活。网络信息资源尽管是面向全球的，但不论是生产、传输，还是分配、开发利用，都离不开政府的作用和影响。因此，数字信息资源建设必须采用市场和政府相结合的手段，即市场的资源配置功能与国家的宏观调控政策的共同作用。

信息资源管理的宏观调控体制是指与信息资源的采集、存储、传播、利用及其支撑技术相关的管理体系和制度，是从战略高度对信息资源进行有效配置和合理使用的一整套调控方法。政府可以通过行政手段、政策法规等手段对本国的数字信息资源进行运用和组合，营造良好的信息资源有效配置的外部环境，从整体上促进我国信息产业的快速发展。在数字信息资源建设中，同样离不开政府的宏观调控与管理。

（一）重视信息资源发展，加大资金投入

国家的重视和资金的投入是数字信息资源得以顺利进行的有力保障，不断加大网络资源建设的资金投入，是发展现代信息传播事业及加强图书馆自动化、网络化建设的根本保证。我国图书情报部门大多处于经费紧缺窘境，资金投入不足。数字化建设所需经费就更没有保障了。有些地方由于政府缺乏资金，数字信息资源建设进展缓慢，面对这种情况可以实行电子政务信息资源建

设主体多元化的策略，制定优惠的政策，吸引社会和企业资金参与建设。

（二）宏观规划，加强信息基础设施建设

为了加快我国信息化建设的步伐，国务院信息化工作领导小组提出了我国信息化建设的基本指导方针，即统筹规划，国家主导，统一标准，联合建设，互联互通，资源共享。该方针同样是指导我国数字信息资源配置的基本原则，在这一方针指导下，要加强我国的信息基础设施建设，使各种信息得以迅速、准确地得到处理和传递，最大限度地实现信息资源共享和信息资源充分利用。为此，国家应加大计算机网络、电信等部门的建设，应把网络基础设施建设作为公共事业来抓，让网络走进千家万户，使更多的人享受网络带来的益处，使数字信息资源得到更充分的利用。

（三）宏观调控，整合信息资源

宏观调控的基本思路是整合信息资源，尽量避免重复建设，建立统一的网络信息规划部门，以法律的形式确保其地位和措施的有效执行。我国迄今没有建立一个负责规划和管理全国网络信息资源开发的机构，这是我国网络信息资源低水平重复开发的根本原因。参考国际相关做法，专门设置行政管理和预算局（Offic of Management and Budget，OMB），进行协调、审批各级政府机构提出的各种项目。在数字信息资源的有效整合上，中国数字图书馆发展战略组不仅正在积极筹建中国的"国家数据中心"，还提出了在语言、文化相近的区域、国家之间建立大型的数字图书馆合作测试基地即"数字图书馆区域合作中心"的建议。在他们的积极推进下，各地的信息中心相继筹建。我国应及时建立一个行政管理和预算机构，规划全国各类信息的开发、布局，在内容和功能上明确分工，技术标准和数据格式上统一，同时，成立信息市场运作的行政监管机构，规范整个信息市场的行为。

（四）制定完善的信息政策和信息法规

信息政策和法规是对信息系统运行机制进行调节的一整套政

策体系和法律规范，是指导信息事业发展的策略和原则，也是政府机构和信息开发部门行为的准则。加强信息政策建设，首先，要明确制定信息政策的目标，在制定每一项信息政策时，都要看其是否反映了当时信息网络化环境和多层次、多角度的政策需求实际，是否有利于总目标和任务的实现，是否符合国家在特定时期内的发展战略，是否体现了信息化建设的模式、目标、任务、步骤和重点。其次，要注意完善政策体系，如信息技术、信息人才、信息投资等方面的信息资源政策，产业结构、产业组织等方面的信息产业政策，信息市场、交易规则、商品定价、信息中介的组织规范等的信息市场政策。再次，要加强信息立法工作。信息法律并不是一个专门的法律体系，而是一个综合法律体系，该法律体系中不仅包括有关信息资源建设组织与开发的法律规范，也涉及信息传输中的信息安全的相关法律，同样又涉及用户利用网络信息资源中的信息所必须遵守的相关法律规范问题。根据网络经济下信息产业发展的特点，修改和完善已有的法律法规，借助于信息立法来保证信息政策的有效实施，确保信息市场能够公平竞争和有效运行。还应不断完善信息政策的反馈系统，及时掌握政策执行中的偏差和发生效果，使信息政策的制定和实施在现实、科学、平衡、有效的基础上良性运行和协调发展。

（五）引入竞争机制，培育高效的信息市场

实现帕累托最优效益的数字信息资源配置是在价格、市场的作用下形成的。在信息开发中，如果由政府出面投资，那么决策容易受技术和其他因素的驱动，效率往往不高。而由公司投资则在决策时会比较谨慎，对实际操作过程和预期收益会进行认真考虑，保证投资项目发挥很好的效益，避免将面临生存危机。这就要求生产者、使用者和经营者具有很强的信息意识，同时引进竞争机制，培育高效的信息市场，加快数字信息资源的收集、开发、整理，激活信息资源生产者的潜力，根据市场需求和投入产出确定开发内容和形式，通过竞争实现最大限度地对数字信息资源的有效配置和优化配置。同时需要国家运用政策法规等宏观调控手段进行干预，提供宽松的投资环境，营造公平的竞争机制，使数字信息资源获得最大限度的利用，发挥最佳经济效益。

总之，加强数字信息资源建设，要整体布局、全面发展。国家数字信息化建设和管理是一项巨大的系统化工程，是信息化建设的重中之重，是全球信息一体化的前提，应该从我国的实际出发，采取适合我国国情的建设方案，加强国家数字信息资源的建设和管理，积极发展网络信息系统建设，把信息化建设作为首要任务来抓，制定数字信息化发展的战略和目标。所以，国家不仅要加大数字信息资源建设的力度，还要从宏观调控方面给予严密的组织、统一的规划、具体实施措施。要加强国际以及国内各地区各部门间的合作，同时还要加强网络基础设施的建设，注重网络技术人才的培养，为网络化建设提供政策、技术、物质、人才等方面的保证。

参考文献

［1］蔡佳悦. 对图书馆数字信息资源配置的思考［J］. 现代情报，2006（4）：41-43.

［2］肖珑. 数字信息资源的检索与利用［M］. 北京：北京大学出版社，2003.

［3］马海群. 论数字信息资源的国家宏观规划与管理［J］. 中国图书馆学报，2007（1）：36-39.

［4］马费成. 信息资源开发与管理［M］. 北京：电子工业出版社，2004.

［5］靖继鹏，吴正荆. 信息社会学［M］. 北京：科学出版社，2004.

［6］王翠萍. 论我国国家创新体系的信息资源配置［J］. 中国图书馆学报，2004（3）：45-48.

［7］黄丽霞. 以效率为导向的我国网络信息资源配置宏观调

控模式研究［J］. 图书情报知识, 2006（3）: 16-20.

［8］邱均平, 段宇锋, 颜金莲. 网络信息资源的经济管理研究（Ⅱ）——论我国互联网信息的有效配置［J］. 情报学报, 2001（4）: 386-394.

［9］陆娜, 李纲. 论我国数字信息资源建设［J］. 情报科学, 2004（2）: 204-206.

［10］邵艳. 论信息化建设的六大构成要素及其宏观调控［J］. 河北大学学报（哲学社会科学版）, 2001（3）: 127-130.

［11］蔚海燕, 裴成发. 网络信息资源建设中亟待解决的有关问题［J］. 图书馆, 2004（1）: 42-45.

原载《档案学通讯》2007 年第 4 期,
作者马海群, 周丽霞。

网络信息资源质量配置效率与 DES 模型研究

一、引言

目前，信息的数量增长极其迅速，针对特定的信息用户个体而言，获得足够多的信息数量已经不是问题，但是信息数量的充足并不能保证质量达标。对信息资源配置问题的研究主要应该在信息质量方面进行探讨。信息资源质量配置效率，指的是信息资源与其所提供的带给人类满足程度之间的对比关系。在研究信息资源的质量配置效率问题时，主要的问题在于研究信息资源是否在不同信息用户之间得到了合理配置，并最大限度地满足了人们的各种需要。因此，提高信息资源质量配置效率（information resources quality allocation efficiency）将是我们研究的重点。到底什么样的信息是高质量的信息？不同的信息用户有不同的回答。换句话说，对信息质量的评价，因人而异，即使同一个信息用户，在不同的时空中，对同一条信息的评价也会不同，我们认为能够满足用户信息需求的信息就是高质量的信息。进行网络信息资源的质量配置效率研究，就是以满足用户的需求为出发点，研究如何使信息用户及时获得高质量的信息资源，提高信息用户的信息福利水平。

二、提高网络信息资源质量配置效率的前提条件

（一）优化信息环境，促使经济福利最大化

资源有效配置所强调的是整个社会经济福利最大化。根据帕累托最优（Pareto Optimality）或帕累托效率（Pareto Efficiency）

原理，在给定资源的条件下，如果没有哪种替代的资源配置方案能在不减少其他人福利的前提下使一部分人比原有配置得到更高的福利，则原有的资源配置即为帕累托有效配置。依据这个原理，调整信息网络使信息配置最为有效，就必然涉及调整网络中经济利益主体之间以及网络系统和网络环境之间的经济利益分配关系。对高速信息网络进行配置时必须从全局出发，综合考虑网络系统中各经济主体间相互独立而又相互联系的复杂关系，以社会经济福利最大化为原则，将信息资源的生产、传输、消费等过程有效结合，使其最优生产，最优消费。对网络的信息资源进行质量配置，必须对网络的环境进行有效管理，使之能够最大限度地为人类谋福利，实现社会福利的最大化。

（二）了解用户信息需求，最大限度满足用户需求

进行信息资源配置时，应以满足社会需求作为出发点和目标。信息用户数量大，并且受教育程度、个人偏好、上网水平等都不尽相同，因此个人需求的方式、方法、习惯、要求也各有不同。用户的不同个人需求会极大地影响资源配置模式，因此，进行网络信息资源配置时，必须符合社会需求状况，并且要以满足用户信息需求作为出发点和归宿。网络信息资源有效配置的目的就是有效利用网络信息资源，因此，从社会需要出发，适应和满足社会经济和建设的需要，是网络信息资源配置应遵循的最基本原则。在知识经济时代，和普通商品一样，信息商品投入市场，其价值和使用价值的发挥是以满足用户需求为前提的。

（三）提供高质量的信息供给

信息资源配置的质量与所供给的信息的质量密切相关。在信息资源配置过程中，不能仅注重内容的全面化、多样性，还应通过质量管理保证信息质量。其一，要提高信息资源的准确性；其二，注意信息资源有一定的时效性；其三，保证信息完全性；其四，注意信息一致性；其五，满足可存取性。网络信息资源有效配置的质量与信息本身的质量密切相关。目前，我国信息商品需

求呈增长趋势，这种增长趋势主要表现为市场需求质量层次的上升和高质量需求量的增加。所以在现阶段乃至今后的网络信息资源有效配置中就应充分考虑到信息商品质量问题，并将信息商品质量问题置于首位。

（四）需求、供给与环境的统一

网络信息资源质量配置效率问题的实质是信息资源生产者如何以有效供给来满足社会不同层次用户需求的问题。即进行信息资源质量配置时，应以满足社会需求作为出发点和目标。网络信息资源合理配置的目的就是为了有效利用信息资源，只有最大限度地满足用户的需要，使用户满意，才有可能达到社会福利最大化。目前，信息市场竞争加剧，但信息市场的发育还不完善，迫切需要政府提高宏观经济调控水平。信息技术使人类处于一个崭新的数字环境，营造了一个数字化的空间，同时构筑了一个虚拟的网络环境，由于没有中心、没有边界、没有权威、没有开始也没有结束的特点，使信息环境混乱，出现了一系列社会信息问题，如侵犯个人隐私、侵犯知识产权、非法存取信息、非法使用信息技术、信息的授权混乱等。为了净化信息环境，达到社会福利最大化，必须用法律、法规体系来约束信息行为，建立行为规范和标准。同时，有必要采用一套全球性的伦理规则，即依靠网络服务者的自我约束和行业协会的监督来实现约束信息行为。此外，科学管理是进行信息资源有效配置不可缺少的手段，网络信息资源的科学管理，就是运用现代化管理方法来研究信息资源在经济活动中被利用的规律，对网络信息资源配置过程中的各种矛盾进行统筹规划和组织协调，并建立规则，以求得最优化的经济效果。信息资源质量配置的关键是综合考虑信息需求、信息供给和信息环境的支持因素。信息需求、信息供给和信息环境之间具有互动性；信息环境对供需的实现具有决定性；信息需求具有超前性，信息供给具有滞后性。网络信息资源的供给必须以信息需求为前提，在网络环境允许的前提下进行，这样才能真正实现信息资源质量配置的高效率。

三、网络信息的需求、供给、环境模式

（一）DES 模型的引入

DES 模型（Demand-Environmenl-Supply Model），是指通过需求、环境、供给三个变量之间的互动关系来描述某一特定资源的配置状况的模型。DES 模型的特征为：①模型变量之间具有互动性；②模型中，环境对供需的实现具有决定性；③需求的超前性和供给的滞后性。网络信息资源的供求关系，网络环境对网络信息资源的供求影响过程均可由 DES 模型加以阐释（如图 1 所示）。

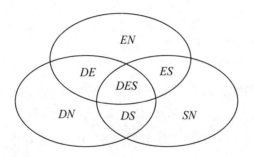

图 1 DES 模型的一般状态

（二）模型的说明

（1）定义网络信息全集 $I = D \cup E \cup S$，其中：

D：信息资源类型的需求域，$D = DN \cup DE \cup DES \cup DS$

S：信息资源类型的供给域，$S = SN \cup ES \cup DES \cup DS$

E：信息环境为供需行为提供支持所涉及的要素集合，$E = EN \cup DE \cup DES \cup ES$

（2）各子域的含义：

DN：信息用户希望在网络中获得，但网络中没有提供且信息环境也对该需求不予支持的信息资源类型。

SN：网络中提供的信息，但信息用户不需求且环境也对该类

信息供给不予支持的资源类型。

EN：网络信息环境支持，但信息用户和信息供给方都不感兴趣的信息资源类型。

DS：信息用户希望在网络中获取且信息供给方也愿意提供，但网络环境对这种供需行为不予支持的信息资源类型。

ES：信息供给方希望向网络提供且网络环境为这种行为提供支持，但信息用户不愿使用的信息资源类型。

DE：信息用户希望在网络中获得且环境也为这种行为提供支持，但信息供给方不愿提供的信息资源类型。

DES：信息用户希望在网络中获得，信息供给方愿意向网络提供且环境为供需双方的行为提供支持的信息资源类型（即 $D \cap E \cap S$）。

（三）DES 模型的应用

DES 三要素之间相互依赖，相互作用；信息需求相对于环境而言具有超前性，需求建立在环境所提供支持的基础上，但又超出环境的支持范围，即需求划分为可实现的需求（$DE \cup DES$）和无效需求（$DN \cup DS$）；信息供给相对于环境而言具有滞后性，供给建立在环境所提供支持的基础上，但又落后于环境的支持速度，即供给划分为可实现的供给（$ES \cup DES$）和无效供给（$SN \cup DS$）；信息需求与供给相对于主观方面而言，而环境相对于客观方面而言，有效的需求与供给（$DE \cup DES \cup ES$）必须建立在环境支持的基础上；信息供需双方都愿意且有环境支持才能形成现实的信息获取（DES），如果供需（DS）得不到环境的支持，则只是具有潜在的信息获取的可能性，并不能向现实的信息获取转化。

D、E、S 三域相交的部分 DES 包含了现实的信息资源配置类型，DES 面积越大则信息资源的配置效率越高（三域重合为理想状态）。对 D、E、S 三域的七个子域进行分析，可以获取网络信息的配置状况，为信息资源的进一步优化配置提供决策依据。

四、基于 DES 模型的网络信息资源质量配置效率分析

（一）环境分析——综合运用法律、政策、伦理、管理的手段予以协调和配置

在 DES 模型的一般状态中，信息供需双方都愿意且有环境支持才能形成现实的信息获取（DES），如果供需（DS）得不到环境的支持，则只是具有潜在的信息获取的可能性，并不能向现实的信息获取转化，因此，信息环境制约信息资源的供给与需求。

在 DES 模型中，E 是信息环境为供需行为提供支持所涉及的要素集合。这些要素包括信息法律、信息政策、信息伦理、信息管理方法等。由于网络是虚拟信息空间，在这个虚拟的信息空间中，信息是人的工具，信息技术是人的手段，信息本身没有价值目标，只有人能为信息确立价值目标。在虚拟的信息空间中畅游，不可能离开人文价值的引导与法律、法规的约束。要综合运用法律、政策、伦理、管理的手段予以协调和解决。信息法律是一种刚性管理。信息伦理是一种柔性管理。信息政策介于二者之间。三者相辅相成，共同构成净化网络环境的主要内容。运用法律力量来解决两个方面的问题：一是信息技术与信息产业发展过程中产生的一系列社会关系和社会问题；二是信息在生产、传播、处理、存贮、应用、交换等环节所产生的各种社会关系。运用伦理道德手段来调节和监督信息技术活动，也是十分必要的。未来的社会是人类由自在走向自为的社会。可以预言，随着历史的发展，人们将更加自觉地运用伦理道德的力量推动科学技术向造福于人类社会的方向前进。信息政策侧重于运用国家政策实现宏观调控，解决信息活动中的矛盾与冲突。此外，科学管理也是进行信息资源有效配置不可缺少的手段，网络信息资源空间，也是一个由信息供给者、信息需求者组成的组织，组织需要合作、协作或协调，这样管理就应运而生了。管理是协作劳动的必然产

物。在网络中，人们只有通过集体的努力才能实现个人无法达到的目标，对网络行为进行管理就成为必要。运用现代化管理方法来研究信息资源在经济活动中被利用的规律，对网络信息资源配置过程中的各种矛盾进行统筹规划和组织协调，以求得最优化的经济效果。这同样是信息资源质量配置不可或缺的保障条件。通过信息法律、信息政策、信息伦理、信息管理方法等对信息环境进行净化，将对有效的需求与供给（$DE \cup DES \cup ES$）提供客观环境基础，扩大有效的需求与供给范围。

（二）需求分析——调动信息用户的积极性

信息需求相对于环境而言具有超前性。信息需求建立在环境所提供支持的基础上，但又超出环境的支持范围，即需求划分为可实现的需求和无效需求。进行需求分析就是要扩大可实现的需求，减少无效需求。

影响用户信息需求的因素很多，有经济因素，也有非经济因素，概括起来主要有：第一，信息商品本身的价格。商品本身价格高，需求少，价格低，需求多。因此对部分高价信息商品政府要采取限制性价格政策或政府补偿政策，保证大部分信息用户有能力获得。第二，信息用户收入水平及区域差别。这个问题牵扯到科技参与能力的强弱、经济的增长方式等更深层次方面的社会问题。信息公平是现代社会公平的重要体现。解决信息基础设施建设、数字技术的使用、电子化服务方面差别的问题，大力开展信息用户教育，架设起"信息拥有者"和"信息贫乏者"之间的桥梁。可通过多样化的方式，广泛、持久、深入地宣传信息知识，让更多的人有更多的机会接触新技术，掌握新技术，具备信息处理、应用能力。第三，信息用户的主观偏好。社会消费风尚的变化对信息需求的影响很大，用户受教育程度、个人偏好、上网水平等都不尽相同，个人信息需求的方式、方法、习惯、要求也各有不同，因此，在对信息机构和信息产品加大宣传力度，刺激信息用户的需求欲望的同时，要对信息用户进行调查分析，理解信息用户的主观偏好，正确引导信息用户的需求。第四，政府的信息消费政策。政府可以通过实行信息消费信贷制度等鼓励信息消费，扩大信息需求。总之，影响信息需求的因素是多种多样的，有些主要影响信息用户需求欲望，有些主要影响需求能力，这些因素的共同作用决定了信息需求。

（三）供给研究——提高信息生产、传播的质量配置效率数据库设计

信息供给相对于环境而言具有滞后性，供给建立在环境所提供支持的基础上，但又落后于环境的支持速度。在 DES 模型中供给划分为可实现的供给和无效供给。对信息的供给进行研究主要是要扩大可实现的供给，减少无效供给。

香农的著名的通信系统模型是最原始、最简单的一个通信系统，但它模拟了一个典型的信息供给、传递的过程。

信息的传播包含信源、信道和信宿三个要素，表现为一个运动过程。信源即信息的源泉，信道即信息传播的通道，信宿即信息的接受者。在这里我们只研究信源、信道对 DES 模型的影响。

1. 对信息源发布信息的质量进行控制

全球的信息生产者是一个极其庞杂的群体，全球化的信息空间不仅仅是人们一般所理解的技术基础设施，还是正在成为影响深远的"超级媒体"，它正在创造新的社会系统、权力结构、生活方式和价值观念。网上信息良莠不齐，必须从信息源开始对信息质量进行控制。其一，要提高信息资源的准确性。信息资源的准确性指信息值本身与原有值相同，信息的高准确性指发布的信息资源要与原有信息资源的数值相匹配，这就要求配置过程中要判断正确，输入、传输过程准确。其二，信息资源有一定的时效性。随着时间的推移，质量与可靠性不断递减。对于一些时效性强、更新快的信息要注意及时更新。其三，保证信息完全性，主要是在信息资源配置过程中要保证信息内容范围及其整理加工的完整性、信息表述的准确性等。信息资源配置要满足多个用户的

需求，能准确、详细地表述信息内容。其四，注意一致性。不同的计算机系统之间及其系统内部要保持数据结构及数据值描述的一致性。在不同的系统中保持同样的结构。其五，满足可存取性。可存取性是指用户获取信息资源的难度及其效率。应保证网站设置存取权限或者对信息资源的描述的可存取性，使用户方便获取信息或信息资源，即强调信息本身的时效性、真实性、可靠性以及实用性等因素。

2. 信息传播的效果控制

信道的状况直接影响着信息传播的效果，在信息传播过程中，任何阻塞有用信息通过的障碍和不属于信息原意的附加物，都是干扰因素，或者说是噪声。由于噪声的干扰，发出的信息与接收的信息的含义有差异或两者截然不同，因此，要从技术角度开展研究，以计算机为核心的信息技术为参考轴，围绕对于信息、信息资源和信息手段所发生的操作和行为来展开技术攻关，这样才能从信道的角度控制信息质量。减少噪声、排除干扰的措施：一是提高编码的可靠性，提高信道抗干扰的能力，如编码序列的长短是否合适（因为较短的序列能缩短信息在信道中滞留的时间，并减少受噪声干扰的可能），编码序列是否科学；二是科学估计所得信息的信息量，加强对所得信息的滤波、提纯，以消除噪声。

3. 正确的政策导向

首先，要通过市场机制调动信息生产者的积极性，通过高质高价的价格体系刺激信息生产者供给高质量信息资源的积极性。其次，改进信息生产技术，在资源为既定的条件下，生产技术的提高会为信息资源的深度开发、利用提供支持，使得高质量信息供给增加。政府应采用鼓励投资信息产业与刺激生产高质量信息的政策（例如减税），增加高质量信息供给。

如图 2 所示，S：信息资源类型的供给域，$S = SN \cup ES \cup DES \cup DS$。通过对信息资源的供给域进行分析，实现对信息源发布信息的质量进行控制，同时从信道的角度控制信息传播质量。采取减少噪声、排除干扰的技术措施，就可以扩大可实现的供给，减少无效供给。

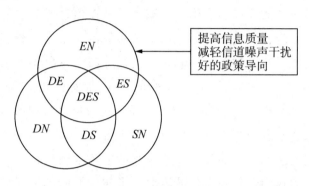

提高信息质量
减轻信道噪声干扰
好的政策导向

图2　DES模型的供给分析

（四）信息需求与信息供给均衡分析

1. 价格调控

市场是资源配置的主要手段，信息资源的配置也必须通过市场竞争和价格体系来协调配置。在一定的条件下，完全竞争市场机制能够实现信息资源的最适度配置，然而现实中完全竞争的信息市场是不存在的。但我们可以借鉴对完全竞争市场的分析，寻求一般非完全竞争市场状态下信息资源最优配置的普遍规律。高速信息网络既然是一个巨大的社会经济系统，就必然存在着网络信息商品的生产和交换、供给与需求以及连接供求关系的信息市场。价格是信息资源供需变化的指示器，价格体系给每个生产者、资源所有者或消费者带来了关于生产可能性、资源可获得性及所有其他决策者偏好的信息。市场上信息资源供需热点的变化往往以价格信号反馈的方式表现出来，并通过价格体系对信息资源配置进行优化。如图3所示，价格作为指示器反映信息商品市场的供求状况。信息市场每时每刻都在变化。这种变化是难以直接观察到的，但它反映在价格的变动上，人们可以通过价格的变动来确切了解供求的变动。当市场上某种信息商品的供给大于需求时（价格是 2.1），这种商品会出现供给过剩，供给过剩说明信息资源配置不合理。供给大于需求的情况会使该信息商品的价格下降。这样，一方面刺激了消费，增加了对该信息商品的需求，另一方面又抑制了生产，减少了对该信息商品的供给。价格的这种下降，最终必将使该信息商品的供求相等（价格是 2.0），从而资源得到合理配置。同理，当某种信息商品供给小于需求时（价格是 1.9），也会通过价格的上升而使供求相等（价格是 2.0）。价格的这一调节过程，是在信息市场经济中每日每时进行的。价格把各个独立的消费者与生产者的活动联系在一起，并协调他们的活动，从而使整个经济和谐并正常地运行。价格可以使资源配置达到最优状态。价格对需求与供给的调节，最终会使需求与供给相等。当需求等于供给时，消费者的欲望得到了满足，生产者的资源得到了充分利用。社会资源通过价格被分配于各种用途上，这种分配使消费者的效用最大化和生产者的利润最大化得以实现，从而这种配置就是最优状态。要加强网络信息经济的研究，尽快出台相关的法律、法规，尽快建立健全的网上价格体系是刻不容缓的事情。

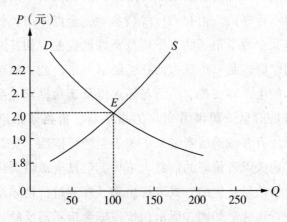

图 3   信息商品的供需、价格调控分析

2. 心理偏好与信息技术角度调节

有效的供需关系只体现在 DES 和 DS 两个子域中。在既定的

技术和资源条件下，网络信息资源的供需关系是否协调，与资源使用者的偏好倾向有很大关系，偏好模式不同，资源配置的效率一般是不同的。首先，要考虑信息的易获得性。由于信息资源分布的分散性和科技发展水平的不平衡，不同信息资源的可获得性是不一样的，资源使用者总是最先以最方便的方式利用那些最易取用的信息资源。只有在这些资源不能满足其需求的情况下，才会去考虑那些相对较难取得的资源。因此，必须优化信息资源的内容结构和布局结构，改善流通渠道，使资源使用者能及时方便地各取所需。其次，考虑信息效用问题。信息资源使用者的职业状况也是影响需求能力的重要因素。由于存在着社会分工和专业化，不同职业的信息资源使用者对某一信息资源的需求程度和使用能力是不同的。这种不同反映到效用问题上，就表现为效用的实现程度不同。一般来说，对口的信息资源即资源使用者有需求渴望和使用能力的信息资源，其效用的实现程度一般较大。再次，考虑信息数量剧增导致的特定信息获取困难问题。随着网络信息的剧增，对网络信息导航成为一种需要。面对丰富多样的信息资源，用户陷于找不到真正需要的信息的苦恼中。信息量巨大，信息主题之间的关系很复杂，用户容易迷失方向，需要系统提供信息引导措施。这种措施就是导航技术。信息导航既是有序展示信息资源内容与结构的基本手段，也是沟通信息需求和信息供给的桥梁。信息导航使信息分布的无序化以有序化的方式体现，更重要的是向用户提供方便快捷的信息指引，使用户更方便快捷查询到所需的信息。网络信息过滤技术是一种筛选信息、满足用户需求的有效方法，是根据用户的信息需求，运用一定的标准和工具，从大量的动态网络信息流中选取相关的信息或剔除不相关的信息。网络信息过滤的方法很多，从过滤手段看，可以分为基于内容的过滤、基于网址的过滤和混合过滤。基于内容的过滤是通过文本分析、图像识别等方法阻挡不适宜的信息；基于网址过滤是对认为有问题的网址进行控制，不允许用户访问其信息；混合过滤是将内容过滤与网址过滤结合起来控制不适宜信息。

信息生产者以有效的供需关系 *DES* 和 *DS* 两个子域为出发点供给信息资源，通过网络环境中信息需求、信息环境、信息供给三个变量之间的互动关系的调节，再以易获得性、效用分析、信息导航、信息过滤等手段的辅助，产生出信息供需双方都愿意且环境支持的信息获取（*DES*），传递给信息用户，真正实现信息需求与信息供给的内容匹配，提高信息资源的质量配置效率。

参考文献

［1］马费成，李纲，查先进. 信息资源管理［M］. 武汉：武汉大学出版社，2001.

［2］布鲁斯·金格马. 信息经济学——信息工作者的成本-收益分析指南［M］. 马费成，袁红，译. 太原：山西经济出版社，1999.

［3］周毅. 信息资源配置的质量问题探讨［J］. 情报理论与实践，1998（1）：17-19.

［4］胡昌平，杨曼. 论网络信息资源的组织与配置［J］. 情报杂志，2003（3）：52-54.

［5］程仲鸣，王海兵. DES 模型在会计信息资源配置中的应用初探［J］. 咸宁学院学报，2003（6）：101-103.

［6］邱均平，段宇锋，颜金莲. 网络信息资源的经济管理研究（Ⅱ）——论我国互联网信息的有效配置［J］. 情报学报，2001（4）：386-394.

［7］曼斯费尔德. 微观经济学［M］. 9 版. 黄险峰，秦岭，于占东，等，译. 北京：中国人民大学出版社，1999.

［8］WATTS A. A Dynamic Model of Network Formation［J］. Games and Economic Behavior，2001（2）：331 -341.

［9］吴涛，彭庚，张小红. 浅析网络信息资源配置及其质量

管理［J］. 质量与可靠性，2005（3）：27-30.

［10］查先进. 论信息市场失灵与政府干预［J］. 中国图书馆学报，2000（4）：27-29，40.

［11］王芳，赖茂生. 论信息资源的经济学研究［J］. 中国图书馆学报，2003（6）：78-81.

［12］韩耀，张春法. 论网络经济下信息资源的特性及其有效配置［J］. 江苏商论，2004（2）：40-42.

原载《中国图书馆学报》2007 年第 3 期，
作者孙瑞英，马海群。

P2P 文件共享技术对网络知识产权的影响探讨

在刚刚过去的 2005 年中，全球 P2P 技术的发展可谓是一波三折。2005 年 6 月，美国最高法院对两家著名 P2P 软件公司被诉一案有了终审判决，认为任何传播侵权设备的人都必须为第三人的侵权后果负责。2005 年 9 月，一些知名网站因为无力承担可能会发生的高额诉讼费而关闭。2005 年 10 月，香港特别行政区法院在全球首次裁定一名提供 BT 下载种子的用户有罪，引起轩然大波。2005 年 12 月，法国议会下院投票表决通过了一项旨在使免费下载版权保护内容合法化的修正案。

所有的事实向我们表明，围绕 P2P 技术所引发的侵权争端已经愈演愈烈，由网络新技术带来的版权威胁已经离我们越来越近，并且越来越普遍。

一、P2P 技术概述

P2P 英文 Peer-to-Peer 的缩写，译为对等互联网络技术或点对点技术，用于不同 PC 用户之间，不经过中继设备直接交换数据或服务，它允许 Internet 用户直接使用对方的文件。P2P 技术使每个人可以直接连接到其他用户的计算机，并进行文件的交换，而不需要连接到服务器上再进行浏览与下载，不同于以前的架构在 TCP/IP 协议（传输控制协议/网际协议）之上的软件采用的客户机/服务器的结构。

P2P 技术现在已经发展到了第三代，运用已相当广泛，目前主要有四大类型的应用：对等计算、协同工作、搜索引擎、文件共享。可以说正是文件共享的需求直接引发了 P2P 技术热潮。但是，由于此技术绕过了服务器，使整个文件交换过程没有其他因素可以控制，从而导致了司法上真空地带的出现，给版权保护带来了前所未有的困难，我们所说的P2P文件共享技术给网络知识产权带来的影响也正源于此。

二、P2P文件共享技术所引发的版权之争

毫无疑问，P2P文件共享技术是网络时代的重要发明，然而随着它的发展，著作权却渐渐陷入了困境：它的出现已经突破了著作权体系中公有领域与私有领域的界限。众多属于著作权保护范围内的音乐、影视、图书、软件通过P2P软件成为网络上的共享信息，从而侵犯了版权人的利益。

（一）P2P文件共享技术在发达国家所引发的版权之争及立法现状

2005年6月美国最高法院对两家著名P2P软件公司被诉一案有了终审判决，即为推动软件用于侵权行为而传播该软件者，无论它是明确地表达或采取确切的步骤鼓励侵权行为都必须为第三方的侵权行为承担责任。这是根据美国版权法中的帮助侵权理论（contributory infringement），即知道侵权活动而引诱、促使，或以物质帮助他人实施侵权，可以作为帮助侵权者承担责任。P2P软件具有合法和非法用途，但遗憾的是大部分用户用其非法下载受版权保护的作品，用于非法用途。所以P2P软件公司作为帮助侵权者，承担帮助侵权责任。毫无疑问，这个判决是对P2P软件发展的一个重创，在强大的版权保护下这项技术似乎有被扼杀的危险。

而在法国，情况有所不同。2005年12月法国议会下院投票表决通过的旨在使免费下载版权保护内容合法化的修正案，规定用户只需每月缴纳7欧元的全球授权费用，就可以无限制地合法下载，引来政府官员和文化界的强烈反对。原因就在于7欧元太过低廉，广大用户能够接受而版权商无法接受。所以这种平衡还

是难以掌握的，当价格提高到让版权商接受，恐怕用户就不满意了。

从这两个国家的不同反应来看，有三个因素导致了矛盾的产生。一是对知识产权的保护，二是先进技术的发展对于智力成果的利用，三是满足社会大众的精神需求。我们必须以科学的发展观来看待在互联网时代知识产权遇到的新问题，在著作权人利益和社会公共利益之间寻找平衡点。

（二）P2P 文件共享技术在我国引起的争议及我国有关 P2P 技术的立法现状

2005 年 10 月，香港一名男子因利用"点对点档案分享"软件在互联网非法上传 3 部版权电影，被香港特别行政区屯门裁判法院判定罪名成立。这起案件的侦破是通过该男子所上传种子文件中的 IP 地址追查成功的。但是这种方法并不能总是如此有效，因为目前第三代 P2P 文件共享服务已经采取了技术手段，最大的特点就是能够隐藏用户的 IP 地址（因为版权组织揭发用户侵权时，主要是通过 IP 地址来确认网络用户的真实身份的，所以只要能够隐藏自己的 IP 地址，就不会遇到麻烦），尽量不暴露真实身份，因此版权业者如果要针对数以百万计且分散的 P2P 下载用户采取法律手段，目前看来这种措施是不可取的。

在我国 P2P 技术目前还处于起步阶段，内地法院也没有就 P2P 网络服务做出任何具体的判决，也不存在明确禁止、限制 P2P 网络的规则，更没有相关立法对 P2P 软件的商业模式和运作规则给予规范。但近年来，我国在网络立法方面有所行动。

2001 年 10 月 27 日，新修订的《中华人民共和国著作权法》增加了"信息网络传播权"规定。通过修订，从法律上明确界定了网络传输、复制权、发行权、表演权等权利之间的交叉，规定了网络传输属于著作权人使用作品的方式之一，也是其享有的专有权利之一。

2005 年 4 月 29 日国家版权局局长石宗源和信息产业部部长

王旭东签发了《互联网著作权行政保护办法》（以下简称《办法》），并于 5 月 30 日实施。总体而言，《办法》是试图将著作权法中权利人享有的信息网络传播权保护在互联网这一传播媒介中具体化。《办法》规定了互联网信息服务提供者、互联网接入服务提供者在著作权行政保护方面的责任和义务。但考虑到技术的飞速发展，如上所述目前对于查找记录内容提供者的 IP 地址等其他信息已经存在困难，这让有此义务的互联网接入服务提供者感到为难，这是科技进步给版权业带来的巨大挑战！

三、对 P2P 文件共享技术引发知识产权问题的思考

（一）P2P 文件共享技术本身是中性的，但利用它侵犯版权就应承担责任

对于技术与工具来说，它们都是中性的，问题在于使用这些工具与技术所做的各种行为。目前的情形是，人们利用 P2P 文件共享技术交换的绝大部分电影、音乐、软件等都没有获得版权人的许可，已经严重侵犯了内容制造商、软件发展商和游戏供应商的版权，实际上是一种变相的盗版行为，而且 P2P 文件共享中存在的版权侵权行为给版权人带来的损失大大超过了其他版权侵权行为。

如果不适当地使用 P2P 技术，以下这些人或行为很可能出现对版权人的侵权情况。

1. 提供 P2P 软件的服务商、制作者

美国最高法院做出的裁决称，作为线上档案交换的软件业者，将必须为可能发生的侵权负责。

2. 利用 P2P 软件提供服务

虽然我国著作权法及相关法规和司法解释中，均没有对将作品共享供他人下载的行为是否构成侵权做出澄清，但是这并不妨碍根据《中华人民共和国著作权法》将 P2P 软件用户共享作品的行为定为侵权，因为新修订的《中华人民共和国著作权法》规

定了"信息网络传播权"。因此，P2P 软件用户供他人下载未经授权作品的行为侵犯了著作权人的"信息网络传播权"。

3. 利用 P2P 软件下载其他人共享的未经授权的文件

对于 P2P 技术下文件的交换传输与资源共享，许多人认为只是一种个人行为，没有任何商业目的，只是网友间出于共同的爱好相互交流信息以实现资源共享的一种非商业行为，属于"合理使用"的范畴。其实这种立场存在很大的问题，因为 P2P 软件能够使大量用户在短时间内下载大量未经授权的作品，毫无疑问会导致正版作品的销售下降、严重损害版权人的合法利益。因此，我们不能机械地使用《中华人民共和国著作权法》关于"合理使用"的规定，而应以《伯尔尼公约》中的"复制权"的限制，即不致损害作品的正常使用，也不致无故危害作者的合法利益为前提。

（二）明确 P2P 文件共享技术与利用 P2P 技术共享文件的行为差异

P2P 技术本身并没有错，这项技术并未构成对版权的侵权。我们要明白 P2P 文件共享技术与利用 P2P 技术共享文件的行为是两码事。P2P 文件共享技术可以用于文件的合法分发和传播，有利于发挥互联网无所不在的优势，但 P2P 并不简单等于我们所看到的新的信息共享方式，它是一种思想，指引了一个技术方向，其应用方式是多种多样的。我们不能因为未解决的网络版权问题而全面封杀这项技术，那将是对技术创新的一个打击，也会增加社会公众获得和使用信息的成本。这实质上是技术的发展与防止技术滥用之间的矛盾，我们理应寻找一个利益平衡点，从而实现促进作品的创作和传播这一根本目的。

四、P2P 技术下版权侵权问题对策

（一）完善版权法

美国经济学家理查德·狄乔治认为，如果几百万用户在交换

有版权的资料，置版权法于不顾，这只能说明版权法本身有问题。我国网络法规建设的体系结构还存在缺陷。每次技术进步都会给著作权法带来新的难题，但每次都能得到化解，P2P 技术的发展也一定不会例外。通过对版权法的修改从而确定权利人及 P2P 服务提供者的权利和义务，规范 P2P 市场的运行，在某种程度上会解决一定的市场运行秩序问题。法律的制定应该着眼于未来而不是眼前，着眼于社会全局利益而不是个别利益。

（二）寻求技术保护版权作品

P2P 文件共享技术在著作权保护方面存在着较大的缺陷，导致网络盗版行为横行。在鼓励技术创新的同时也应正视并努力消除技术创新所带来的消极影响。

1. 数字版权管理

数字版权管理（Digital Rights Management，DRM）是保护多媒体内容免受未经授权的播放和复制的一种方法。它为内容提供者保护他们的私有音乐或其他数据免受非法复制和使用提供了一种手段。DRM 通过对数字内容进行加密和附加使用规则对数字内容进行保护，其中，使用规则可以断定用户是否符合播放数字内容的条件，一般可以防止内容被复制，或者限制内容的播放次数。如果此系统能够很好地发展，定会对我国数字版权问题的解决提供很大的帮助。

2. P2P 网络付费模型的构想

P2P 文件共享技术与知识产权之所以能产生如此大的争议，归根结底就是利益之争。我们完全可以构想一个模式，使得版权作品既能够合法地在用户手中流动，也不侵犯作者的利益。这一模型可以鼓励作者把作品上传到网络，因为这样他们会得到相应的报酬，同时用户也会很乐意放弃那些非法使用的作品而在网络上交纳一定费用获得合法的作品（当一个用户下载作品时他会交纳一定费用，但是此时他也有权售卖该作品，并从中收取一定的费用）。

假设 A 为作品 Φ 的作者，Φ 为受版权保护的作品，当 Φ 在网络上出现的时候，A 是唯一有权可以售卖这个作品的人。当有另外的人购买了这个作品，那么他也有权售卖这个作品。当然，为了实现版权管理的目的，为了维持作者和数字资源的从属关系，我们需要有一个值得信任的第三方，即版权授予者（Copyright Grantor，CG），由它来授予作者 A 一个有关 Φ 的版权证明。

如果 A 想要出售他所创作的数字作品，那么他就可以和版权授予者（CG）联系，并且把作品提交给 CG。在这个模型中我们假设 CG 不对这个作品承担任何责任。CG 所要做的是查看是否已经有人提出对这个作品的申请。如果有，那么 CG 就会向 A 发出一个版权证明：

$$K_A^\Phi = \{\Phi_1, \ A, \ LS_\Phi\} \ SK_{CG}$$

Φ_1 包含的是一些元数据（例如：类型、作者、出版日期），Φ_1 用来证明作品和证书之间的联系。

LS_Φ 表示这个证书的期限。当该作品在网络上传播时，用户的使用费用问题可以按此方法进行结算。

其中：（a）一个用户向用户 A 购买作品 Φ，交易货币 α_{XA}，（b）另一用户 Y 向 X 购买该作品，交易货币 α_{YX} 给 X，交易货币 α_{YA} 给 A。

现在我们有两个假设：用户 X 向 A 购买了作品 Φ，那么他也有权售卖该作品，又有一用户 Y 向用户 X 购买该作品。

在第一个假设中，我们有如下的交易信息：

（1）X→A：$\{$"getΦ"，$\Phi_1\}$ SK_X

（2）A→X：$\{$A，X，$K_A^\Phi\}$ SK_A

（3）X→A：α_{XA}

（4）A→X：Φ，Φ_1

这个协议起始于用户 X 向作者 A 提出申请购买作品 Φ，在这里我们假设 X 提出的申请中有一项或多项与作品 Φ 的元数据 Φ_1

匹配。在下一步中 A 回复一个版权证明 K_A^Φ 和一个他的身份认证签名，用这个签名来证明用户 X 与版权证明 K_A^Φ 的关系，这是 X 使用该作品的许可证。在第三步中，如果 X 证实了 A 是作品 Φ 的真实作者，他就会向 A 付费 α_{XA}。事实上，在这个假设中，A 既作为作者，也作为商家来出售他的作品。最后，在第四步中，作品 Φ 被发送给 X，同时还有一些元数据 Φ_1，用来帮助 X 更新其目录内容。

同样在第二个假设中有如下几个交易信息：

（1）Y→X：$\{$ "getΦ"，$\Phi_1\}$ SK_X

（2）X→A，Y：$\{\Phi_1$，X，Y$\}$ SK_A

（3）A→X，Y：$\{$A，X，Y，$K_A^\Phi\}$ SK_A

（4）Y→X：α_{YX}

（5）Y→A：α_{YA}

对它的理解我们可参照上一个假设。

这一模型体现了作者与用户之间的互联，实现了点对点世界中销售权的传递，不但以用户为中心，同时也保护了作者的版权利益。当一个商品被售出，无论作者是直接还是间接地在这个传播过程中起作用，他都会得到相应的报酬。更重要的是，商品的持有者在售出商品时，其收入会部分地抵消他付给作者的费用，这种方式同样给人们以极大的信息自由，能够严重地挫败那些传递侵权作品的人的士气。

以上模型的构建是基于以往的成果 Ppay 所阐述的原理及相应的模型思想，可以看作是 P2P 的文件共享功能的一个商业应用。P2P 引发的知识产权问题已成为现实亟待解决的难题，许多网站的关闭或停止相关的业务都与其有关，而国内外该领域的研究尚刚刚起步，成功的范例尚不多见，因而上述模型的可行性如何，有待于更深入的探讨。

（三）依托著作权集体管理制度

我国《著作权集体管理条例》于 2005 年 3 月 1 日起施行，

其第四条规定："著作权法规定的表演权、放映权、广播权、出租权、信息网络传播权、复制权等权利人自己难以有效行使的权利，可以由著作权集体管理组织进行集体管理。"我国的著作权集体管理机构已开始不断发展。

从网络内容服务提供者的角度看，网络的发展需要大量的信息、作品，如要求他们逐一取得使用许可并支付费用也是不现实的。因此在网络环境下，著作权集体管理制度具有很大优越性。从现存的著作权保护制度和国际上通行的做法来看，解决数字技术环境下的著作权使用问题，除通过著作权人个人采取一定的措施行使和保护权利外，主要是通过著作权集体管理制度来解决的。因此，著作权集体管理是适应网络环境的一种集中的、规模化的、经济的方法。

五、结语

P2P 文件共享技术是一个网络时代的发明，然而似乎这一发明一开始就陷入了困境。纵观国内外的版权纠纷，无一例外都是倾向于对版权的保护。但是目前 P2P 技术已被一些崇尚互联网自由精神的人推到了很高的地位，所以，从理论上讲它将产生重要的社会影响。至于如何更好地解决 P2P 文件共享技术对网络知识产权带来的问题，平衡各方面的利益，还需要我们共同从各方面进行广泛研究，为 P2P 的健康发展建立良好的市场秩序。

参考文献

[1] 马凌霄. 基于 P2P 网络的流媒体技术研究 [D]. 杭州：浙江大学，2005.

[2] 董榕萍. P2P 技术对著作权制度的影响探讨 [J]. 福建行政学院福建经济管理干部学院学报，2005 (11)：109-111.

[3] AXBERG R. File-sharing Tools and Copyright Law：A Study of In re Aimster Copyright Litigation and MGM Studios [J].

Loyola University of Chicago Law Journal, 2003 (1): 389-456.

［4］王迁. 新型 P2P 技术对传统版权间接侵权责任理论的挑战［J］. 电子知识产权, 2004 (11): 30-33, 48.

［5］李旭华, 叶飞跃, 蒙德龙. P2P 网络中基于代理合作的匿名传输机制［J］. 计算机应用, 2006 (1): 70-71, 86.

［6］李秀莲. P2P 软件使用用户版权侵权问题的解决对策［J］. 现代情报, 2005 (8): 8-10.

［7］马海群. 我国网络信息立法的内容分析［J］. 图书情报知识, 2004 (3): 2-6.

原载《情报科学》2007 年第 6 期,
作者张敏, 马海群。

P2P 文件共享技术对网络知识产权的影响探讨